U0154276

邱泰源——發行人

洪德仁——主編

臺北市

防疫實錄

公私協力戰勝
COVID-19疫情

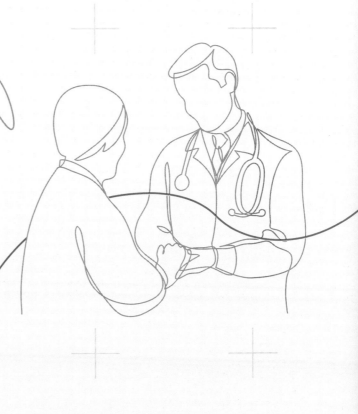

台北市醫師公會 發行
Taipei Medical Association

{序}

總統 序

很高興看到台北市醫師公會特地籌劃此書，詳實記錄各醫院及基層診所與政府協力對抗 COVID-19 疫情的經驗與成果。對於醫界朋友在防疫過程中，發揮醫療專業，或投入公衛及政策的領域，守護全體國人健康，我由衷的感謝。

自疫情爆發以來，醫界朋友始終堅守第一線，包括支援邊境檢疫、集中檢疫所、防疫旅宿運作，執行社區篩檢通報、快速給藥與即時轉診、視訊診療關懷服務，並在醫療資源緊繃時刻，戮力確保醫療量能，維持緊急醫療體系順暢運作，以及投身疫苗接種，充分發揮醫者仁心的大愛精神，令人感佩。

感謝各位與政府團隊站在一起，公私協力共築堅實的防疫堡壘，並以專業的角度，協助政府說明各項推動政策，釐清假訊息，提升民眾防疫知能，有效穩定社會民心，讓國人安度一波波的疫情。同時感謝邱泰源理事長帶領公會與醫界朋友們，在各國際場合分享臺灣防疫經驗，充分展現「Taiwan Can Help, and Taiwan is Helping!」的精神，讓世界看見臺灣醫療軟實力。

進入後疫情時代，如何提升臺灣社會防疫韌性，以因應各種衝擊或挑戰，將是目前重要課題之一。期盼藉由此實錄的出版，透過醫界的親身觀察及專業經驗，提供防疫政策精進檢討與改善方向。最後，再次謝謝你們無私的奉獻、義無反顧地做國人最堅強的後盾，共同捍衛我們美麗的家園。

蔡英文

2023 年 9 月

{序}

副總統 序

面臨世紀大流行的 COVID-19 疫情，全球公共衛生遭受嚴峻挑戰。同為醫者，很高興看到這本書的出版，這本實錄也見證著臺灣對抗新冠病毒的艱辛歷史。

疫情期間，身為第一線的醫者倍極艱辛，陪伴所有民眾度過難關，尤屬不易。這次疫情不僅考驗民眾的身心，同時考驗著醫者的信念，正所謂「醫者父母心」，它充分地表達疫情期間醫師面對病患的心態。本人獲邀為防疫實錄撰寫序文，見證臺北市暨全國各地醫療人員，在這段艱難疫情路途上的無私付出，守護民眾健康，至感榮幸。

歷經三年多的抗疫，全球疫情已趨緩。疫情期間，臺灣透過成立跨部會指揮中心，制定特別條例，以「事權統一」及「專法執行」，積極應對各項挑戰，防控疫情的成功經驗，更成為國際間學習的典範。臺灣能守住這場艱鉅的抗疫作戰，除國人能配合各項防疫措施，各級醫療院所同仁堅守崗位，更是防疫最重要且穩定的關鍵力量。

感謝全國醫療工作伙伴不眠不休的奉獻，特別是台北市醫師公會帶領的團隊，配合政府推動各項防疫政策，共同守住防疫的最前線，並屢提專業建言，使防疫指引更為周妥。藉由大家的努力，當全球面臨疫情威脅時，臺灣仍得以保有相對的安全與穩定，在適度管控及民眾充分配合下，確保國內醫療及防疫資源充足，並創造亮眼的高經濟成長表現！

值此全球邁向後疫情階段，仍需面對克服諸多挑戰，期盼持續堅守醫療工作崗位，一起捍衛國人健康，打造臺灣成為一個堅韌之島。

賴清德

2023 年 9 月

{序}

台北市醫師公會
COVID 抗疫 1000 天

邱泰源

台北市醫師公會 理事長／醫師公會全國聯合會 榮譽理事長

戒慎防疫而不恐懼
建設健康大國臺灣

台北市醫師公會一萬兩千名醫師會員不分醫院與基層，三年多來攜手全國五萬名醫師，帶領團隊堅守防疫崗位，不畏辛苦及危險，在第一線守住首都市民及全國人民健康安全。在後疫情時期，台北市醫師公會與全國醫界仍持續戒慎但不恐懼，強化區域聯防、提升醫療韌性，持續守護全民健康。

前言

2019 年 12 月底，[泰源]以醫師公會全聯會暨台北市醫師公會理事長身份，接獲醫師會員反映，大陸地區出現了多起不明原因感染事件，由於 2003 年 SARS 的經驗及歷練，[泰源]隨即於 2020 年 1 月 8 日在立法院邀請衛福部疾管署官員及醫師公會幹部，召開因應武漢肺炎協調會。[泰源]隨後即召集相關幹部及專家，於「防疫物資整備」、「媒體網路宣傳」、「醫界應變會議」及「爭取醫療獎勵方案」、「臺灣防疫模式與國際交流」等面向凝聚全國醫界團結與共識，守護臺灣全民生命與健康，其中台北市醫師公會更擔任了領頭羊的角色。

台北市醫師公會協助醫院並統籌基層診所防疫物資，共同守住防疫第一線

2020 年 1 月 28 日[泰源]指示幹部向疾管署與口罩特約廠商緊急調度口罩，在陳其邁前副院長的大力幫忙下，調度到 115 萬片口罩以因應各院所開診。[泰源]並開會協調將該批口罩分送至全臺灣各縣市醫師公會，成功穩住全國社區防疫第一線，成為此次防疫成功的重要關鍵，在此特別感謝陳其邁市長的專業及魄力。

為確保防疫第一線醫事人員有足夠的防疫物資，台北市醫師公會每日紀錄防疫物資，讓第一線防疫人員能安全的看診持續守護民眾健康。

重要專家幹部出席新聞媒體節目，穩定民心，凝聚防疫作戰精神

2020 年 1 月底國際與臺灣 COVID-19 疫情持續擴大，民眾人心惶惶，[泰源]指示醫師公會全聯會與台北市醫師公會幹部至新聞媒體，以醫師專業角度併以溫暖關懷的論述方式，向民眾宣導正確防疫觀念及訊息，支持政府防疫政策，強化國人信心，凝聚長期防疫作戰精神。

配合政府與醫師全聯會防疫政策，臺北市不斷召開應變會議，持續追求醫療及防疫體系的提升

2020 年 1 月 28 日^{泰源}以理事長身份，正式召開第 1 次臺北市「因應嚴重特殊傳染性肺炎 (COVID-19) 應變會議」，並推派洪德仁常務理事擔任召集人，以視訊方式邀請防疫專家、醫療院所代表與公會重要幹部，共同研議醫療院所防疫物資整備情形、防疫工作流程及實務上所面臨的各種困難。三年多來八十多次應變會議為臺北市醫界對抗 COVID-19 奠定成功基礎。臺北市的應變會議也與^{泰源}親自主持的醫師公會全聯會五十次全國應變會議相互支援。

臺北市醫療院所日夜執行防疫工作，公會積極爭取獎勵方案

2020 年 COVID-19 疫情發生至今，各醫療院所全心投入防疫工作，在收入大幅減少、成本增加之下，許多醫療院所面臨營運困難。2020 年 2 月三讀通過「嚴重特殊傳染性肺炎防治及紓困振興特別條例」後，^{泰源}率領公會幹部，爭取對全國醫療院所的適當津貼、合理補償。台北市醫師公會更是積極爭取，穩住醫療院所穩定順利防疫。

臺北市醫師攜手全國五萬醫師齊努力，動員基層是關鍵

2021 年 5 月臺灣本土 COVID-19 疫情極其嚴峻，為了維護醫院醫療量能，減輕醫院

同仁的負擔，臺北市配合醫師公會全聯會^{泰源}號召全國萬名基層醫師，由四大面向投入防疫任務，包括：一、社區篩檢；二、民眾身心壓力的照護；三、配合醫院降載，啟動臺灣強大的社區醫療群提供民眾必要的醫療照護；四、全面疫苗接種，由醫院、診所、接種站、安養機構及居家失能等方面全面進行。由於臺北市醫療院所合作，以四大面向共同守護了市民健康。台北市醫師公會也以防疫的專業經驗，持續與新北市、基隆市、宜蘭縣及桃園市交流，共同創造更好的區域防疫成果。

協助臺灣與各國分享臺灣防疫經驗

COVID-19 疫情於各國迅速延燒，臺灣成功防堵疫情，展現強韌的醫療防疫實力。包含世界醫師會、亞太醫師會、奧地利、日本、英國、瑞士等紛紛邀請臺灣醫界參與線上訪談或研討會，分享臺灣從 SARS 到 COVID-19 期間之防疫經驗及社區醫療防疫體系發展。防疫三年期間，本會幹部亦積極協助全聯會與其他各國合作辦理國際線上研討會，分享各國防疫及疫苗政策，提升各國防疫效能，俾早日恢復全世界人民安全健康的生活。

最後，衷心感謝蔡總統、賴副總統及林佳龍秘書長等長官、行政部門及立法院長官同仁對醫界的關心及支持，圓滿完成防疫任務。而臺北市政府相關部門的協助，使得臺北市防疫工作更為順利。

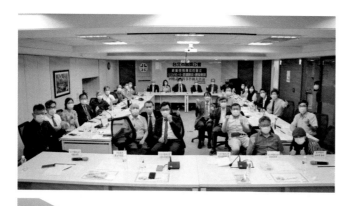

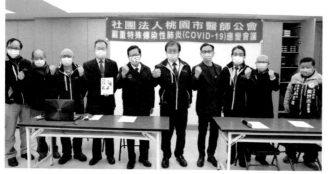

▌防疫會議

疫情三年多，台北市醫師公會由洪德仁常務理事擔任召集人，召開了 80 多場的視訊防疫應變會議。邱泰源理事長表達召開應變會議是以醫療防疫專業為人民健康而努力，不單是短暫的因應疫情。醫界更應發揮智慧，重建更良好醫療防疫體系，也引導醫學教育的改革。臺北市的防疫經驗也與各縣市充分交流。

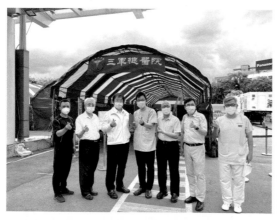

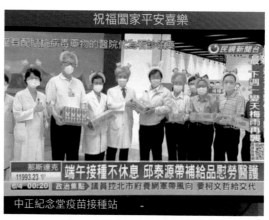

▌醫院及防疫急門診篩檢站

疫苗施打之初，邱理事長前往各醫療院所了解疫苗施打流程，疫情嚴峻時亦前往市內各醫院了解防疫工作進行狀況，包括：臺北榮總負責的中正紀念堂及三總負責的松機防疫急門診篩檢站了解運作實況，期望能以最周全的防疫照護流程照顧市民。

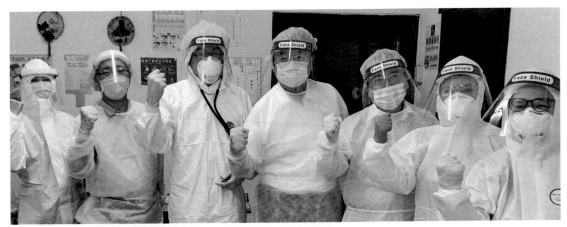

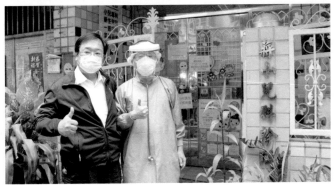

診所與機構

2021 年 5 月疫情警戒升級，全國醫療院所由四大面向總動員，齊心抗疫，鞏固全國醫療量能。邱理事長不畏風雨探訪上百家診所表達感謝及勉勵。

感謝與期許

台北市醫師公會 60 位第一線防疫代表，於 2023 年 5 月 28 日前往萬華龍山寺參拜祈福，不僅對疫情趨於穩定謝天謝地，更對各界的支持滿懷感謝。

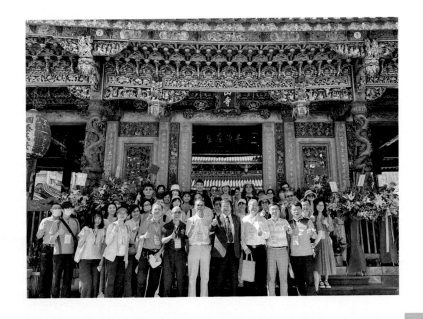

目 次

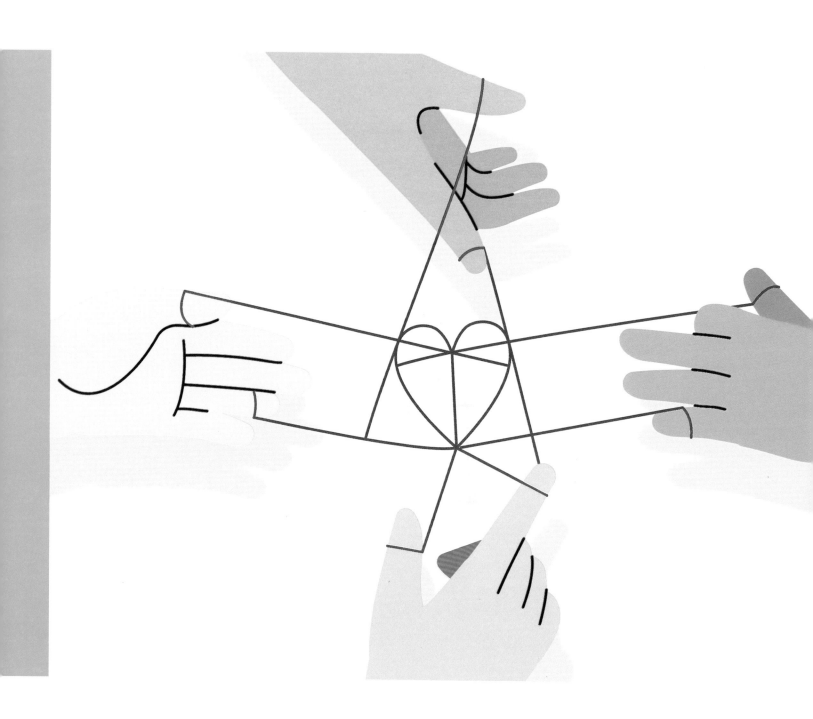

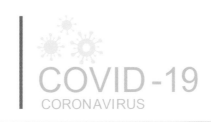

COVID-19
CORONAVIRUS

第 一 章

"防疫韌性網絡
——公私協力合作"

節次 **1** 台北市醫師公會的角色

1-1 台北市醫師公會：建構防疫網絡的協力合作模式

邱泰源 | 台北市醫師公會 理事長 ／ 醫師公會全國聯合會 榮譽理事長

▌前言

疫情的出現讓大家措手不及，緊急時刻特別需要冷靜、團結、分工，本文將論述台北市醫師公會如何在理事長的領導之下，帶領醫界提供醫療防疫照顧。領導統御的理念即是以全力維護人民健康安全為依歸，發揮醫界智慧愛心，團結力量勇於彰顯醫療價值。

▌以創新的分級分流醫療防疫模式 長期因應 COVID-19 疫情

臺灣超過九成的診所都提供健保，而且幾乎所有診所都是 walk-in 看診，面對未知病毒的疾病，不論在民眾的衛教、診治、隔離、轉診，都能更快速的回應，得以減少疾病的傳播和惡化。依據臺灣中央健康保險署健康資料雲，門診病人統計分析資料，自 2020 年 2 月 12 日到 3 月 13 日，自高風險疫區回台後就診的民眾，有 60%（694,633 人）是先選擇到基層診所就醫，顯現出基層防疫網的重要性。

醫師公會全國聯合會 COVID-19 全國應變小組及台北市醫師公會 COVID 應變小組在邱泰源理事長領導下倡議的分級分流做法如下（架構與流程如圖一）：

第一級： 一般般診所 (Walk-in Clinics)，在臺灣可包括社區型醫院。提供一般診療，如：慢性病、長期照護、預防保健、心理治療、外傷處理、和不同科別未明症狀的診治。此類醫療院所，提供標準的防護設備。

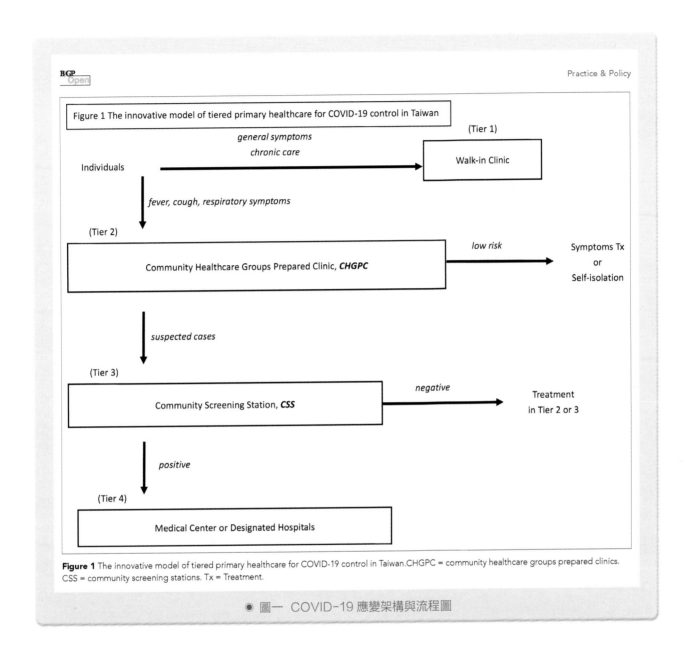

BGP
Open

Practice & Policy

Figure 1 The innovative model of tiered primary healthcare for COVID-19 control in Taiwan

general symptoms
chronic care

Individuals

(Tier 1)
Walk-in Clinic

fever, cough, respiratory symptoms

(Tier 2)
Community Healthcare Groups Prepared Clinic, **CHGPC**

low risk

Symptoms Tx
or
Self-isolation

suspected cases

(Tier 3)
Community Screening Station, **CSS**

negative

Treatment
in Tier 2 or 3

positive

(Tier 4)
Medical Center or Designated Hospitals

Figure 1 The innovative model of tiered primary healthcare for COVID-19 control in Taiwan.CHGPC = community healthcare groups prepared clinics. CSS = community screening stations. Tx = Treatment.

◉ 圖一 COVID-19 應變架構與流程圖

第二級：社區醫療群強化診所 (Community Healthcare Groups Prepared Clinics, CHGPC)。有能力可接受發燒、咳嗽、上呼吸道症狀、及疑似 COVID-19 病人就診，當然仍具備一般診所的診療功能，並得以提供隔離個案的視訊診療。給予更強化的安全防護病毒感染的設備。鼓勵全國約 20% 的診所保留此防疫功能，採自願性的參加，並由政府支持足夠設備和防疫津貼。

第三級：社區採檢站 (Community Screening Station, CSS)。由衛生所、社區醫院、和特定符合規格且自願的診所組成。提供 X 光設備、採檢的功能，承接社區醫療群強化

診所轉來的疑似個案，進行確診。如為陽性，則視嚴重度，給予輕症治療，或重症轉診。每個行政區都能設置，提高民眾可近性。目前第一階段臺灣已規畫 167 家。

第四級：醫學中心級檢疫收治中心 (Medical Centers)。成為防疫網的重症後送醫院，主要提供重症診治，也可檢疫，並維持原本醫學中心的醫療功能。透過這樣的模式來執行社區的分流，我們可以保留足夠的醫療容量來處理疫情，同時兼顧平時的急性或慢性的醫療服務需求，維護病人的醫療品質。

號召萬名基層醫師以四大面向投入防疫，維護醫療量能

經過了一年多五百多天的穩定的日子，臺灣還是在 2021 年 5 月爆發本土疫情，臺灣醫師會一直在做防疫整備，因此馬上就能因應疫情發展給予適當的處理。

在國家警戒進入第三級時，全國人民都必須要配合防疫政策，而醫療體系從社區篩檢到重症病人的醫療開始，增加非常大的負擔，這時候臺灣醫師會也提議要將所有醫療人力在這次疫情再起時的分配如下：在必要醫療需求由醫院提供六成五、基層負責提供三成五，社區篩檢站由醫院提供六成、基層負責提供四成，以這樣的分配希望能顧及防疫與必要的醫療需求（圖二）。

由於醫院醫療量能非常緊繃，因此臺灣醫師會就出面呼籲動員，萬名基層醫師參與，分為四面向進行這次疫情爆發的防疫工作（圖三）。第一面向，投入社區篩檢站工作，這項任務主要是由熟悉採檢的「耳鼻喉頭頸外科醫學會」領軍執行。第二面向，由於疫情的發展造成民眾極大的身心壓力，由「精神醫學會」領軍受過全人醫療訓練的基層醫師提供照顧。第三面向，在必要醫療的維繫特別針對預防保健、急慢性醫療照顧、居家與安寧照護等，特別委託「家庭醫學會」出面負責協調社區醫療群醫師及自願基層醫師，共同參與以維繫民眾的必要醫療需求。第四面向，在未來疫情的控制接種疫苗是非常重要的任務，因此由熟悉疫苗接種的「兒科醫學會」出面領軍協助，帶領願意參與的基層院所全面進行施打疫苗。

其中，在第三面向也是臺灣的亮點，因為臺灣從過去 SARS 後所建立的社區醫療群及 PGY 全人醫療訓練，使得基層醫療品質大幅提升，而由全國醫師研究發現，願意在疫情期間提供防疫相關工作的基層醫師，以有無參加社區醫療群具有意義的正相關，也可顯現社區醫療群的制度，讓更多的基層醫師願意投入防疫的戰場。（感謝醫師公會全聯會張必正秘書長共同撰文。）

因應COVID-19疫情全國醫療防疫體系分級分流建構圖 (草案)

	醫療場所 (需求)	病人	人力來源	醫院診所 人力比重
1	加護病房 專責病房	重症病人、嚴重病人	醫院現有的10%	醫院佔100%
2	急診篩檢	疑似確診、症狀明顯	醫院現有的10%	醫院佔100%
3	集中檢疫所 防疫旅館	輕微症狀確診者	醫院現有的10% 基層現有的20%	醫院佔50% 基層佔50%
4	居家隔離	沒有症狀確診者 (配合遠距)	醫院現有的 5% 基層現有的20%	醫院佔35% 基層佔65%
5	社區篩檢站	匡列者、感冒症狀	醫院現有的15% 基層現有的20%	醫院佔60% 基層佔40%
6	必要醫療需求	嚴重急重症及癌症等、 預防保健、急慢性 疾病及安寧病人	醫院現有的50% 基層現有的60%	醫院佔65% 基層佔35%

備註：醫療人力同時可提供多種醫療需求　　　　建議者：醫師公會全國聯合會 110.05.19版
　　　　　　　　　　　　　　　　　　　　　　　　　　　　　(第一版109.05.01)

● 圖二 醫療防疫體系分級分流建構圖

醫師全聯會動員萬名基層醫師專業團隊及主要任務如下：

	動員專業團隊	主要任務
一	耳鼻喉頭頸外科醫學會先領軍、 各相關領域基層醫師	社區篩檢站
二	精神醫學會領軍、 受過全人醫療訓練醫師	身心壓力醫療照護
三	家庭醫學會先協調 社區醫療群基層醫師、社區基層醫師	預防保健、急慢性病、居家與安寧照護 集中檢疫所醫療
四	兒科醫學會先領軍 可接種疫苗的診所	社區疫苗接種

備註：1. 以自願性為原則，只要有意願且符合資格皆可投入所有防疫工作。
　　　2. 因基層醫師多是提供全人全家全社區醫療，所以投入防疫不限專科別。
　　　3. 所有防疫工作的安全防護及相關資源協調，請各縣市醫師公會出面幫忙。
　　　4. 全聯會將與政府保持密切互動，共商防疫醫療相關政策。

● 圖三 基層醫師防疫主要任務分類圖

參考文獻：

1. Chang BB, Chiu TY. Ready for a long fight against the COVID-19 outbreak: an innovative model of tiered primary health care in Taiwan. BJGP Open 2020;4(2):bjgpopen20X101068.
2. 邱泰源：社區醫療防疫全人照護體系的開創者：謝博生教授。台北市：台北市醫師公會，2020。

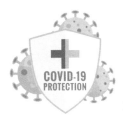

防疫
感恩典禮

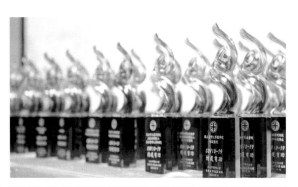

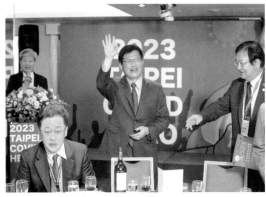

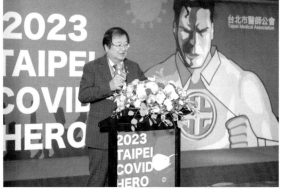

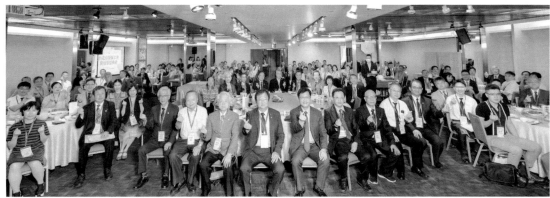

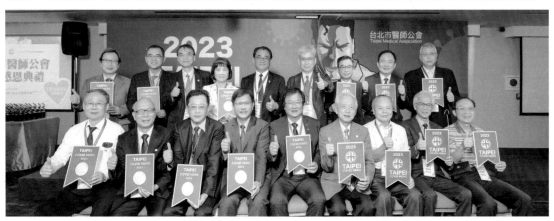

從對抗到對話：公私協力做好防疫

洪德仁 │ 台北市醫師公會常務理事暨 COVID-19 緊急醫療防疫應變小組 召集人 ／ 洪耳鼻喉科診所 院長

漠視基層引起撻伐

2019 年年底，中國爆發不明疫情蔓延到全世界，臺灣也深受其害，從那時啟動全國的防疫工作。雖然我們常常說診所是醫療體系最重要的基礎，做好社區防疫工作就是保存醫療量能最重要的工作，但是事實上，不管在中央疫情指揮中心或臺北市政府防疫整備安排，都是以醫院專責病房、加護病房為重，診所要求相關的防疫物質及疫苗接種，遭受到很多的阻擾和延滯。臺北市政府多次要求醫師公會造冊，以便安排基層診所醫事人員施打新冠肺炎疫苗，卻都無疾而終。甚至在 2021 年 5 月 29、30 日，臺北市政府優先安排警消、環保、民政體系人員疫苗接種，漠視醫療防疫第一線診所醫師及醫療團隊的風險，且違背中央所規定全國一致的防疫政策。加上好心肝事件的發生，違法、不合常理的疫苗配送給特定診所，這種違法、特權的接種模式沒有按照疫情指揮中心規定的順序，甚至施打疫苗到半夜，且未適當規劃動線，可能造成群聚感染。

截至 2021 年 5 月底，臺北市診所醫師、醫事人員、行政人員仍有至少 6 千人已登記但尚未施打疫苗，臺北市政府如此作為，棄基層醫療人員於不顧，實在令人心寒。台北市醫師公會在 2021 年 6 月 9 日，以由我具名為聯絡人，發布聲明（新聞稿）公開譴責，引起社會各界及診所極大的憤怒和批評。臺北市政府已將該事件移交政風處調查，臺灣高等檢察署責成臺北地檢署透過「防疫處理小組」，依法徹查，還原真相，嚴正法辦。

摸頭或是請益拜會

臺北市柯文哲市長是醫師出身，應該深刻感受到同儕不滿和防疫破口的嚴重性，決定親自前來台北市醫師公會拜會。這究竟是亡羊補牢？還是補破網？抑或是登門摸頭？抑或是登門致歉？又或是登門請教？

我們以召開 COVID-19 醫療防疫緊急應變會議方式，邀請臺北市政府柯文哲市長帶領府內官員，包括：蔡炳坤副市長、衛生局陳正誠代理局長、聯合醫院璩大成總院長等前來參加。邱泰源理事長親自出席，我則以小組召集委員身份主持這項重要會議。兩位大人謙讓，非要坐在我兩旁邊，使我感到誠惶誠恐。

當日會議線上共有 40 多位與會者，除了醫師公會本專案小組委員之外，基層委員會 20 多位委員，還有臺北市各大醫院院長、副院長都親自參加：包括台大、臺北榮總、馬偕、國泰、三總、北醫、萬芳、市立聯合、振興醫院等。在會議中，與會者真實提出實際困境，逐一討論，協調市政府、衛生局、醫院資源的配合。

我也報告，診所醫療防疫人員的優先防疫接種，是整個城市防疫重要的基礎工作，從頭到尾都是第一類接種對象，一定要馬上處理改善。同時，台北市醫師公會 3,000 多位診所醫師，已經準備好投入社區防疫工作，讓醫院全心全力做好重症專責醫療，以保存醫療的量能。

大家建立「公私協力 做好防疫」的共識，面對問題，務實解決，決議包括：

1. 診所醫療防疫人員防疫接種，醫師公會聯絡調查其他臺北市各醫事團體公會需求量，盡速提報給衛生局，配合中央疫情指揮中心撥付疫苗，請聯合醫院開設專案疫苗接種門診，盡快完成接種。（已於 6 月 13 日至 15 日安排本會及臺北市牙醫師、中醫師、護理師、藥師公會人員，共 1 萬多人完成接種。）

2. 有關懷孕醫事人員疫苗接種的特殊性，醫師公會研擬適應對象，各大醫院協助。

（感謝各大醫院提供疫苗，臺北市包括醫師等五大醫事公會，將近 1,000 名人員，衛生局安排，6 月 21 日至 22 日，於臺北榮民總醫院完成接種。）

3. 診所協助快篩，若快篩陽性，確診之後，衛生局規劃後送的流程分層負責。

4. 醫師公會鼓勵診所醫師，加入到宅接種隊行列。住宿型長照機構（包含老人福利機構、一般護理之家、住宿式長照機構、精神護理之家、康復之家、身心障礙機構）與在宅長照有 15,000 人需要接種，請醫師公會出動人力來幫忙。

5. 社區集中接種站也請醫師公會協助安排醫師支援，衛生局及健康服務中心做好行政協調工作，讓接種的點線面建構完整。

6. 中央已經宣布 6 月 15 日診所疫苗開打，由於 CDC 使用新的資訊管理系統，中央的預約掛號平台也還沒完成，從宣布到施打中間還有 3 天端午節假期，一定會有很多困擾，因此醫師公會收集合約診所的問題，6 月 13 日前提交給衛生局，6 月 15 日中午雙方合辦說明會，市政府完成解決方式，以 Q&A 的方式來解決問題。

7. 目前北市醫院工作已經減輕了 30-40%，希望未來基層診所醫事人員加入合作，使部分醫院可以繼續進行一般的治療，確保防疫醫療與一般醫療能夠確實分流。

8. 理事長表示要中央下放接種疫苗的責任給診所，已向陳時中部長建議，不然到時大量疫苗下來之後，醫院的壓力會太大，這部分要請市長與中央確認權責關係。

9. 為提升防疫溝通協調的效能，臺北市政府指派衛生局陳正誠副局長，台北市醫師公會指派洪德仁常務理事為雙方協調連絡窗口，邀請台北市醫師公會出席臺北市政府防疫會議。

▌在「公私協力 做好防疫」的共識下，台北市醫師公會積極媒合診所醫師參與社區防疫工作，其中包括：

1. 安養機構疫苗接種：6 月 11 日會議結束後，雙方積極溝通合作，由醫師公會邀請 11 位醫師、22 位護理師及多位行政人員，立即在 13 日、14 日端午假期，前往陽明山上 3 家安養機構，為 800 位院民提供疫苗接種。隨後，20 多位醫師陸續在多家安養機構提供服務，並於 6 月 26 日完成對最後 2 家街友安置機構的疫苗接種，使得臺北市 199 家安養機構全部完成疫苗接種，這是重要的里程碑。邱泰源理事長特別前往廣安居，向醫療防疫人員及社會局致意，並且致贈紅包，給予街友加菜，滿滿的幸福洋溢。

2. 診所疫苗接種：臺灣有 2,300 萬同胞，

COVID-19 疫苗大多需要接種 2 劑，要達成 6 到 7 成的群體免疫力，至少要有 1,500 萬名國民完成 2 劑的接種，也就是 3,000 萬劑次的接種量；歷年來，每年流行性感冒疫苗接種，公費加上自費大

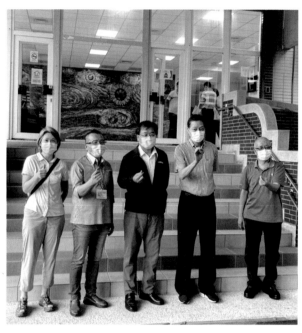

◉ 臺北市啟動安養機構疫苗接種

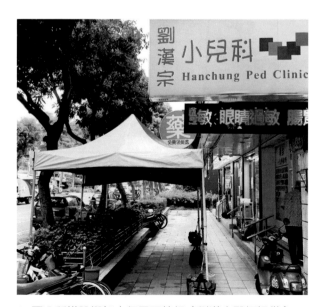

◉ 區公所搭設棚架方便民眾等候（劉漢宗醫師提供）

約 800 萬劑，其安全性較高，在醫療院所、學校、養護機構、社區，乃至於人多的百貨公司、超商、捷運站出口都可接種。COVID-19 疫苗在國內外接種以來，不良作用較為明顯，還需要留觀 30 分鐘，提供必要的觀察和急救，只能在醫療院所接種，接種量將會是往年流感疫苗接種總量的 4 倍，工作量是無比的艱巨。COVID-19 疫苗中的 AZ 疫苗保存條件是攝氏 2-8℃，Moderna 疫苗在相同保存條件，可以有 30 天效期，能夠有資格施打流感疫苗的診所，應該都有保存疫苗和提供接種的能力，這絕對需要超前規劃和部署。柯文哲市長在 6 月 26 日再次參加本會 COVID-19 醫療防疫緊急應變會議，同意第 4 梯次起，診所可以提供這兩種疫苗給予民眾選擇。

截至 6 月 15 日，臺北市政府已經安排 3 個梯次在診所提供疫苗接種，從最初的 120 幾家診所參與逐次增加，目前已有 212 家診所參與，提供給民眾最便捷、最可及、最專業的疫苗接種服務。依據市政府統計，各類型醫療院所中，診所的滿意度最高，接種達成率超過 99 %，也是最高。

3. 通訊診療：居家隔離患者啟動通訊診療：針對無症狀或輕症的確診或疑似個案病患及家屬可能在宅觀察及休養，應該要啟動通訊診療。臺北市曾有 1 位 70 多歲獨居女性（案 2683），被列為須採檢之接觸者，但因個案持續失聯，最終在宅中被發現死亡。顯示出診所參與社區醫療防疫網絡的重要性。中央健保署開放在 3 級警戒期間，一般民眾如果不敢到醫院就醫，可以採用通訊診療的方式，請診所提供醫療服務。以臺北市而言，已經有 300 家診所及 30 家醫院被衛生局指定為提供通訊診療服務，一起守護著市民健康。

4. 協助機構採檢：本會在 5 月 23 日，安排 2 位醫師前往萬華區某一老人安養機構，進行採檢，以 3 級防護裝備，為 150 位院民進行快篩及 PCR 採檢服務，確保安養機構院民的健康。

未來除了在宅疫苗接種外，日托的安養機構和照護中心應該開始安排疫苗接種，確保院民的健康，並啟動下學期的正常托養工作。同時，教育局也要重視樂齡學習中心的長輩，積極安排接種，盡早恢復正常的樂活學習。這些部分都可以由診所醫師協助幫忙，以保存大型醫院醫療防疫量能。

社區醫療防疫的重要性

聆聽溝通，才能了解第一線醫療人員的不滿；面對問題，才是解決問題的第一步。臺北市政府面對嚴厲的批判，願意登門請益，讓社區防疫做得更好。柯文哲市長公開的肯定診所預約接種率高達 99.83%，診所的滿意度最高，醫療應當社區化、在地化，印證

了我們訴求疫苗接種必需在地化、社區化。

在市政府防疫工作上有所缺失，造成民怨時，台北市醫師公會義不容辭的發聲，邀請臺北市轄區內所有的醫學中心、區域醫院和診所，和市政府面對面溝通，希望把防疫的破洞補好補滿。我誠摯希望，大家一起持續監督市政府，也監督醫師公會，更監督我這一位診所醫師，是否用心落實公私協力，做好防疫工作。

如果臺北市公私協力的社區防疫是一個優質起步，各地縣市政府也有不同成功、有價值的防疫模式，我衷心期待大家可以交流分享，共學共好，更期待各地縣市政府能夠積極和醫師公會溝通、協調、合作，共同落實公私協力，做好防疫工作，以奠定國家層級醫療防疫安全網絡。

(原文發表於臺北市醫師公會會刊，65（7）：2-6。2021年。經修改)

台北市醫師公會聲明

《基層醫療乃防疫體系不可或缺的一環 為維護社區醫療量能守住防疫第一線》
《籲請中央流行疫情指揮中心直接配發疫苗提供給台北市診所人員儘速施打》

台北市政府安排基層醫療診所施打新冠肺炎疫苗，一直都沒有按照中央所明訂的順序安排，直接跳過屬於第一順位的醫事人員，經基層診所激烈反應及民意代表的督促後，衛生局終於上週才開始安排施打，但台北市衛生局往往是臨時丟出名單，內容僅呈現施打時間地點，本會義不容辭承擔聯繫工作，會務同仁時常聯絡到半夜並協助會員反映問題，十分辛苦。

截至目前，本市診所人員仍有大批(至少五千人)已登記但尚未施打疫苗，然而據今日新聞報導，某大診所由台北市政府提供，已經開始為民眾施打疫苗到半夜，且可能沒有按照疫情指揮中心規定的順序施打，而讓登記的診所同仁又陷入無法接種疫苗的窘境，且未適當規劃動線造成群聚，恐成為防疫破口。台北市政府如此作為，公然違反指揮中心的防疫政策，並棄基層醫療人員於不顧，完全漠視社區診所防疫的角色，實在令人心寒。

建請指揮中心查明，在尚未開放診所協助施打疫苗的情況下，該診所可能是全台灣唯一提供疫苗接種的診所，中央有這樣的授權嗎?台北市政府為何獨厚該診所?又其施打的對象是否遵循中央所規定的順序?名單內容?決策者又是誰?並糾正台北市政府的不當作為。台北市政府與該診所亦應對外說明，釐清真相，公諸於社會，以平民怨!

本會除了對台北市政府在執行疫苗施打的缺失，表達嚴重的抗議外，並呼籲中央流行疫情指揮中心直接撥給台北市基層醫療診所一萬支疫苗，本會願意承擔協調有意願施打疫苗的基層醫療院所儘速為診所人員完成接種，以守住社區醫療的量能，保護社區醫事人員及相關行政人員的安全。

聯 絡 人:台北市醫師公會常務理事、COVID-19 緊急醫療防疫應變小組召集委員 洪德仁醫師
發布日期:110 年 6 月 9 日

● 台北市醫師公會聲明

台北市醫師公會聲明（新聞稿）
《籲好心肝診所誠實面對勿轉移焦點》

日前好心肝診所為 1 千多名所謂的志工們違法施打 COVID-19 疫苗，引發輿論一致撻伐，不但遭台北市政府重罰 200 萬元，指揮中心也表示對該診所提供非開放接種對象接種疫苗案，將由司法單位依法徹查，還原真相，嚴正法辦。隨後臺灣高等檢察署責成臺北地檢署透過「防疫處理小組」，立即指派檢察官，偵辦所涉相關刑事責任。

然而，好心肝診所卻於 6 月 10 日針對本事件所發布的聲明中，附上本會給基層診所醫師的疫情提醒函(十)，混淆視聽，試圖讓本會為其背書，藉此為其違法不當之行為合理化，本會對此表達嚴正抗議!

本會為維護社區醫療量能，守住防疫第一線，協助基層診所醫師、醫事人員及其團隊成員造冊，提報給台北市衛生局，安排 COVID-19 疫苗接種，前述函文乃用於提醒會員案於安排時程(6月2至4日)前往接種，但接種率不可能是百分之百，本會近日接受會員反應，仍然有未完成卻接種者，經過本會緊急調查，尚有 6,000 多位醫師、醫事人員及行政人員急需疫苗接種，本會已經在 10 日將名單正式行文台北市政府衛生局及中央疫情指揮中心，懇請專案撥付疫苗接種。

好心肝診所未經查證，卻依此提醒函妄自推斷台北市所有醫事人員於 6 月 4 日全數完成 COVID-19 疫苗接種，不但違反常理，令人匪夷所思，很明顯是企圖將其應負之責推卸給本會，居心巨測!

好心肝診所對本事件應誠實面對，配合檢察官的調查，並公布施打名單，才是存在對價關係等，回應社會大眾的質疑，而非轉移焦點，更陷窘境。爾後若再有妨害本會名譽之行為，定會追究到底，決不寬貸!本會呼籲檢調儘速調查釐清，個別醫師若涉及刑責或業務不當行為，本會將依照醫師法相關規定，移送倫理紀律委員會，針對違法亂紀、濫用疫苗重要防疫戰備物資的醫師，進行倫理紀律審議，以維護社會所期待，醫師濟世救人、自律專業的形象。

聯 絡 人:台北市醫師公會常務理事
COVID-19 緊急醫療防疫應變小組召集委員 洪德仁醫師
電 話:23510756
發布日期:110 年 6 月 11 日

● 台北市醫師公會好心肝診所事件聲明

1-3 在疫情中成長並孕育韌性
——國泰綜合醫院防疫經驗分享

簡志誠 │ 國泰綜合醫院 副院長 ／ 台北市醫師公會 常務理事

前言

新冠肺炎自 2020 年初爆發以來，倏忽已是三年餘。這三年多顯然是人類歷史上不會被遺忘的年代。統計至 2023 年 8 月，全球約 70 億人染疫，將近 7 百萬人因此病去世，死亡人數約為韓戰加上越戰的軍民總死亡數；而這樣大的傷亡更伴隨經濟面更大的傷害，而且還不知要多久才能復甦。在臺灣，新冠肺炎也是歷史上的極重大事件，至 2023 年 8 月，全台超過一千萬人確診，至少 1.7 萬人因此病去世，是臺灣總督府統計 1944 年 10 月至 1945 年 8 月，因戰爭空襲死亡人數 (5,582 人) 的 3 倍。

還好，人類沒有滅亡，臺灣也挺住了。公衛的手段加上科技的應用與醫藥的研發，讓人類共同擋住了這樣嚴重的瘟疫。這其中，醫院體系也是不可或缺的一環。筆者因職務因素，正好在這疫情中，參與了國泰醫療體系的防疫過程，和許多英勇的同仁一起經歷這場史詩級的戰役，所謂「前事不忘，後事之師」，因此不揣簡陋，藉此專刊留下一份紀錄，給人、給歷史。

這份紀錄將依疫情的實際演變，分成三個階段，分別說明國泰醫療體系的防疫作為。這三個階段是：

1. 2020 年 1 月至 2021 年 5 月中的「社區清零期」。
2. 2021 年 5 月中至 2021 年 7 月底的「全國爆發期」。
3. 2021 年 7 月底起至今的「韌性建設期」。

社區清零期

疫情初起，國家馬上管制邊境，致力將疾病阻絕於境外，遇到有漏進國內的病例，則以綿密的疫調圈查所有密切接觸者，加以適度隔離檢疫。當時國內的疫調雖然耗費大量人力，但配合邊境封鎖的效果還真不錯，這階段雖不時有零星群聚案件，但直到 2021 年 5 月中，當全球確診人數已逾 1.5 億人，國內確診人數仍不到 1,500 人，也因此給醫療體系提供了一段不短的準備期。

在這準備期中，本院在李發焜院長領導下，於 2010 年 1 月 22 日成立「新冠肺炎 (時稱武

漢肺炎)防疫應變小組」,除配合當時已三級開設的「嚴重特殊傳染性肺炎中央流行疫情指揮中心」運作外,並輔以社群媒體的群組功能以收即時且充分溝通之效。在這近一年半的時間,防疫應變小組主要的工作內容為:

1. 配合中央流行疫情指揮中心,將防疫相關規定落實到醫院端,這期間共發出 180 份院內公告與 36 份院外公告,主要在以下幾個面向:

    1.1 於就醫流程加上防疫感控作為,並強化 TOCC 史(即旅遊史、職業別、接觸史及是否群聚等資訊)之確認。

    1.2 配合疫情調降門、住診之服務時段或容量。

    1.3 門、急、住診之陪病與探病管理。

    1.4 領藥與各類臨櫃、臨院服務之「低接觸」作為。

    1.5 新冠肺炎檢測與疫苗施打之服務。

2. 強化感控相關作為:隨著對這支新病毒的了解,整合 SARS 的經驗與國際上疫情散布的規模,調整院區感控相關 SOP 與動線,並添購感控所需設備(如 HEPA)與器械及各類防疫物資,包括個人防護器材 (PPE) 與環境清潔所需。

3. 依防疫所需重組醫療團隊:參照逐步增加的資訊,滾動式調整臨床醫療療程與檢驗檢查量能。

▌全國爆發期

2021 年春,國內開始有疫苗可以接種,但還沒等到接種率提升到能有足夠的社區免疫,原本的邊境管制與綿密疫調終究擋不住疫情的散佈。2021 年 5 月 15 日中央流行疫情指揮中心宣布臺北市與新北市提升疫情警戒至第三級,並隨即於 5 月 19 日宣布全台皆進入第三級防疫警戒。隨著疫情迅速爆發,本院正式成立整合四院區(總院、汐止分院、新竹分院及內湖診所)防疫業務之「四院區 COVID-19 防疫小組」,並隨即開始以視訊平台運作。面對確診人數直線上升、醫療量能捉襟見肘的嚴峻挑戰,「四院區 COVID-19 防疫小組」在董事會的全力支持下,主要的工作內容為:

1. 配合國家整體需要,調整收置容量

    1.1 專責病房與專責加護病房收置容量的滾動式調整與裝修時程配合

    1.2 支援開設加強版檢疫旅館

    1.3 傳統醫療服務降載與配套之新便民服務(如遠距視訊診療)開發

    1.4 招募 / 指定支援照護人力

2. 優化各項保護作為,確保人員安全

    2.1 疫苗的加強施打與各院區保護圈的形成

    2.2 人員 / 病患及家屬 PCR 採檢的計劃與執行

    2.3 防疫物資與重大儀器的控管與採購補充

    2.4 員工心理與情緒的支持

3. 檢視不同階段需求，落實感染控制

3.1 病房 / 急診之感控重點

3.2 防疫宿舍的安排

3.3 病患確診事件之處理方式與結果追蹤

3.4 減災式 (如洗腎室) 分艙規劃

其中「支援開設加強版檢疫旅館」、「檢視不同階段需求，落實感染控制」、疫苗的加強施打」已於本書另外章節專文分享，此處要特別提出來分享的是本院在「員工心理與情緒的支持」與「防疫宿舍的安排」的努力。

在「員工心理與情緒的支持」方面，本院主要是整合原有員工關懷機制，組成院內防疫關懷工作小組，分兩線執行。第一線由人事組和職安護理師，初步關懷與收集問題，關懷對象分為確診同仁 (及家屬)、居家隔離同仁、高接觸 (皆安排外宿) 同仁等三類；第二線由社工師和心理師以及 EAPs(員工協助服務方案 -Employee Assistance Programs)，處理轉介案件並追蹤結案。另於院內網站闢設專區，明列員工關懷專線與心理防疫懶人包，由人事組、職安護理師輪流值班接聽，提供員工無間斷的心理與情緒的支持。

另外在「防疫宿舍的安排」方面，本院主要是在原有院內宿舍之外，另租用和逸飯店忠孝館 2 層樓作為員工防疫宿舍，在嚴密的感控動線安排下，讓高接觸同仁有統一外宿場所，並搭配接送專車與免費供應的三餐和點心、宵夜，讓高接觸同仁無論班別，都能獲得貼心的生活照顧。疫情最嚴峻期間每天提供約 200 位同仁住宿。

▌韌性建設期

在三級警戒嚴格控管兩個多月後，中央流行疫情指揮中心於 2021 年 7 月 27 日，將全國第三級警戒調降至第二級警戒，防疫作戰正式進入耐力戰階段。面對仍然逐日增加的確診病患與不知何時能有舒緩的未來，本院的防疫小組和全國其他醫院一樣，開始構思並布局長期抗戰的應對策略。基於對 COVID-19 必將流感化的認知，「四院區 COVID-19 防疫小組」將防疫重點整理為：

1. 危機常態化，應準備隨時面對

1.1 依學理訂立處理此種常態危機的 SOP，並定期檢討改進

1.2 減災式設計，減少處理危機時的負荷及危機擴大的可能

2. 新變種隨機產生，考驗防疫作為之有效度

2.1 確認現有疫苗的保護力

2.2 檢討現有防疫措施的有效性

3. 醫療院所防疫量能需能配合流行的嚴重度

3.1 醫療院所防疫量能的設計須兼顧彈性與調整的速度

3.2 同時應兼顧醫護人員群體防護力的形成及照護量能

4. 防疫與治療的 EBM 注重即時整理與分享

4.1 積極參加各級研討會以引進最新藥物與治療準則

4.2 本院亦應分組資料蒐集以供將來檢討及分享

5. 一致化的防疫成效評量 - Resilience（韌性）將成為檢討改進的基礎

在上述重點的考量下，「四院區 COVID-19 防疫小組」為提高醫院各系統韌性來對抗無法預知的挑戰，參考 Haldane 等人於 Nature Medicine 論文的見解 (Health systems resilience in managing the COVID-19 pandemic: lessons from 28 countries, Nature Medicine 27, 964-980,2021)，依以下所述調整醫院整體工作面向，並各有負責單同仁追蹤執行：

1. 儘速擴充合於實際醫療照護所需之照護場所

   1.1 專責（加護）病房之空間調整

   1.2 加強版檢疫所之承接

   1.3 門診及住診之降載

   1.4 遠距視訊 / 戶外領藥診療服務

   1.5 採檢需求之政策、空間、收費、流程調整

   1.6 院內外疫苗注射需求之空間調整

   1.7 以紓解急診為目的的醫療容量的回調

   1.8 以滿足常態醫療需求的醫療容量的回調

2. 根據照護需求重新配置各單位足夠人力

   2.1 專責（加護）病房之人力訓補

   2.2 加強版檢疫所之人力訓補

   2.3 急診之人力訓補

   2.4 遠距視訊診療服務之人力訓補

   2.5 採檢需求之人力訓補

   2.6 院內外疫苗注射需求之人力訓補

3. 加強照護團隊人員抗疫所需知識技能訓練

   3.1 病患收治成果檢討分析

   3.2 專責（加護）病房 / 急診之感控重點盤點

   3.3 階段性減災型分艙規劃

   3.4 各確診事件之標準處理方式與結果追蹤

4. 優化照護團隊人員生理，心理及靈性照護

   4.1 同仁疫苗的施打與保護圈的形成

   4.2 人員 / 病患及家屬 PCR 採檢的計劃與執行

   4.3 防疫物資與重大儀器的控管與採補

   4.4 員工生活、心理與情緒的支持

5. 財務維穩並適時提供員工足夠的經濟支持

▌結語

新冠疫情是場嚴峻的考驗，但不會是人類面對的最後一場瘟疫。很高興我們通過了這場試煉，並從中學習、調整，讓我們的系統更有韌性，可以在未來的試煉中，有較高的勝率。謹以這份紀錄，向支持我們的長官、指導我們的專家和每位貢獻心力的同仁致謝，並期待能在未來的戰役中，提供經驗和思考方向，協助人類更有能力面對疫情。

1-4 訊息的橋樑——防疫小組：
溝通、指導建置與維持醫院的運作

侯明志 ｜ 臺北榮民總醫院 副院長 ／ 台北市醫師公會 常務理事

從 2019 年開始的新冠肺炎疫情對全世界造成巨大的衝擊，舉凡衛生、健康、政治、經濟等層面都受到影響。臺灣也無法倖免於難，分別在 2021 年和 2022 年都經歷了疫情的肆虐。臺北榮民總醫院做為國家級的公立醫院，承接了許多政府指派的業務，也收治了為數眾多的重症新冠肺炎患者。如何在短時間內調派整個醫院不同職類的醫事人員，達成政府指派的任務、收治新冠肺炎病患，且一定程度維持醫院原本的運作，仰賴一個運作良好的防疫團隊。這個防疫小組必須接收來自外部的訊息和指令，其中的成員彼此之間需要有良好的溝通，且要負責建置供組織內其他工作人員依循的指引。

防疫小組的組成

臺北榮總的防疫小組由副院長主持，主要成員包括感管室、內科部、胸腔部、急診部、護理部、重症醫學部、醫務企管部、工務室、總務室、資訊室和公共事務室等。臨床科部的參與是不可或缺的，舉凡門急診篩檢、收治病患、開設專責病房、院內感控等都需要臨床科部的配合；但協助處理行政庶務二線單位也相當重要，開設專責病房需要針對病房的動線整修、移轉確認病患需要設置封鎖線及電梯管控、醫護人員辛苦照顧病患後需要申請防疫獎金，再再都需要行政庶務人員的協助。

防疫小組的功能——指引建立

臺北榮總是大型醫院，床數接近 3000 床，員工接近 7000 名，每日門診超過 8000 人次。如此大的機構，在面對新冠肺炎的疫情時，必須要建立嚴格且可遵循的指引供病患、家屬及員工參考。院內指引的建立由感管室發起，諮詢臨床科部後，由院長於全院防疫會議公布實施，執行面若遇到困難也由臨床科部回饋感管室做修正。制定指引時多數的建議會依循疾病管制局所公布的指引，少數狀況會依據安全性及可行性做修正。在 2021 年疫情規模相對小的時候，感管室舉辦了許多防疫相關的課程和宣導；但到了 2022 年疫情全面爆發時，感管室已無暇舉辦活動，臨床科部便指派防疫負責人了解防疫相關規定並監督科部內臨床工作人員執行。同時，由於收治大量新冠肺炎病患，

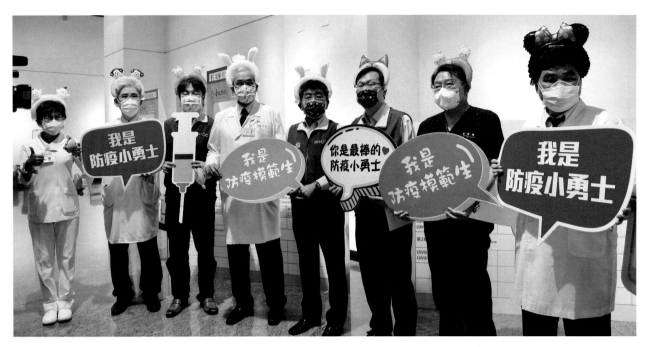

◉ 侯明志副院長（左二）、王必勝執行長（左三）、陳威明院長（左四）、陳時中部長（中）、莊人祥副署長（右三）、
李偉強副院長（右二）於中正紀念堂兒童大型疫苗接種站。

需要教導住院醫師如何照護這些患者，臺北榮總也有建立院內新冠肺炎治療指引，並由內科部和胸腔部參考最新論文及疾管署建議更新院內治療指引。院內指引的建立除了讓工作人員面對未知的疾病能有所依循，也讓第一線醫護同仁在面對病患或家屬的質疑時有保障。

防疫小組的功能——人力調配

防疫工作的每個環節都需要人力執行，包括醫師、護理師、醫檢師，以及各種庶務清潔人員。而不同的防疫工作其染疫風險和專業難度也不相同，如何兼顧工作人員的職業安全及醫療服務的品質，公平地協調各種防疫工作，是防疫小組的重要工作。

［一］門急住診篩檢

臺北榮總多數病患皆為急重難症患者，面對新冠肺炎特別脆弱，為了持續提供原本的醫療服務，將病毒防堵於醫院之外是相當重要的。在疫情爆發的時期，所有病患不論是接受檢查手術前、急診住院前，甚至住院過程中都要接受新冠肺炎的篩檢。為了執行這麼大量的篩檢工作，防疫小組必須協調不同科部的醫事人員進行篩檢、檢驗等業務：醫務企管部協助規劃篩檢的場地、內科部統籌篩檢的人力、病理檢驗部負責檢驗與報告。在疫情最嚴重的時候，臺北榮總每天都會對超過 1000 人次的病患進行篩檢，以降低院內感染的風險，保護院內第一線醫護人員及患者。

〔二〕疫苗接種

作為國家級醫學中心，臺北榮總除了負責院內工作人員的疫苗接種任務外，也承接了許多社區民眾的接種，甚至包括了台北市醫師公會會員。疫苗接種除了由負責問診的醫師和執行注射的護理師負責外，資訊系統的建立也相當重要。由於新冠肺炎疫苗種類眾多，不同品牌注射的時間間隔也不同。防疫小組除了請家庭醫學部統籌疫苗注射的人力和場地規劃，也請資訊室建立快速掛號流程，能讓民眾插入健保卡後直接讀取過去疫苗接種史及相關病史，減少繁複的問診。院內成功的經驗也讓臺北榮總後續承接政府所指派的大型社區接種站任務能圓滿達成。

〔三〕專責病房

不管是 2021 年還是 2022 年，在新冠肺炎疫情延燒時，臺北榮總都配合中央政策開設大量負壓隔離專責病房，床位最多時超過 500 床，包括重症病房超過 50 床。為了讓專責病房能快速開立，防疫小組在接收到政府的訊息時，會與醫務企管部研議選擇院內適當的地點改建為專責病房，選定地點後感管室會規畫專責的病房的動線並設計藍圖，緊接著工務室會按照藍圖施工加裝臨時隔間、門窗。臨床科部則會開始盤點專責病房需要的醫護人力、排定班表，安排職前訓練。在疫情最為嚴重時，幾乎每周就要開設一個新的專責病房。為了照護眾多的新冠肺炎患者，需要大量的醫護人力。

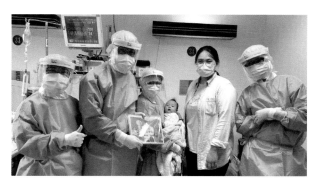

● 侯明志副院長（左二）至專責病房贈送童書

在 2021 年時，政府主動宣布降載，例行手術及檢查減量，一般病房釋出大量人力讓專責病房得以開設；但在 2022 年時政府政策逐步走向共存，醫院需要在維持一般醫療業務的同時運作專責病房，再加上疫情嚴重，許多醫護人員也在社區染疫並接受隔離，對於人力的調動更是巨大的挑戰。防疫小組在此也扮演重要的角色，負責協調全院不同科別的醫師和護理師輪流進入專責病房執行照護工作。另外防疫小組也成立新冠肺炎住院協調中心，作為院內及院外的統一對口，由內科系主治醫師負責統籌全院專責病房床位，即時監控床位的需求。

防疫小組的功能──承接政府任務

在新冠肺炎疫情最嚴重的時期，為了提供社區民眾疫苗、篩檢或症狀治療藥物，臺北榮總接受政府的指派，先後二度執行了中正紀念堂成人與兒童的大型疫苗接種站以及自由廣場"車來速"快速篩檢領藥。在接收到政府指派任務後，防疫小組由副院長帶隊到現

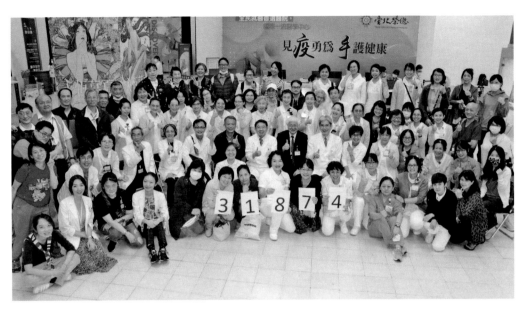

● 侯明志副院長、李偉強副院長率隊執行中正紀念堂成人疫苗接種站，五天共接種 31874 人次

場勘查，確認動線規劃、物資需求和人力調派。由於是在院外執行任務，與現場業務單位的對接也相當重要，舉凡交通指揮、燈光空調、場地布置、雨天備案都需要透過總務室和工務室同仁與現場合作。在確定了物資和人力需求後，臨床科部會盤點院內人力，在不影響原有醫療業務的運作下協調各科部選派醫師及護理師執行疫苗接種或篩檢任務。同時防疫小組也作為窗口接受許多社會善心人士的物資捐贈，包含醫療物資和民生物資，分配給第一線的醫護行政人員。

疫情延燒時，許多染疫兒童因為病床缺乏而無法得到即時治療。臺北榮總也配合中央政策，開設兒童急門診綠色通道，讓心急的家長無後顧之憂。防疫小組由副院長帶領兒童醫學部和急診醫學部在急診醫學部旁的停車場設置臨時急門診區，透過協力廠商、工務室及資訊室同仁的協助，在非常短的時間內就完成硬體的設置，並由資深主任級醫師們身先士卒看診，讓小朋友的篩檢、看診、領藥能一次完成，受到許多社區民眾的好評。

防疫小組的重要性

臺北榮總的員工眾多，許多科室的同仁平常並不一定有機會共事，工作的習慣也不盡相同；面對新冠疫情的來襲，許多醫療業務從規劃到上線都要在極短的時間內完成，需要大量資源投入，因此跨科部的協調是防疫成功的關鍵。防疫小組聚集了臨床科部和行政部門的主管及第一線人員，讓臺北榮總面對不同的挑戰都能快速反應，不同科部之間的齟齬和衝突也能在小組內溝通化解，在整個防疫工作中扮演最重要的角色。

1–5 新冠疫情專家的角色與貢獻

黃立民 | 臺灣大學醫學院特聘教授暨兒童感染科 主治醫師

新冠肺炎在 2019 年於中國武漢爆發，迅速蔓延中國境內及其他國家。世界衛生組織在 2020 年 3 月宣布新冠肺炎進入世界大流行階段。臺灣由於緊鄰中國大陸，很快就感受到疫情的威脅。早期臺灣採取減少兩岸往來的措施，有效阻擋新冠肺炎病毒入境，爭取到一段寶貴時間準備，確實為一大成就。

但是世界大流行勢不可擋，終究病毒還是會進臺灣，2021 年臺北市萬華區的大流行還是發生了。防疫視同作戰，要動員整個社會所有面向，當然醫療工作者及衛生行政人員是兩大主力，負擔絕大多數的工作。這裡面又有各種分工，如第一線醫師、護理師、藥師。

我身為兒童感染科醫師，除了第一線照顧兒科患者外，也以專家身分參與了中央防疫指揮中心的專家小組，討論疫情進展與各種策略制定。此外也受到全聯會暨台北市醫師公會邱泰源理事長的指派，參與全聯會與台北市醫師公會的新冠肺炎防疫會議。會議成員主要是各地醫師公會理事長及全聯會幹部。在開會的過程中，得以認識許多各地醫界領袖及優秀的年輕醫師與醫療工作者，是一件很幸運的事。我參與全聯會與台北市醫師公會的新冠肺炎防疫會議主要以感染科醫師，提供相關專業見解。相當於扮演防疫專家的角色。

從資料分析到國際合作：防疫專家的關鍵任務

自 2020 年初新冠疫情爆發以來，防疫專家在全球各個國家及國際組織都扮演著至關重要的角色，他們的專業知識和科學方法為控制疫情的傳播、保護公眾健康做出了巨大的貢獻。在這場全球衛生危機中，專家們的作用不僅僅是提供科學指導，更是為政策制定、醫療資源配置、科學傳播以及國際合作等方面發揮著關鍵的作用。

〔一〕疫情監測與資料分析

通過對疫情資料的持續監測和深入分析，防疫專家為決策者提供了寶貴的資訊。運用流行病學方法，跟蹤病例數量、傳播途徑以及病毒變異情況，為制定疫情防控策略提供了有力支援。通過建立數學模型，專家們能夠預測疫情的走勢，幫助政府和衛生部門做出準確決策，從而降低疫情對社會和經濟的影響。

〔二〕防控策略制定與指導

在疫情初期，防疫專家就起到了制定防控策略的關鍵角色。他們基於科學資料和經驗，推薦了一系列有效的措施，如隔離、封鎖、早期檢測和社交距離等。專家們的建議有助於政府採取及時而有力的措施，遏制疫情的擴散。此

外，專家們還為醫療機構和社區提供了詳細的指導，幫助他們有效地應對疫情挑戰。

〔三〕醫療資源配置與管理

面對疫情造成的醫療資源緊張，防疫專家發揮了重要作用。他們評估疫情對醫療系統的衝擊，協助決定醫療資源的分配優先順序。專家們為醫療機構提供了指導，幫助他們在資源有限的情況下做出科學決策，確保重症患者得到適當治療。

〔四〕科學傳播與公眾教育

在疫情期間，防疫專家通過各種管道向公眾傳播科學知識，起到了消除謠言、減少恐慌的重要作用。他們參與媒體發佈會、編寫科普文章，向公眾解釋疫情背後的科學原理，推廣正確的防護措施，幫助公眾做出明智的決策，保護自己和他人的健康。

〔五〕臨床指導與治療經驗分享

防疫專家在新冠疫情中扮演著重要的臨床指導者角色。他們與醫療機構緊密合作，參與制定診療方案，為醫務人員提供寶貴的治療指導。專家們積極總結和分享臨床經驗，提供了在治療過程中應注意的細節、不同病情下的治療策略，以及可能的併發症預防方法等。這些臨床指導有助於醫務人員更好地應對病情挑戰，提高治療效果，最大程度地保護患者的生命。

〔六〕創新醫療技術與設備應用

在新冠疫情中，防疫專家積極推動醫療技術和設備的創新應用。他們與工程師、科研人員合作，開發了新型的診斷工具、設備和治療方案，以更快速、準確地診斷和治療患者。例如，專家們在短時間內研發了新冠病毒檢測試劑盒，提高了檢測效率；他們還宣導使用遠端醫療技術，實現線上診療，降低了患者感染風險，同時也提高了醫療資源的利用效率。

〔七〕臨床研究與藥物治療

防疫專家在臨床研究和藥物治療方面進行了許多工作。他們參與臨床試驗，評估各種藥物的療效和安全性，為尋找治療新冠病毒的有效藥物提供了重要資料。專家們也在探索使用已有藥物進行混合治療，尋找可能的聯合治療方案。他們的研究為臨床治療提供了更多選擇，為患者提供了更多希望。

〔八〕康復護理與心理支持

除了治療，防疫專家還關注患者的康復護理和心理支持。在新冠疫情中，一些患者可能需要長期康復和心理輔導，以幫助他們從疾病的身體和心理影響中恢復過來。專家們在康復護理領域提供了指導，推動了康復治療方法的創新，為患者提供全面的康復支援。

〔九〕衛生教育與社區宣傳

防疫專家也在衛生教育和社區宣傳中發揮著積極作用。他們參與制定健康宣教材料，向患者和公眾傳授正確的防護知識和健康行為。專家們的努力有助於提高公眾的健康素養，減少病毒傳播的風險。

［十］國際合作與經驗分享

新冠疫情是一場全球性挑戰，需要國際社會共同應對。防疫專家在國際合作中發揮了積極作用，分享經驗、資料和最佳實踐。他們通過國際組織、科學研討會等平臺，與全球同行交流，共同研究疫情特點和應對方法，推動全球疫情防控合作。

在多次全國及臺北市醫師防疫會議中，我的工作是對疫情做回顧及提出將來展望，並與會議中各個專家針對第一線醫務人員的問題與需求交換意見。每個時期有各自困難而獨特的問題要解決。

新冠疫情的多重挑戰

在疫情初期，由於採取清零政策，如果有新冠肺炎患者到診所求醫，而診所醫師沒有完整穿戴防護裝備，會被停診兩周，成為所有醫師最擔心的問題。因此如何著裝、如何提供足夠的防護裝備包括隔離衣、N95 口罩、與護目鏡是當時最迫切的問題。再來就是討論新的 RNA 疫苗、腺病毒載體疫苗如何正確使用，由於這兩種疫苗都是首次在人類正式使用，民眾與醫療人員都很陌生，自然有許多顧慮與疑問，正確訊息的交換也成為重點。其後有何時該進行快篩，快篩的敏感性如何？診所空調動線如何設計才能阻斷診所內病毒傳播。最後臺灣開始有治療藥物和單株抗體可以治療病人，如何正確選擇及使用藥物變成討論重點。

我自己很榮幸能在此波疫情中，參與台北市醫師公會及臺灣醫師全聯會的防疫作戰，能一手體驗第一線醫務人員的考慮與困難，互相討論成長。在整個疫情的三年間，認識許多各地醫療領袖，及願意在公會中貢獻心力的新生代醫師，他們都有能力、充滿熱情。儼然是下一代醫界領導者。

未來精進：
如何引領正確的知識傳播

在此波疫情當中，也見證到臺灣一些問題。尤其是疫情進展中，資訊爆炸，每個人都勇於發表看法，刊出於自媒體。也常被傳統媒體轉載，這裡面有些人是真的專家，有些人並非專家，但非常樂於發表意見，對疫情控制反而造成困擾，使得民眾不願意循正常醫療管道接受診斷、治療、預防與疫苗。雖然中央有頻繁的例行記者會，但無法回答所有問題。醫師公會的防疫會也成為宣導正確訊息的場合，各地公會理事長可以再傳播到當地所有醫師，得以正確執行醫務，並對民眾宣導。媒體的混亂確實是防疫該處理的議題，將來如何建立更好更正確的環境，仍待深思。

國內臨床醫師的應變能力及整合能力令人印象深刻，整整三年中，維持臨床醫療順利運轉，也幾乎沒有在診所發生新冠肺炎群突發。在中央全聯會及各地醫師公會的指揮協調系統也運作順利，證實領導階層發揮其巨大功能。臺灣在臨床醫學、公衛醫療確實列在國際前沿，此次能完成應付世界大流行的艱鉅挑戰，應該也可以面對將來新的世界大流行。

民間防疫專家：百年大疫新冠戰記

顏慕庸 | 振興醫療財團法人振興醫院感染科 主治醫師

▌煙硝

彷彿再度面對一個熟悉的老友，2019 年 12 月 31 日歲末，Line 群組突然出現睽違了 16 年的字眼— SARS。感控防疫公職生涯最後一年，再度切入抗煞模式。

▌關鍵時刻

2020 年元旦假期過後一系列發展未見稍歇，第二周代表急診醫學會出席中央專家會議：武漢現場訪察仍無法排除人傳人的可能，疾管署提升武漢旅遊至第二級警戒。基於 SARS「醫療保全」的生聚教訓，第一時間急診醫學會即決議啟動當年「到院以前分流、汙染風險分區、節點酒精洗手」之動線管制（traffic control bundle, TCB）：檢傷全面 TOCC、強化感控確認動線、佈建酒精洗手節點、開設類流感發燒分流門診；同時找出 2003 年設計藍圖，重新評估已荒廢多年的發燒篩檢站。而面臨春節返鄉潮與流感季節之多重夾擊，在邱泰源理事長指示下加入醫師公會應變小組，首次緊急會議通過「診所因應『嚴重特殊傳染性（武漢）肺炎』處置原則」，春節假期啟動社區基層醫療網絡全面備戰。

第三周春節在即，疫情變化快速外溢，武漢肺炎收案定義不斷改變，並傳出醫護人員感染。 各式訊息議論越加撲朔迷離，入侵臺灣在所難免。1 月 23 日除夕武漢封城爭議再起，個人認為武漢封城恰似當年臺灣和平封院，如果封城後能啟動類似臺灣 SARS 後期醫院動線管制策略，做好嚴謹分區管理，則尚有希望將疫情控制在中國境內。 無奈機會稍縱即逝，一月底 WHO 宣告全球公共衛生危機事件。對於此一醞釀成形到 2 月 11 日命名 COVID-19 到 3 月 12 日宣布全球大流行的百年大疫，我們彷彿看著一個新生兒從受孕懷胎到呱呱落地到青春期到轉成人的演化過程。而當西方還忙著責備中國病毒或者爭論是否佩戴口罩時，在那年除夕夜守歲陪著急診弟兄群組線上討論的當下，臺灣已經做好全面迎戰的準備。

▌臺灣有個金鐘罩

2020 年 3 月，香港團隊解構 SARS-CoV-2 症狀前期高傳播性之病毒特性，撥開了最後的戰爭迷霧。 3 月 17 日參加衛福部 COVID 醫療機構輔導作業小組會議，在

TCB 之基礎上增設「檢疫專責病房」並規劃清潔區「分艙」；再加上於醫療院所大門入口強制配戴口罩並及酒精雙手消毒，至此確立分艙分流之進階版動線管制 (enhanced TCB, eTCB)（圖一）。

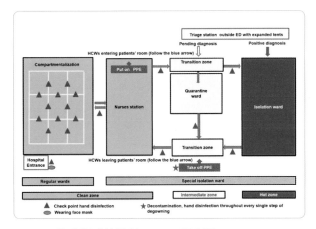

● 圖一 進階版動線管制 eTCB 示意圖
（資料來源：Yen MY, Schwartz J, Shih CL. J Microbiol Immunol Infect, 2021;54(1), 1-3.）

eTCB 有效阻絕飛沫、接觸與環媒傳播，從醫療端截斷「社區－醫療－社區」的增幅傳播鏈，再加上我國民眾積極配戴口罩與酒精洗手之全民運動，建構社區防護彷如臺灣金鐘罩，因此雖然歷經鑽石公主號、歐美留學生返國潮以及磐石艦等邊境管制破口，仍寫下 253 天本土零感染的紀錄。驗證了「醫護保命、醫療保全、社區安全」之抗疫主軸是我國這波 COVID-19 決戰的關鍵成功因素。

3 月 11 日蘋果論壇刊登拙作「全方位整備全球大流行的威脅」提及：考量可能到來的社區流行期，宜即刻規劃社區分流體系，以縣市為基準廣設社區篩檢中心，往社區分流以減少對醫療院所之衝擊，並維繫基本社會急重症醫療量能。 6 月 8 日臺灣宣布成功圍堵疫情入侵，當即寫下「臺灣有個金鐘罩，醫療酒精與口罩，謙卑謙卑再謙卑，決戰社區重分流」，並開始與醫師公會同仁籌畫社區流行之整備。

總體醫療分流

2021 年 5 月雙北社區大流行，短短兩周醫院即受衝擊而發出緊急呼籲，形成我國首度防疫危機。經過醫師公會應變小組研議數月「總體醫療分流」之超前整備，eTCB「到院前分流」轉型為以「社區篩檢站」做為平台樞紐之社區分流管理。當國家最終同意採用此一分流策略後，三周內全國迅即擴增至上百個社區篩檢站，有效緩解醫院衝擊。而 eTCB「汙染風險分區」則以行政區域往下劃分「次分區」。以當時重災熱區之雙北為例，臺北市 12 行政區規畫為 67 次分區，新北市亦以疫調掌握數個里別集合而成「次分區」，進行冷區、暖區、熱區、重熱區之分層管理。以國家格局觀之則雙北熱區抗疫，竹竹苗緩衝區，中南部冷區進行社區篩檢站佈點廣篩，從而快速提升疫苗覆蓋率並穩定疫情。

2022 年初 Omicron 疫情全球飆升，臨床雖以輕症為主，然挾其高效率氣融膠之超強傳播力，百年大疫進入另一全新階段。四月初 Omicron 大海嘯侵襲臺灣，大量蜂擁求診之民眾塞爆急診危及急重症醫療，掀開最新一波「決戰社區重分流」之序幕。唯我國醫療決策慣性倚重醫學中心與區域醫院之盲點並無法化解蜂擁而來的海嘯危機，突湧量能 (surge capacity) 遂成為此役之決戰重點。 經由基層醫療螞蟻雄兵串聯公衛投入總體醫療分流，以社區平台為基礎持續往下游佈點基層社區乃至居家醫療，建置民眾可近性之社區防疫網絡，有效發揮突湧應變量。而臺灣終能安度疫情洪峰，趁勢轉進與病毒共存。

後疫紀元省思

時序進入 2023 年秋，全球與病毒共存與病毒變種之大勢依然，唯勢頭已進入尾聲，後疫紀元可期，且新冠百年大疫在人類文明史注定留下刻痕，今試寫學習心得做為新冠警鐘。

2P2R 危機管理

新冠疫情倏然降臨衝擊全球，短短四年臺灣歷經圍堵、減災、共存之動盪與傷亡，未雨綢繆之計唯有全面解構並落實「2P2R 危機管理」：2P（風險評估 Prediction/ 整備 Preparedness），2R（應變 Response/ 復原 Recovery），方得系統性應對未來各式新興危機（圖二）。回顧百年大疫之變局，2P2R 最重要之核心即為突湧量能，以開源節流之動員整備確保各式資源之備援供應。疫後復原時期則檢討改善流程並持續精進後疫紀元之防疫整備，啟動下一輪常態化 2P2R 危機管理的良性循環。

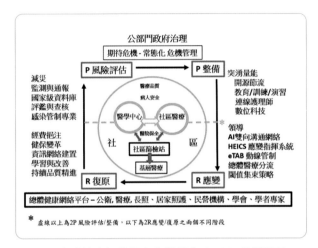

● 圖二 總體健康網絡平台之常態化 2P2R 危機管理
（資料來源：顏慕庸、石崇良，澄清醫護管理雜誌 2023;19:4-10）

發展總體醫療網絡

我國結合健保與醫院評鑑之醫品管理模式數十載經營有成，導致醫學發展及衛福政策均以醫學中心為火車頭帶動醫療之進步與改革。而新冠疫情恰突顯健保制度忽略分級醫療，重臨床輕公衛，重醫中輕社區之失衡發展。我國宜趁此契機變革健保與評鑑，引導醫院參與總體醫療網絡。以臺北洪德仁、高

雄王育宏醫師等為例：作戰時期連結地方政府與各大醫院及社區醫療，以啟動公私協力、醫療總體分流之突湧量能；承平時期深耕「社區主義」經營在地基層醫療，建置一站到位全功能之社區整體健康照護網絡。

深化 eTCB 感染管制

臺灣經驗通過百年大疫實戰驗證之 eTCB，三年來已獲世界多國多次文獻引用，將可應用於未來各式新興疫病之危機管理。動線管制經多年演化，其中「分艙分流」確已內化為我國感控防疫準則，然而仍需加強酒精洗手之終端節點管制。疫情嚴峻時唯有「入院分流、風險分區、節點洗手」集束（bundle）完整之 eTCB 方得確保六標準差零容忍之感染管制。唯後疫紀元與病毒共存，醫療院所成了國人健康把關之最後防線，卻也隨時可能爆出新冠醫病聚集事件。如今醫護於醫院病房照護病患時，綠色清潔區當轉型為灰色「清潔次分區」，移行間務必強化三明治酒精洗手法以免成為行動汙染源，最後回到自身「絕對清潔區」換裝除汙後離開職場。

新冠感染與疫苗

人類首次以疫苗對抗百年大疫，如今見證單靠疫苗接種與自然感染並無法達成群體免疫以阻斷全球大流行。2021 年與台大公衛團隊倡議「閾值混搭組合策略」，即組合「化學性（藥物與酒精洗手）、物理性（口罩）、生物性（疫苗接種）」等三大策略，疊加三者之感染防護力以達到 70-90 ％ 閾值，則縱令初始疫苗覆蓋率不足也得以有效控制疫情。

另一重要觀察乃帶狀泡疹、心肌炎及其他類似自體免疫之疾病盛行率自 2021 年起發生變化，是否與全新開發快速通關之 mRNA 疫苗可能對於人體免疫激發而喚醒記憶細胞有關？加上新冠病毒感染本身導致長新冠之前後夾擊，後疫紀元吾輩醫師仍應持續關注其可能對於人類疾病與健康之影響，並發展包含次單元蛋白疫苗在內之安全次世代疫苗。

結語

抗煞戰記至今四年，變種病毒雖持續演化，然與病毒共存吾人確實已看到隧道盡頭的曙光。回想疫情初始 2020 年 3 月到高雄長庚感控查核時所言：疫情當下還看不到盡頭，只能以 1918 年百年大疫當參考點，推估得花個三到四年來進行抗戰準備。如今回首，心頭只有感恩。感謝邱泰源與周慶明二位理事長的邀約，雖已屆退之齡仍有幸進入醫師公會平台，參與百年大疫近四個年頭作戰的學習之旅。可預見 COVID-19 絕不會是末代疫病危機，管理者當根本重塑醫療體系，視防疫整備與人力資源為必要之國防成本而挹注公費，建構公衛、醫療、感控、防疫全方位並重之總體健康網絡。

COVID-19 新冠肺炎疫情回顧
──兼談防疫專家角色

林應然 ｜ 台北市醫師公會 常務理事／中華民國基層醫療協會 理事長

COVID-19 這個令人聞之色變的呼吸道傳染性疾病，自 2019 年底先在中國武漢爆發，之後席捲全球，就像潘朵拉的盒子被掀開一樣，盒子內猙獰的病魔飛出，開始四處殘害人類。讓大家回憶起中世紀的黑死病，不知讓多少人口消失，埋入土坑，遊歷過歐洲的人應該記得，不少廣場上的黑死病紀念碑，記錄著當時的慘況。也讓大家回憶起 1918 年的西班牙流感，曾讓數千萬的人民，特別是青壯，化作幽魂。

2019 武漢肺炎初登場，以重症率 20%，死亡率 4-6%，驚醒偏安已久的世人，久久以來，世人皆以為醫藥衛生進步，人類已經可以戰勝限制病毒細菌，卻不知病毒細菌也在進化，企圖突破人類的封鎖，優游人間。COVID-19，這是一個新興疫情，這是一個教科書沒有記載的疾病，沒有人有經歷過，沒有醫師有治療經驗，大家都在暗中摸索，試圖找出一線光明生機，此外只有恐慌，不知其然，不知其所以然，更沒有所謂的經驗談，一切都只有茫然。疾病使人恐懼，無知令人恐慌，眾人皆無知，誰來當先知？更誰來當救世主？

先有人從感染者身上培養出冠狀病毒，這驚起大家對冠狀病毒的回憶，依稀記得 2003 年臺灣曾經有幾乎世界末日的 SARS(Severe acute respiratory syndrome) 經驗，那時封院封街的記憶猶新，記得和平醫院封院是多麼不和平！記得萬華封街流失多少芳華！還有與駱駝連結的 MERS(Middle East respiratory syndrome) 曾經讓中東與韓國驚慌失措。恐懼的總和是多麼令人不安，火紅的天空宛如地獄的穹蒼，而病毒正在逼使人們列隊進入地獄之門，讓世人驚覺，生命是多麼脆弱，在轉瞬間可以消失於無形。

所謂的專家開始主導疫情，因為他們有 SARS 冠狀病毒的控制與治療經驗，因為 COVID-19 就是冠狀病毒的近親，近親間會有相似的遺傳行為，因為它們的 DNA 要求它們不可脫序。但畢竟這是一個新興疾病，近親近似並不等於單一同一疾病，SARS 與 MERS 也只能做為參考。隨者病毒感染者愈來愈多，專家也逐漸累積更多的經驗與檢驗方式，這是一個全球性的疾病，任何國家都難以置之度外，集合了全世界醫學專家共同

努力，病毒的猙獰面貌逐漸被揭曉，它傳染力比流感強，它重症致死率比流感高，它透過飛沫及接觸傳染，酒精可以消毒。酒精也從此真如瓊漿玉液，各地供應商都賣酒精賣到缺貨。

既然人可以傳人，阻絕人與人之間的接觸就是避免傳染的不二法門，「保持距離，以策安全」成為標語，「病毒就在你身邊」就是口號。專家於是疾呼，非有緊急必要，自閉家門為宜，真有必要出門，口罩即是通行證。社會活動開始凍結，大家足不出戶，停班、停課、停工，此起彼落，封街、封城、封國與日俱增，只有醫院的急診川流不息，病毒流竄肆虐人間，見證了末日的恐怖景象。百業蕭條、景氣急凍，唯有緊急醫療與殯葬業門市活絡。此時口罩就是鈔票，就算不是萬能，沒帶卻萬萬不能，違者寸步難行。其中無法避免的接觸是，同住一室之親人，家戶傳染難以避免，這是親情的代價，也是無法完全避免交互傳染的最大原由，另外一類是「明知山有虎，偏向虎山行。」的醫護與航空等職業，他們雖然獲准可以先打疫苗，但也常難以對抗無孔不入的病毒侵襲，往往成為最先的傳染破口或犧牲者。

疫苗橫空出世，應運而生。EUA（緊急授權）讓大家耳熟能詳，為了保命，BNT、Moderna、AZ 瞬間成為搶手貨，甚至類比黃金，唯有高端究竟是高端還是低端爭議不休， 雖有雜音不斷的政治與醫學攻防，但總

而言之，接種者眾，棄種者寡，只是伴隨疫苗接種而衍生的副作用甚至死亡也瞬間成為議題，政治人物的口水噴飛甚至蓋過學者專家的倡議良言，媒體日日報導播放，有時比病毒還病毒，網路謠言散播之速，勝過病毒複製之快。

所謂的專家必須時時注意世界的脈動，跟上時代的腳步，新研究論文隨時出現，病毒也逐漸變異，傳染力增加而毒性轉弱，武漢 → α、β、γ、κ、λ、δ → o（Omicron），病毒逐漸與人類開始妥協共生，畢竟猛浪不久，細水長流，病毒要代代延續，必須仰賴活人幫忙散播，太毒的病毒種株致人於死後，也會隨死體燒盡而灰飛煙滅，物競天擇、適者生存，只有溫和的病毒株才能流（留）傳久遠。

海角七號的口訣「山也 BOT、海也 BOT」在此時要改為「疫苗也 EUA、藥物也 EUA」，橫空出世的豈止疫苗，抗病毒治療藥物也應時而出，倍拉維 (Paxlovid)、莫拉皮拉維 (Molnupiravir)、瑞德西韋 (Remdesivir)、清冠一號，成為高風險族群的保護傘，就像感染流感後使用克流感會加速復原避免重症一樣，感染新冠肺炎後若能早期服用抗病毒治療藥物，也會加速復原避免重症發生，而且越早服用效果越好，雖然價格昂貴，五天的療程須要 2、3 萬元，但人命關天，政府開始免費給予高風險群服用。

病毒肆虐人間愈久，感染痊癒後的人數也愈多，有句名言，「殺不死我的，會使我更強壯。」，這句話也應用在病毒感染身上，因為感染後會產生抗體，一段時間內保護人們避免再次的感染，多數的人口感染後就會形成群體免疫，阻擋病毒的進一步傳播，更何況疫苗的施打人數也越來越多，同樣也構成群體免疫的一環。初始之時，專家們以為兩劑疫苗的接種可以完勝病毒，後來又追到 3、4、5、6 劑，只因為疫苗的保護效果不佳，加上病毒不斷突變，因此必須有更高的抗體濃度才能產生足夠的保護力。確診加上接種疫苗人數攀升後形成一道高牆，阻擋病毒進一步的入侵，也讓封閉的社會逐漸開放，只是封閉與開放常常交錯，震盪經過幾年後才真正穩定緩和。

臺灣的與眾不同之處是，初期嚴守，擋住原始最嚴重的武漢肺炎病毒株入侵，形成一處化外之地的樂土，只是好景難以持久，終究還是被病毒攻破，可喜的是，病毒已經轉弱，加上多數人民已經接種疫苗，因此未釀成如中國、義大利等如人間煉獄般的恐怖現象出現。雖然臺灣內部也有不少苛責的聲音，但臺灣可說是少數沒有因疫情而嚴格限制人民生活的國家之一，再加上臺灣的基層醫療扮演了第一線的診斷醫療角色，新冠輕症只留在基層診治，輔以患者視訊居家醫療照護制度，讓近 99.5% 的患者在家就可得

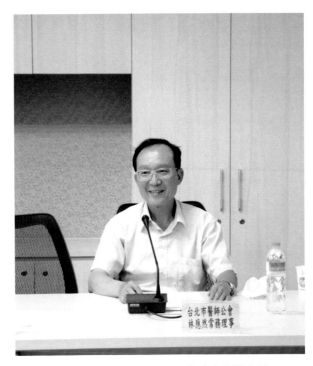

◉ 林應然醫師出席台北市醫師公會防疫應變會議

到良好的醫療照護，保護醫院免於癱瘓而可以專心救治急重症病患。

這波疫情以來，防疫專家扮演了安定民心、醫心的角色，諸如報告國內外疫情的進展、與衛生局協力合作爭取防疫物資、解釋各種疫情統計數據、教導如何防護避免感染、推廣疫苗接種的重要性、如何善用抗病毒藥物等等。在中央疫情指揮中心有官方的防疫專家每日召開記者會，在醫師公會也有民間的防疫專家參與定期防疫會議，同樣在扮演重要指揮指導角色，宛如在茫茫大海中的陸上燈塔，指引迷失方向的船隻航向港口。

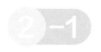

臺北市政府的角色

2-1 全局觀點下的防疫策略與平衡

採訪對象 **陳彥元** ｜ 臺北市政府衛生局 局長 ／ 台北市醫師公會 執行長

防疫初期，病毒的一切都是未知的，但防疫物資、人力等醫療資源是有限的，如何做出合理又公平的分配，是臺北市政府衛生局最大的挑戰。

不管是口罩、防護衣的分發，到疫苗施打的順序，每一次都是艱難的決策。不僅要確保最需要的人能即時得到必要的物資，還要同時顧及社區醫療資源，如醫療量能，有得到平衡分配，避免某些區域過度集中醫療資源，而其他地方則受到忽略。

臺北市政府衛生局在這方面扮演了核心的角色。他們積極地透過公共衛生的醫療體系建立社區防疫網，讓基層醫療、地區醫院、區域醫院、醫學中心各自扮演好防疫網的角色。輕症由基層醫療診所負責，中重症則可

以到醫學中心，得到更完善的照顧。當疾病病毒變異時，臺北市政府衛生局也隨時與所有醫療機構合作，根據疫情滾動式調整防疫網策略。

防疫網的建立與執行至關重要，而民眾也是防疫網規劃中的一部分，只要大家都能更了解疫情、知道如何執行防疫，就能大大增加抗疫成功的機率。在此過程中，中央與地方政府不斷地進行風險溝通，透過新聞稿、記者會及時更新市民關於疫情的資訊與指引，減少恐慌、讓民眾知道現況及最新防疫政策、做法。臺北市政府也積極透過多種管道進行對機構、市民的直接風險溝通，確保資訊的正確性跟透明度。

建立專屬溝通平台，每週定時交換資訊與提出需求

資訊是雙向的，進行風險溝通的同時，臺北市政府也建立了與醫療組織間的溝通平台，即時得到第一線的資訊，了解醫療機構的需求跟對政策的建議，整合多個管道資訊後，再從中取得平衡點、公布最新的流程與政策。

整個過程中，最重要的關鍵成功要素是確保資訊透明和有效的協調。例如，在醫療機構端，可能對於由臺北市政府衛生局所提出的管制措施或資源分配策略並不完全滿意。但從臺北市政府衛生局的角度看，需要考量整個臺北市的全局，包括大型醫療機構、基層醫療診所以及所有的醫療人員。他們的任務是在宏觀層面思考如何對抗疫病，而不是僅從單一醫療機構的視角出發。

對於單一醫療機構來說，他們可能更專注於自己的院所應該如何應對，或者從他們這個層級的醫療人員角度思考。例如，醫學中心可能會從其自身的角度提出建議或呼籲。因此，當臺北市政府衛生局從全市角度出發提出的指導方針或做法，與單一醫療機構的看法不一致時，困難和分歧自然會出現。這些問題需要透過持續的溝通和協調來解決，臺北市衛生局積極的在共同溝通平台上，對政策做解釋跟說明，真的有力有未逮的地方也會清楚解釋，從中取得最大共識後摸索著往前進。

不只是醫療機構與政府需要溝通，在疫情擴散時，為達到更即時的診斷與藥物開立，臺北市政府也積極縱向溝通，建議快篩陽性即可開立抗病毒藥物，最後促進了政策滾動性應變。

防疫與經濟：臺北市政府的雙贏策略

當疫情在全球各地爆發時，很多國家都面臨防疫與經濟難以兼顧的挑戰。臺北市政府在防疫策略跟緩解疫情對經濟的衝擊兩個議題上，都提出了極具創意的策略。

由於疫情使得國際及國內旅客銳減，許多旅館面臨嚴重的經濟壓力。為此，臺北市政府推出防疫旅館計畫，不僅讓需要檢疫及隔離的市民有了適當的住所，同時也增加旅館業住房率，幫助他們營運。這項政策不僅確保了公眾的健康，還保證了很多相關工作的就業機會。

此外，臺北市政府衛生局在疫苗的大規模接種上也展現了卓越的組織和執行力。不只與臺北市立聯合醫院、臺北榮總及臺大醫院等大型醫療機構合作設立大型疫苗接種站，也透過「機動接種隊」、「到府接種」等策略，使疫苗的覆蓋率可以快速上升，並提升群體免疫力。這種大規模、高效率、高覆蓋率的接種方式，不只體現了臺北市政府衛生局的

高效率團隊,更彰顯了各大醫療機構之間的緊密合作。

打造韌性社會:危機就是未來的轉機

疾病管制科科長表示,我們從 SARS 疫情中學到許多經驗,例如在當時只有幾千人被感染,臺北市就指定了特定的醫療機構來應對疫情。但 COVID-19 的蔓延速度和規模都遠超過了 SARS,使得「單一醫療機構專責應對」這一策略不再適用。對此,科長表示,過去的經驗固然重要,但保持與各大醫療機構之間的溝通和協調,滾動式調整策略,更是未來能順利應對各種突發狀況的關鍵。

局長表示,SARS 最顯著的影響,是在傳染病防治法的修法,讓這次疫情得以在法治的框架內徵用相關物資。而在這次疫情之後,我們意識到傳染病防治法還有更加完善的空間。現在也在積極推動修法,希望未來可以更好地應對疫情。

疫情帶給我們的,不只是挑戰,還有思考未來精進的方向。我們認識到數位化和智慧管理的重要性。疫情不僅影響醫療體系,也改變了生活、學習、服務的模式。例如,因為疫情,醫生需要遠端診療、學生可能需要在家進行數位學習,這些都帶給我們進步的經驗。這些經驗不只可因應未來的疫情挑戰,也可能是應對未來極端氣候的關鍵。

不管遇到什麼樣的挑戰,最重要的還是溝通管道的建立以及透明有效的協調,只有前線能夠及時傳遞準確的情報跟需求,才有機會整合資訊,擬定公平又有效果的分配和策略。也只有透明又充分協調的政策,才能得到醫療機構的全力支持、取得民眾的信任,共同打造韌性社會、克服未來未知的挑戰。

疫情期間長照機構的
防疫措施及合作

採訪對象 **王素琴** │ 臺北市政府衛生局 師（一）級技正

在疫情期間，臺北市政府面臨許多挑戰，包括需要整合內部多個部門，讓參與防疫作戰的單位可以各司其職。另外也需要即時制定標準作業流程，並隨時與中央和民間單位溝通、應變，同時還要想辦法妥善分配資源，儘可能照顧到所有臺北市市民。

臺北市政府衛生局主要有兩個部門負責防疫工作。首先是疾病管制科，負責感染管制和政策整合；另一部分是醫事管理科，負責管理醫療院所及相關醫療業務部分。而本文提到的長照機構，在臺北市政府衛生局是由長期照護科及心理衛生科管轄，在社會局也有老人福利科和身心障礙者福利科參與其中。

長照機構最大的挑戰是如何預防機構內感染，以確保高齡住民的健康無虞。在疫情尚未爆發的整備階段，臺北市政府透過制定相關防疫流程跟措施，來確保機構的高齡者能降低接觸病毒的風險。同時只要發現任何疑似的個案，機構會立刻通報疾病管制部門，再由專業醫師進行評估。

王素琴師（一）級技正提到，COVID-19 是一種新型的傳染性疾病，當時大家都缺乏經驗。在此背景下，防疫工作首先要確保機構的員工和住民得到即時的傳染病資訊，並擁有相對的防疫能力。中央流行疫情指揮中心在當時扮演了極其重要的角色，透過每日的記者會，及時向社會公布疫情和相關指引，以協助地方政府和各機構有效進行防疫。

整備期：
防疫準備工作及教育訓練

疫情還沒大規模擴散時，主要防疫措施首先是量體溫並觀察住民的健康狀況。一旦發現體溫過高或出現其他疑似症狀，即時進行通報。為了保護住民，對外出有完整的規定，因為高齡者常有健康諮詢跟看診需求，所以特別與醫療院所進行定點合作，將醫療服務引入機構，減少住民外出的風險。對於必須外出的住民，例如需洗腎的病患，也會要求機構提供特定的隔離措施，降低在機構外感染的風險。

整備期間，如何確保防疫物資充足、又不會擠壓到其他地方的需求，是臺北市政府每天進行溝通協調、規劃分配的首要任務。除了物資之外，教育和培訓是另一個重要環節。許多人對於防疫的知識和意識相對缺乏，因此，臺北市政府提供了一系列課程以及宣導影片，目的是提高機構內所有住民跟員工對於疫情的正確認知及預防方式。

訓練內容也包括萬一真的有感染情況發生時，機構內的人員該如何應對，如果因為隔離有不足的人力，應該怎麼調整分工，避免出現人手不足的情況。例如，在疫情後期，大部分人員都被感染時，滾動式調整了隔離政策，讓症狀較輕的確診工作人員可以照顧其他確診的病患。

防疫應變期：
橫向整合、構積極調整策略

前面討論的「整備期」主要描述疫情尚未廣泛蔓延時，各機構進行的防疫規劃。一旦確定有病例發生，便進入「防疫應變期」。

防疫應變時期不只是臺北市政府衛生局，臺北市政府內多個部門、政府外民間組織跟長照機構都共同參與其中。例如社會局的「重大災害民間賑災捐款管理運用委員會」協助預算支援、環保局確保機構外部環境消毒，台北市醫師公會也組織醫療資源，當機構出

現疫情時，即時透過視訊了解實際情況，保障第一線醫護人員，也確保患者得到妥善的醫療協助。整體上，是一種橫向聯繫的整合模式，大家緊密合作以達成疫情控制的目的。

臺北市政府衛生局在防疫應變期，有四大防疫策略。首先是制定整備及應變期的 SOP，其中包括加強防疫措施、緊急通報流程。第二，與醫院及診所建立聯繫，進行病患診療與採檢，視訊診療與藥物開立發揮了很大的作用。第三，透過不斷地溝通協調，爭取到快篩陽性時迅速進行藥物開立的政策調整，減少併發症發生機會。最後，透過疫苗接種防止疫情擴散，這也是最有效的預防策略，臺北市的照護機構疫苗接種率達到了 91% 以上。

防疫期間與民間組織的溝通協調

在疫情期間，台北市醫師公會扮演了醫療照護的關鍵角色。他們不僅積極與各醫療組織聯繫、討論現況，更與臺北市政府合作，共同制定策略，確保可以照顧到每一位民眾。政府與醫師公會建立溝通的平台，每週透過視訊會議進行討論，即時反映並協調解決第一線醫療照護的難題。

在公會的協助下，進行診所與大型機構的「認養」合作，每家機構都有專責的醫院或診所提供醫療支援。當機構有醫療需求時，

便會透過視訊與相應的醫師聯繫,並得到妥善的醫療服務。

除了機構與診所醫院的配對外,透過與醫師公會的合作,臺北市政府持續與中央協商,成功地將抗病毒藥物分放在 13 家核心診所。當其他診所需要藥物時,便可以前往這些核心診所取得,大大加快了藥物取得速度。

無邊界的關懷:
到府接種疫苗服務

除了住在長照機構的住民外,還有許多行動不便的市民,特別是在家中失能的長者,他們不方便出外進行疫苗接種。為此,臺北市政府與台北市醫師公會合作,建立了「機動接種隊」,與兩百多家診所合作,提供家中接種服務,總共到府接種疫苗超過一千多戶。其中所使用預算由社會局的「重大災害民間賑災捐款管理運用委員會」補助。

臺北市政府也特別感謝許多醫師夥伴,在疫情嚴峻時期願意勇敢站出來。他們不僅負擔了病患的採檢、診斷、藥物開立等一系列醫療工作,還為疫苗的施打付出了巨大努力。

面對前所未有的疫情挑戰,臺北市政府的各個局處展現了無與倫比的團結和毅力。不間斷的溝通協調下,盡力確保每一位有需求的市民都能夠獲得妥善的照顧。即便遇到抵抗

力較弱的長照機構住民,或是行動不便者,政府都與醫療機構共同規劃照顧與關懷措施。

這不只是為了公共衛生,更是一種深刻的人文關懷。每一位參與的醫師和工作人員,都為城市的健康與安全締造了重要的里程碑。未來無論面對何種挑戰,臺北市政府都會持續努力為市民創造一個更安全、更健康的生活環境。

節次 3 跨領域的合作

3-1 2020 年 COVID-19 處置原則 (SOP) 的訂定

洪德仁 | 台北市醫師公會常務理事暨 COVID-19 緊急醫療防疫應變小組 召集人／洪耳鼻喉科診所 院長

參考 SARS 經驗制定 COVID-19 防疫標準作業流程

2019 年底,源自於中國武漢的不明肺炎,快速蔓延到全中國及世界各國,在初期階段,病原體不明,傳染途徑不明,蔓延程度也是不明,只能從中國封閉的訊息中,得知疫情非常嚴峻,罹病及死亡人數非常龐大。由於我國深受 2003 年 SARS 疫情的衝擊,因此我們嚴陣以待,採取較為嚴格的防疫措施來因應這次疫情。

雖然,台北市醫師公會設立專責的工作小組,積極和衛生局、疾病管制署溝通協調,但是官署堅持嚴格措施,我們只能隨時機動調整處置原則(SOP)。當時,有發燒、上呼吸道症狀的病人前往診所就醫,統計 2020 年 2 月 20 日至 3 月 5 日,回國民眾就醫高達 1,235,183 人,其中 64.32% 選擇診所,這是防疫工作中不可或缺的一環。

事後衛生防疫主管單位的疫調,確定為確診個案,除了個案立即隔離之外,該個案過去幾天中路過、遇過、醫師理學檢查過(摸過)、護理師協助護理照護(碰過),乃至於超過 15 分鐘的近距離接觸,所謂「三密」:密閉空間、人潮密集、1.5 公尺內超過 15 分鐘密切接觸,通通裁定診所該診室所有的人員,需要在宅隔離檢疫 14 天,不能提供診療服務,如果是單人醫師診所,等於是休診 14 天,不只民怨,也嚴重衝擊醫療量能。

醫師公會在防疫會議中與相關單位共同協商防護指導,並根據疫情變化做出動態調整。2020 年 1 月 22 日公布第一版,1 月 31 日更版,3 月 21 日第三版,4 月 7 日第四版,歷

次防疫會議所訂定的版本不僅受到台北市政府衛生局的指導，還邀請了台北市牙醫師公會、台北市中醫師公會、臺北市藥師公會、台北市護理師護士公會、台北市醫事檢驗師公會、台北市醫事放射師公會等相關單位，基於北北基桃區域聯防及生活圈概念，我們也邀請北北基桃醫師公會一起參與，共同制定 SOP，作為相關醫事人員的指引依據。

我們建議，醫病自我防護：出入口明確公告，提醒病患進入基層診所務必配戴口罩，並量體溫，詢問 TOCC(病患與病患接觸者)，基層診所醫事、工作人員必須配戴適當防護裝備，落實手部衛生。病患如有呼吸道症狀、發燒或相關旅遊史者，更必需特別注意。基層診所人員健康監測：專人管理及記錄工作人員體溫量測紀錄，建立並訂定對於有發燒或呼吸道症狀工作人員追蹤與處理機制及請假規則，如符合居家隔離、居家檢疫及健康自主管理條件，於管理期間勿至診所上班；各類具感染風險民眾追蹤管理機制之最新相關規定，請定期至疾病管制署全球資訊網查詢。

病例定義

當時，「嚴重特殊傳染性肺炎 (COVID-19，武漢肺炎)」病例定義，包括：

[一] 臨床條件：具有下列任一個條件：

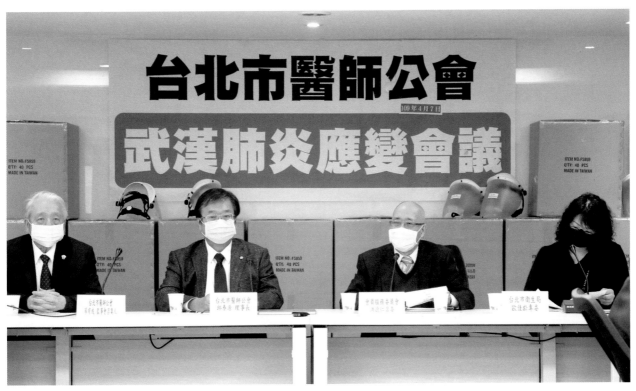

● 2020 年 4 月 7 日台北市醫師公會防疫應變會議

1. 發燒（≧ 38℃）或急性呼吸道感染。

2. 嗅、味覺異常或不明原因之腹瀉。

3. 醫師高度懷疑之社區型肺炎。

［二］流行病學條件：

發病前 14 日內，具有下列任一個條件：

1. 有國外旅遊史或居住史，或曾接觸來自國外有發燒或呼吸道症狀人士。

2. 曾經與出現症狀的極可能病例或確定病例有密切接觸，包括在無適當防護下提供照護、相處、或有呼吸道分泌物、體液之直接接觸。

3. 有群聚現象。

［三］通報條件：

1. 符合臨床條件 1 及流行病學條件任一項。

2. 符合臨床條件 2 及流行病學條件 1 或 2。

3. 符合臨床條件 3。

註：職業史除醫療事業人員及家人之醫療行業外，旅館、旅遊、交通（含遊覽車導遊）等跟第一項旅遊史有機會接觸之相關行業。

［四］極可能病例：

雖未經實驗室檢驗證實，但符合臨床條件，且於發病前 14 日內，曾經與出現症狀之確定病例有密切接觸者。

▎通報流程

如符合通報定義，請詳實紀錄病患身份證字號、姓名、年齡、電話、住址、 TOCC 等相關資訊，並撥打臺北市政府衛生局防疫專線 (02)2375-3782 或新北市衛生局防疫專線 (02)2258-6923，這兩條衛生局專線是專門提供給醫療團隊使用，24 小時待命，這是防疫的綠色專線，來舒緩當時防疫專線 1922，永遠是占線狀況的窘境。

後續衛生局會與病患聯繫。並請先依病患病情進行下列處置：

1. 病患病情穩定 (僅有發燒或呼吸道症狀)：請告知病患轉診時應全程配戴口罩，可自行至衛生單位安排的醫院就醫，不可搭乘大眾交通工具，並主動告知轉診醫院相關旅遊史。

2. 病情嚴重病患 (臨床、放射線診斷或病理學上顯示肺炎)：請與衛生局聯繫協助通知消防局安排救護車轉診，於救護車抵達前安排病患配戴口罩於獨立空間等待。

▎基層診所環境清消

我們建議基層診所一定要落實環境清消和動線規劃，注意在節點設置酒精消毒，其他注意事項有：

1. 基層診所每日應進行至少一次的環境清潔工作，尤以手部常接觸的環境（如門把、工作桌面、電腦鍵盤滑鼠等）應增加清潔頻率。清潔用具於使用完畢後，應清消及吊掛晾乾，抹布、拖把要經常清潔更換。

2. 消毒劑應依照廠商建議使用（含稀釋方法、接觸時間與處理方式），進行桌椅等環境表面及地面擦拭。

3. 確實執行日常清潔工作人員穿戴之個人防護裝備，如醫用／外科口罩、手套、隔離衣或防水圍裙、護目鏡、面罩及可清洗防水鞋具等。如清潔疑似或確定病例所處環境清消時，個人防護裝備建議包括 N95 等級以上、手套、防水隔離衣、護目鏡（全面罩）、髮帽及防水鞋具，如無防水隔離衣建議可用一般隔離衣外加防水圍裙（或其他具防水性質衣物）替代。建議應待診間經過每小時 12-15 次的換氣 20 分鐘，如果診間有對外開窗，建議開窗讓空氣自然流通，並完成環境清潔及消毒作業後，才可繼續進行使用。

停診補償補貼

這項處置原則 (SOP) 公布給臺北市各醫療院所，大家一方面做好防護措施，同時有一個明確的病例定義，馬上大幅度減少診所判定隔離的狀況，避免疑似 COVID-19(武漢肺炎) 個案集中在大醫院，造成急診壅塞及引發院內傳播，進而影響醫療院所服務量能。

醫師公會同時向中央疫情指揮中心及立法委員陳情，爭取診所隔離休診的補償機制，衛生福利部於 2020 年 3 月 12 日訂定發布「衛生福利部對受嚴重特殊傳染性肺炎影響而停診 (業) 醫療 (事) 機構補償補貼辦法」，做為救濟補償，以利持續提供醫療防疫服務。

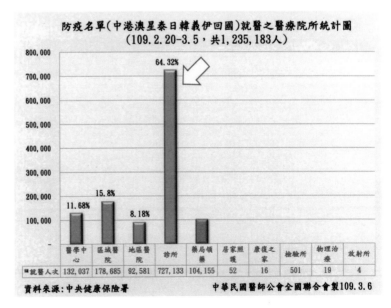

● 民眾回國就醫統計圖

**力挺護師齊抗疫──防護政策、
人力調度、物資分配的困境與挑戰**

採訪對象 **蕭淑代** │ 臺北醫學大學附設醫院 副院長 ／ 台北市護理師護士公會 理事長

在疫情爆發之際，醫療物資如口罩、護目鏡和隔離衣，成了第一線醫護人員的重要裝備。然而，絕大多數物資都優先發放到最前線的急性醫療體系中，後勤診所面臨了嚴重的物資短缺問題。本文採訪到台北市護理師護士公會蕭淑代理事長，希望還原當時的挑戰，以及如何透過溝通協調合作解決的過程。

蕭理事長表示，當時全臺灣的護理師大部分（約 70%）都在急性醫療體系中工作，這主要是指大型醫院的護理師。他們在大型醫院體系下，往往得到相對充足的照顧與支援。不過還有 30% 的護理師工作於學校、職場或是診所，這部分的護理師在疫情爆發初期，面對了不少困難。

雖然政府有通過醫師公會將物資分發到診所，但這些物資往往被誤解為只供醫師使用，而非所有診所人員。結果護理師往往得不到足夠的物資支援，必須在缺少防護的情況下面對染疫風險，對此許多護理師感到相當不滿和挫折。

面對這樣的困境，護理師公會決定採取行動。他們既與醫師公會協調，同時也尋求市政府衛生局的幫助。經過公會的努力，他們獲得了副市長的支持和醫師公會的協助，取得了防疫必須的物資 -- 口罩，並由護理師公會直接分發給基層診所中的護理師們。

蕭理事長分享在疫情初期的挑戰，也提及了各方如何努力調解，並給予護理師適切的支援。在這場疫情中，每一個環節都牽動著無數人的命運，能夠防疫成功，是醫師、護理師、民眾齊心合力努力下的成果。

在過程中身為輔助角色的護理師，卻常常面臨許多困境。他們不像醫生一樣得直接面對病人，但他們待在醫院、診所的時間是最長的，而且遇到長照、行動困難的病患，甚至需要長時間零距離接觸。幸好在政府、公會不斷溝通的努力下，必要的防護物資慢慢到位，讓護理師也能安心照顧病人。

護理師的掙扎：
從疫苗選擇到接種困境

解決了口罩、防護衣等物資問題後，疫苗的問題成為了大家討論的焦點。一開始只有 AZ 疫苗，選擇並不多；後來在莫德納疫苗開打後，有婦產科醫學會建議懷孕女性優先接種莫德納疫苗，護理師公會的會員多為女性，因此很多人也尋求公會的幫忙以獲得資源。

雖然公會努力協助，但中間也經歷了不少的困難。當時需要進行的造冊工作尤其令人頭痛，很多資料需要核實，而且時間非常緊迫。護理師公會在造冊時也遇到許多問題，像是難以聯絡到人、無法確定注射時間等等。

對於那些懷孕的護理師，接種疫苗的問題尤為複雜。在婦產科建議後，很多人希望接種莫德納疫苗，公會也只能提醒大家要參考政策的宣布，把握時機上網預約。錯過了，就只能等待下一批疫苗。

護理學校教師與離退護理師投身
前線支援

在這段困難的時間裡，臺北市政府和護理師公會緊密合作，共同應對防疫的重要工作。當防疫旅館政策剛推出，很多旅館宣稱自己為「防疫旅館」，但事實上他們在消毒和防護措施上並不完善。那時，由於大家對防疫動線不甚了解，且衛生局手頭繁忙，人力資源又有限，公會便動員了退休或離職的護理師組成專家團隊，進行防疫旅館的巡視，協助他們糾正相關的防疫程序。

這樣的舉動，不僅為當地政府分擔了不少壓力，也得到了廣大社會的肯定。更令人感動的是，除了為政府提供協助外，這些退休或離職的護理師還扮演了「關懷天使」的角色，為那些因確診而隔離的會員提供心靈上的支持。

後來，當 Omicron 疫情猖獗時，許多護理人員確診隔離，使得醫院的護理人力不足。對此情況，護理師公會即時做了緊急的應變。護理師公會發起一項活動，邀請護理學校的老師協助打疫苗。結果短短的幾週之內，就有 48 名教師響應，其中甚至有來自疫情較緩的南部地區的老師，表示願意上前線協助。在進行簡短的行前教育後，總共協助了 15 場次的疫苗注射活動，緩解護理師人力因確診造成的短缺壓力。

疫情下的隱形戰場

但是，疫情的衝擊不止於此。疫情時期，許多基層診所由於業務量銳減、甚至停業，導致員工面臨無薪或扣薪的情況。對此，護理師公會進行了基層會員的訪視，發現許多護理師在疫情期間遇到了經濟上的困難。尤其

是前期物資跟疫苗短缺的時候，就算診所沒有減班，部分護理師會因為擔心將病菌帶回家、影響到家中的老人和小孩，自動減班、離職；也有剛好在懷孕期間、擔心保護力不足的護理師，只能選擇離職待在家中。為此，護理師公會認為未來在面臨這種公共危機時，應該對資源分配、疫苗接種和防疫措施進行更加合理的安排。

另外，當政策突然改變，例如「一室多人」的方針調整時，確實帶來了很多挑戰。原本的隔離政策從一人一室變成一室多人時，許多護理師在面對病房中的多樣狀況，如患者突發的精神疾患，或是其他特殊需求時，感到手足無措。這其中，護理師的角色被拉伸到了極限，人手不足的問題更為突出。

最後，蕭理事長還提到了醫護人員在面臨疫情時的心理壓力，長時間的面對病患，不管是工作上的壓力、染疫的擔憂、經濟上的潛在風險，都造成護理師人員不小的壓力。對於該如何協助護理師釋放這些壓力，除了離退護理師的經驗分享跟關懷，未來或許可以考慮聯合諮商心理師等專業團體來協助他們。

疫情的壓力下，有許多事情看似不合理，但大家都在努力克服。過多的訊息導致了混亂跟難以吸收，也出現很多解讀不一致的情況，但不管是政府、公會、護理師、民眾，每個人都在為了打贏防疫戰爭而努力。

從 SARS 到 COVID-19：
臺灣醫護人員的專業堅持

在醫療的前線，護理人員每日的努力與辛勞往往隱藏在背後，成為了他們默默的奉獻。在疫情期間，很多人只關注大型醫院的第一線工作，但其實不同領域護理師，都是該領域的第一線，像學校護理師要面對學童、家長、校方，職業護理師也是該機構的第一線；他們努力付出，但所獲資源不足，也是不容忽視的。

蕭理事長回想起 SARS 疫情，以及 17 年後的 COVID-19，認為臺灣的醫護人員都展現了他們的專業和堅持，以及面對困難時候的韌性。他們之所以能夠如此訓練有素的面對，是因為臺灣在 SARS 後每年都有感控查核和相關的演練，讓我們知道如何面對這類大型疾病爆發。

蕭理事長也提到，診所在這次疫情中扮演了很重要的角色，不僅幫忙打疫苗，還協助進行 PCR 檢測。對於診所跟基層護理人員所做的貢獻，他認為未來應該有相對的防疫獎勵。

最後，他希望這次的經驗可以被記錄下來，成為未來面對疫情時的參考指引，雖然都希望不要再發生，但也必須做好充分的準備。

疫情趨緩的回顧——送藥到宅及 COVID-19 口服抗病毒藥物調劑分配機制

張文靜 ｜ 臺北市藥師公會 顧問／前臺北市藥師公會 理事長

2020 年初新冠疫情開始在世界各地散布，在疫情瞬息萬變的當下，政府決策每天在變，藥師團體堅定守護社區民眾的防疫立場不變。從初期的「口罩實名制」開始藥師無役不與，再來是「防疫酒精配送及販售」、「協助民眾疫苗登記及解惑」、「實名制快篩試劑」、「PCR 篩檢站配合給藥及衛教」、「隔離病人送藥到宅」、「口服抗病毒藥物的調劑衛教」，三年疫情讓藥師團體全體總動員，不管是在醫院端、診所端以及最貼近民眾的社區藥局端，所有的執業藥師為了能讓民眾在疫情期間能夠安全用藥、正確用藥付出強大的心力。

當 2021 年 11 月開始 Omicron 變異株（B.1.1.529）於南非發現，潛伏期短，傳染力強，輕症居多。而臺灣也開始隨著確診人數持續增加，配合疫情指揮中心輕症在宅照護政策，2022 年 4 月藥局也開始提供確診隔離病患送藥到府服務，同時間政府也同步籌劃讓確診民眾能快速領取抗病毒藥 Paxlovid。全臺設立核心藥局及衛星藥局配合所有醫療院所抗病毒藥 Paxlovid 的發放，在六千多家健保社區藥局有超過一千八百家投入送藥行列，在臺北市 12 行政區內就有 4 家核心藥局及 24 家衛星藥局加上送藥到府的藥局總共約 200 家藥局成立群組。

藥師身兼快遞員：深夜送藥到府

藥師群組裡都在討論送藥送到好晚，很多藥師是下班才開車去送藥，更多是騎摩托車，也有人騎電動腳踏車，更有藥師是撥 55688 叫計程車。藥師出發送藥前，身上必備酒精、手套、手機、錢包、藥品及送藥地址和聯絡電話。當時正值梅雨季節，更是需要將藥包用能分解的透明塑膠包裹密合好，一戶一戶依照先後順序送到隔離病患府上，到了社區需要先找到門牌號碼，按照規定，用手機對準門牌地址、藥包，以及藥師的臉自拍。若藥師手滑，手機掉到水泥地上，都要慶幸好在手機沒摔壞，要不然這趟送藥就白送了。

例如像陽明山或文山區靠山區域有許多爬坡路段，對於藥師來講辨識方向能力受到嚴重

考驗。另外還有舊公寓四樓或五樓加蓋的住屋，考驗著藥師的體力。甚至雙拼公寓也常送到左右混亂，都需要藥師到樓下後，再用手機確認隔離病患是否確實拿到藥，才能安心離開。

也有藥師反映送藥出發前已先電話聯絡，確定電話無誤才出發，到了隔離病患家門口，藥師把藥包放正、拍照，連打了六通電話，始終沒人接，但是有聽見裡面一位女士正大聲地唱著卡拉ＯＫ，因藥師趕著送藥給另外兩位染疫者，計程車司機還在等於是決定再找時間聯絡，藥師還未回到藥局，民眾已經電話投訴到公會了，民眾口氣很差的抱怨都兩個小時了還未收到藥，待公會連繫藥師才知「兩小時前，藥已放在民眾家門外了，也請民眾確認手機是否有六通未接電話。」然而民眾連聲謝謝都沒有直接掛電話。

公會組織「藥師天使隊」：創新全方位藥物支援

此時處方箋來源很多，最多是從市立聯合醫院開出，由藥師公會發布至群組協助媒合，藥局就近當區處理。第二多的是大型醫院，北榮、振興、新光紛紛跟公會連繫需要公會協助媒合，當時公會便製作簡易流程圖表附在公文行至各大醫院藥局供參。第三多則是衛生局轉介或是民眾自行連絡公會。送藥

需求者時多時少，若有未能得到分配的處方箋、沒有藥局能送的處方，也有藥局自告奮勇願意全包。

2022 年 4 月 30 日臺北市政府決定成立 PCR 車來速大型篩檢站，副市長黃珊珊會議中即電話與我溝通，希望取得公會及藥師的支援，二話不說立即與市聯醫黃遵誠副總院長及蘇柏名藥師研議可行辦法，未免讓有症狀民眾多跑一趟或另外領藥，便由醫師現場開立簡易症狀處方，藥師針對「PCR 篩檢站配合給藥及衛教」，公會也出面組織「藥師天使隊」，由各執業藥師報備支援。

個人也在北士科 PCR 篩檢站第一天成立時到現場支援並確認流程無誤。一直到 6 月 8 日要結束北士科 PCR 篩檢站業務，才有機會跟各領域醫事人員談及一個多月來的共患難，很多領域的醫事人員都稱讚藥師可以到第一線與所有第一線人員一起奮鬥，而不是被關在小空間做著調劑及衛教的業務，特別能感受到醫事人員團結一致完成防疫這個艱難的任務。

正確藥物衛教的重要性：藥物交互反應警示

到了民眾快篩陽性可透過遠距醫療看診時期，醫師經通訊看診開立處方箋後，由親友

代領或請藥師協助送藥到府,並拍照、電話聯絡當事者,以通訊方式用藥指導與衛教,不會直接和確診者接觸。若是領取第二、三次慢性病處方箋,將健保卡及處方箋拍照後,可決定由親友代領藥品或由藥師送藥到府,再以通訊方式指導如何使用藥品。另外藥師也會提供民眾居家照護期間常備六大類藥品,包括解熱止痛藥(乙醯胺酚)、止鼻水藥(抗組織胺)、止咳化痰藥、腸胃藥、電解質補充劑和維生素 B、C 等品項,提醒大家居家照護期間若有藥品需求,也可由健保藥局藥師親自送藥到府。

臺灣核准使用於治療 COVID-19 的口服抗病毒藥品有兩款 —— Paxlovid 及 Molnupiravir。僅 Paxlovid 由社區藥局調劑發藥,Molnupiravir 則需要由責任醫院給藥,消息剛開始期間相當多的診所醫師或藥師不清楚規則,臺北市藥師公會——協助會員克服,期間也有遭遇民眾、醫師的不諒解,但是還是耐著性子解釋及處理,當抗病毒藥的處方一張接著一張四面八方而來,一盒兩萬多元的抗病毒藥,為了物盡其用,衛教實在不可少。由於口服抗病毒藥物 Paxlovid 與相當多藥物有發生交互作用之可能,包含心血管疾病用藥、抗癲癇用藥、C 肝用藥等。健保署已公告十大類藥品禁止同時服用,以及卅五類可能產生交互作用之藥物,再加上

該藥物僅通過 EUA,尚不適用藥害救濟,故在服用前,藥師審核處方考慮的衛教也變得落落長,更不用提此時中醫師也在疫情期間開立大量的「清冠一號」處方,由於通訊看診相當便利,粗估約有 6~7 成確診民眾中西醫都看診,造成藥師衛教上需要花費 20~30 分鐘才能完成一個衛教,而因需要注意事項非常多,因此每家發放抗病毒藥物的藥局電話都響不停,更有部分醫師將核心藥局電話當成醫師專屬諮詢電話,變成核心藥局藥師需要肩負教育醫事人員的重擔。

新冠肺炎期間,社區健保藥局除日常繁忙的業務外,藥局配合政府防疫代售快篩試劑、居隔者送藥到府服務,又有提供新冠肺炎抗病毒藥物 Paxlovid 調劑,為的是堅持守護民眾健康,全國六千多家健保社區藥局在疫情期間最重要的表現是全體藥師一致的在防疫公衛的付出,更重要的是在疫情期間跟所有醫事團體一起讓臺灣的防疫成為世界第一,甚至讓政府能夠喊出 「Taiwan can help」做出色的國民外交,也藉此身為藥師我要表達很榮幸可以跟大家一起奮鬥,一起為民眾的健康福祉努力!

給藥要給得快，也要給的精準

洪德仁 ｜ 台北市醫師公會常務理事暨 COVID-19 緊急醫療防疫應變小組 召集人／洪耳鼻喉科診所 院長

▌前言

2022 年 4 月，大家發現 Omicron 病毒不是這麼的溫馴，還是會有中重症的發生，一旦確診總數暴增，即使是 0.25% 的中重症發生率，也會讓中重症總數暴增。特別是中重症或死亡的族群，大多是具有多重慢性病或失能的老人家，截至 5 月 27 日，發生重症 1,058 例中，60 歲以上老人家達 884 例（84.6%）。指揮中心指出 2022 年 5 月 28 日死亡 127 人，死亡人數累計 1,058 例，分析 1 月至 5 月 26 日，發病 3 天死亡占比為 47%，發病 4 到 7 天內死亡占 28%，超過 7 天占 25%。

3 天內死亡的案例高達 47%，會不會是因為「投藥速度慢」而導致死亡？專家認為，這些患者很可能因為來不及用藥而死亡。中央疫情指揮中心統計抗病毒口服藥單日給藥率從 5 月 12 日的 1.7%，27 日提升至 8.1%，單日口服抗病毒藥物給藥率還是太低，學者建議至少應達 15%。

投藥速度慢，是因為缺藥，還是給藥的機制出了問題？我們姑且相信中央疫情指揮中心告訴我們：沒有缺藥的問題，那問題就是出在配藥、給藥卡住了，也就是抗病毒藥物的配發機制出了問題。

▌臺灣只有 57 家核心藥局能夠給藥

2022 年 4 月時，疫情已經嚴重，除了大型醫院有配備藥物有 Paxlovid 及 Molnupiravir 之外，不知道哪一位天才設計出核心藥局管理、配發口服抗病毒藥物 Paxlovid 的辦法，全臺灣只有 57 家核心藥局配發所有診所所需的藥物，都要讓確診者家屬，四處打聽哪裡有藥，還要天南地北、舟車勞頓，到這 57 家核心藥局領取 Paxlovid；後來雖然弄出衛星藥局的名堂，也大概每 1 個鄉鎮區，有 2 家藥局可以領藥。以臺北市為例，250 萬人口，一直都是這一波疫情的熱區，每天確診者動輒上萬人，只有兩家核心藥局，分別在松山、士林區，讓確診者家屬折騰不已；後來即使增加衛星藥局，全臺北市也只不過 20 來家藥局可以領到 Paxlovid。至於 Molnupiravir 更是麻煩，確診者只能到縣市政府指定的 1、2 家醫院領藥，領藥前還要再三確認，需要配合上班時間並事先約定。

所以在 5 月初前，每天開立口服抗病毒藥物都在 200 人上下，明明知道兩種口服抗病毒藥物，不管 Paxlovid 或 Molnupiravir，都是需要在發病或確診 5 天內使用，才能發揮最大的功能，這時候大多是輕症或無症狀，就必須仰賴醫師進行風險評估，適時、果斷的給藥，而不是等到有明顯嚴重症狀時，才給予藥物，也就徒勞無功，不只錯失治療的黃金時間，更造成發病 3 天死亡占比高達 47% 的慘痛結果。

診所直接投藥

全國各地縣市醫師公會理事長及幹部們和醫師公會全國聯合會從 4 月一直向中央反映，及早給藥、方便拿藥，把口服抗病毒藥物比照流行性感冒快篩和給藥，直接由診所進行快篩判讀，符合風險因子的確診者，評估其腎臟（eGFR)、相關疾病、藥物交叉作用及副作用，盡速投藥。

5 月 15 日以後，中央終於同意口服抗病毒藥物得配發到所有醫療院所，花蓮縣、基隆市等地方政府，首先將藥物配發到診所，方便確診者取得藥物；而後，其他縣市陸續跟進，以臺北市而言，5 月 26 日開始，259 家提供居家照護診所、安養機構認養主責診所、居家醫療診所都可以配發 Paxlovid 藥物，直接給藥。至於 Molnupiravir，市政府和台北市醫師公會合作，在每一個行政區安

排一家核心診所備藥，該行政區內診所直接到核心診所領藥，方便了許多。5 月 27 日，每天開立口服抗病毒藥物提升到 11,417 人份，每日投藥率大約 8%，國內學者像黃立民教授建議 15% 更理想。

臺灣從 2022 年 4 月底開始，一直持續到 2023 年 7 月，全國確診人數已經超過 1,000 萬人，由診所藉由通訊診療，直接給以居家個案快篩陽性判定，馬上給予法定傳染性疾病的通報、症狀治療投藥、高風險個案口服抗病毒藥物的治療等，絕大多數的個案能夠安心留在家裡療養和追蹤，保存醫療量能，讓我們安然度過這一波嚴峻的疫情。特別是老人家是高風險、高重症率、高死亡率的族群，老人家精準的投藥，即使是多重慢性病和機構院民需要鼻胃管管灌 Molnupiravir 投藥，更是重中之重。

快篩判定、居家照護診所備有口服抗病毒藥物，經醫師判斷，直接投予口服抗病毒藥物及症狀治療藥物，這種盡速在發病或確診 5 天內投藥的一條龍快速精準投藥方式，讓臺灣安然度過這一次疫情風暴，居功厥偉。

（原文發表於思想坦克，2022 年 5 月 30 日，洪德仁：給藥要給得快也要給的精準 – 思想坦克 | Voicettank。經修改）

3 -5 基層診所聯手協助保存醫療量能——核心診所成立及抗病毒藥物配發點滴回顧

嚴敏心 | 嚴敏心耳鼻喉科診所 院長

COVID-19 是 2019 年底於中國武漢發生的新型傳染疾病，蔓延到韓國、義大利、伊朗與世界各地，截至 2020 年 3 月 22 日為止，全球累積 297,207 例確診病例，分布於 165 個國家及地區，有 12,790 例死亡；其中中國累積確診為 81,054 例，3,261 例死亡，疫情的嚴峻超乎 SARS。在 2020 年 1 月 15 日，疾管署將其列入「第五類法定傳染病」並同時成立中央流行疫情指揮中心。臺灣在疫情初期控制不錯，但是自 2021 年四月底至五月初，受到讚譽的臺灣「防疫神話」在短短數周之間破滅，本土感染擴大；2021 年 5 月 15 日，臺北市、新北市進入第三級警戒，其中歷經疫苗、防疫物資短缺，到處人心惶惶，此時最急迫重要的是在面臨不斷攀升的感染人數，要如何有效控制疫情，避免中重症病患的大量增加，減低醫院負荷量，保留醫療量能給需要的人，這是刻不容緩急需處理的問題。

在本土感染爆發初期，COVID-19 口服抗病毒用藥，不管是 Paxlovid、Molnupiravir，都只有醫院才有配存，後來 Paxlovid 逐漸開放到核心藥局及基層診所也有配發。2022 年 5 月，台北市政府首例成立台北 12 個行政區核心診所，配置存放 Molnupiravir，讓民眾除了就近可以取得「Paxlovid」外，也可取得「Molnupiravir」，不一定要回到醫院才能接受治療，也因核心診所就可以提供鄰近診所取得「Molnupiravir」交付病人治療。所以在抗疫期間，核心診所提供開藥及發放服務，應有助於提供患者早期治療選擇，減少病毒傳播的機會。這種措施降低 COVID-19 感染後的嚴重程度，有助疫情控制。同時確保診所遵循相關的醫療指引和法規，藥物的合理使用和監測病患狀況。

挑戰與奮鬥：從政策急轉彎到基層醫療的抗疫之路

剛參與這份工作時，真的有點趕鴨子上架的感覺。當時很多政策一日數變，滾動式調整，行政規定每日都在變動，不管是醫令的開立方式、開立條件、配發條件不斷修定，幾乎中午午休時間都耗在線上會議，除了要去認識熟讀 Paxlovid 及 Molnupiravir 這兩種新藥相關資訊，也要熟悉中央對這兩種藥物的規定及其他法規；當時除了門診工作，還有視訊看診、居家照護等等，每家基層診所已經忙得人仰馬翻。

從 2021 年 5 月至 2023 年 5 月 1 日，中央將「嚴重特殊傳染性肺炎 (COVID-19)」調整為第四類傳染病，不知不覺也過了兩年，以為

可以喘口氣，沒想到接踵而來還有對於醫療院所在疫情之努力，要進行核刪、抽審。不僅要逐一核對抗病毒用藥上傳紀錄是否和 IC 卡上傳有無誤差及訂正，還要求院所去提供過去和病患 Line 的逐筆對話紀錄或通話紀錄，及其他文件資料以供自清。龐大的行政工作，唯擁有強大行政支持的醫療團隊院所，能盡力去爭取，沒有那麼多人力可以去做這樣的行政工作的院所，只好讓中央抹殺核刪。雖然一路走來，冷暖自知，唯有大家曾在這防疫過程中一同付出的熱忱與愛，是不容抹煞。

我們主要協助地區診所可以取得 Molnupiravir，讓基層診所能夠開立藥物給予病人。剛接到這份工作時，有些診所希望我們能夠配合他們的營運時間，以迎合他們的診所運作；也有期望我們一次可以多給幾瓶 Molnupiravir，以減少他們前來我們診所提領的麻煩。其實每一瓶 Molnupiravir 的發放，我們診所都必須上傳至中央，核對數量，保管所有切結書以供審查，並派人前往昆明院區領取藥物。甚至在疫情趨緩後，核心診所仍需比對診所端上傳的 Molnupiravir 數量與中央紀錄的差異。站在不同的立場，都有不同的擔負和責任。感激同區的院所在不斷的溝通磨合中能夠互相包容體諒。

▊ 溝通的藝術：高危病患視訊門診下的有效資訊傳遞

隨著抗病毒藥物的開立及發放，有時候也會遇到啞口無言的情況。我曾經遇過一位年紀 70 多歲的病人來門診看病，從包包中拿出一盒已經開封的 Paxlovid，算了一下裡面還有 20 多顆藥。問他是怎麼吃的，他說一天吃兩次，每次一粒。聽完之後，我反問他原本的藥局是否有說明如何使用，他說藥局只是給了他這一盒，叫他一天吃兩次，卻沒有說明詳細的用法。我只好告訴他正確的用法。他問說沒吃完的藥怎麼辦，因為他已經過了 10 天，吃也無濟於事。我建議他不用再繼續服用，反正已經康復。對於剩下的藥物，由於我們也不清楚他所服用的是 Nirmatrelvir 還是 Ritonavir，所以我們建議他停止服用。也有病人吃了三天後就覺得好了，便不想繼續服用。我們得勸導這些病人將藥物吃完。由於大多數高危病人年齡較大，與他們溝通是一門學問，尤其在視訊看診時，我們必須像在菜市場叫賣一樣，大聲且簡單明確！

我們也曾遇到診所已將病人通報收案的情況，他們不想前來提領 Molnupiravir，希望病人可以直接來我們診所只要開立 Molnupiravir。面對這種個案，站在病人的立場，我們可以通融一下。然而，若原本判定為確診的診所未上傳陽性通報，病人的雲端資料將一片空白。我們根本無法協助。我們的小姐打電話去該診所，希望他們能夠先上傳通報，但得到的回應是要等到「他們晚上下診才會上傳」。對於站在我們面前的家屬，我們必須說明我們所面臨的困境。還好病人的家屬能夠理解，願意幫忙。看到家屬在大雨中來回奔波，終於拿到 Molnupiravir，我內心感到千言萬語。事實上，若大家能夠有一定的默契，或許家屬與診所之間就不會有這麼多困難。

凡事都有兩面，這場疫情讓我們見證了病人的感謝之情，有些人特地帶著自己種的土產來表達謝意；有些人因及時轉診而控制了病情，雖然已經過了很久，但他們仍然健康地回來，表達了感謝之情。照護通訊軟體上的加油打氣，真正的快樂並不來自財富或榮譽，而是源自於我們所做的值得做的事情。

疫情下的團結與使命

在這段日子裡，核心診所大約每隔幾週會召開一次會議，針對我們在執行工作中遇到的問題進行互相討論。非常感謝邱泰源理事長、洪召委、衛生局的各位長官、醫師公會以及各位前輩長官，在每次大家遇到問題時都能在最短的時間內得以解決。也因為大家的共同努力，不管是長照機構確診個案還是高危病人的居家照護上傳回報，都能被妥善處理。

隨著交通的方便和氣候生態的改變，未來新的傳染病可能和過去大不相同。絕非以細菌感染為主，而可能是病毒的時代。對於未來疫情的控制，絕非僅靠醫院可以完全掌控。基層診所應被賦予重要的角色和地位，在傳染病的防控中發揮著關鍵的作用：

1. 早期警戒和監測：基層診所能夠迅速識別和監測新傳染病的病例，有助於及早發現和控制疫情。

2. 初步診斷和篩檢：基層診所可以進行初步的病情評估、診斷和篩檢，從而幫助區分可能的感染病例。

3. 社區教育和宣傳：基層診所可以向社區居民提供關於新傳染病的相關知識、預防方法和個人衛生指導，以提高大眾的防護意識。

4. 隔離和治療：對於輕度病例，基層診所可以提供隔離和基本治療，以減輕醫院的負擔，確保嚴重病例得到更好的醫療。

5. 病例報告和數據收集：基層診所能夠及時報告病例數據，有助於政府制定有效的防疫措施。

總之，基層診所在新傳染病的防控中具有關鍵的地位，其角色不僅僅局限於醫療，還包括社區宣傳、監測和教育等多個方面。

不管是醫院還是基層診所，身處一線的人員身上，除了承擔著被感染的風險，還有民眾對疫情的不明瞭恐懼，或對政策過度期待而轉向對醫護人員的過度要求。醫護人員本身也面臨著醫療工作沈重的壓力。作為醫護人員，我們也期待著我們的付出可以得到實質的肯定和鼓勵。然而，在前線作戰時，很難像「蒙娜麗莎微笑」一樣將作戰過程呈現得完美無缺。政府在防疫措施事後的評估和檢討，如果能夠全面客觀地進行，透明地溝通，了解核扣核刪和抽審的實施細節和原因，並綜合考慮疫情當下的狀況、資訊系統可能存在的瑕疵，以及行政規定在不同時空背景下的更動，或許可以降低事後行政抽審核刪所帶來的困擾，確保醫療服務的正常運作和質量。

有一首歌詞一直在我心中回響著：

There comes a time, When we heed a certain call, When the world must come together as one,⋯⋯And the truth, you know, love is all we need.

期待在未來面對不論是猴痘等新興傳染病，中央和醫療系統都能夠做出正確的抉擇。不受私利或權力影響，而是靠著你我共同創造美好的明天，拯救生命。

公布日與疾病嚴重度之 COVID-19 個案分析

公布日	嚴重度 中	嚴重度 重	總計
5月23日	14	4	18
5月24日	34	4	38
5月25日	27	17	44
5月26日		16	16
5月27日	26	14	40
5月28日		7	7
5月29日	47	19	66
5月30日	119	6	125
5月31日	5	11	16
6月1日	21	9	30
6月2日	28	11	39
6月3日	52	13	65
6月4日	44	15	59
6月5日	26	9	35
6月6日	29	12	41
6月7日	5	8	13
6月8日	24	4	28
6月9日	48	28	76
6月10日	42	9	51
6月11日	58	9	67
6月12日	42	15	57
6月13日	37	7	44
6月14日	6	10	16
6月15日	8	6	14
6月16日	35	9	44
6月17日	33	10	43
6月18日	13	8	21
6月19日	5	3	8
6月20日	5	1	6
6月21日	1	9	10
6月22日	13	7	20
6月23日	26	4	30
6月24日	34	5	39
6月25日	13	5	18
6月26日	17	9	26
6月27日	23	5	28
6月28日	1	2	3
6月29日	10	4	14
6月30日	5	8	13
7月1日	15	4	19
7月2日	25	3	28
7月3日	18	2	20
7月4日	2	2	4
7月5日		3	3
7月6日	17	8	25
7月7日	15	5	20
7月8日	23	10	33
7月9日	12	5	17
7月10日	18	7	25
7月11日	3	6	9
7月12日	2		2
7月13日	7	4	11
7月14日	17	6	23
7月15日	5	13	18
7月16日	6	6	12
7月17日	9	2	11
7月18日	5	1	6
7月19日	1		1
7月20日	15	1	16
7月21日	5	4	9
7月22日	25	9	34
7月23日	8	5	13
7月24日	11	5	16
7月25日	2		2
7月26日		2	2
7月27日	14	5	19
7月28日	9	9	18
7月29日	9	4	13
7月30日	23	6	29
7月31日	5	1	6
8月1日		3	3
8月2日	2	1	3
8月3日	11	4	15
8月4日	8	1	9
8月5日	6	1	7
8月6日	10	2	12
8月7日	10	5	15
8月8日	2	2	4
8月10日	8	3	11
8月11日	9	5	14
8月12日	13	4	17
8月14日	7	3	10
8月15日	1		1
8月22日	1	1	2
8月25日	3	5	8
8月27日	50	2	52
8月28日	8	2	10
9月1日	10	6	16
9月2日	15	2	17
9月3日	24	5	29
9月5日	1		1
9月6日	1	2	3
9月7日	9	4	13
9月8日	28	6	34
9月9日	12	4	16
9月10日	11		11
9月11日	5	1	6
9月13日		1	1
9月14日	14	7	21
9月15日	10	6	16
9月16日	14	6	20
9月19日	16	4	20
9月21日	12	3	15
9月22日	79	9	88
9月23日	18	2	20
9月24日	17	8	25
9月25日	22	8	30
9月26日	6	3	9
9月27日	3	4	7
9月28日	19	5	24
9月29日	37	7	44
9月30日	18	7	25
10月1日	16	5	21
10月5日	7	4	11
10月6日	21	7	28
總計	1,896	660	2,556

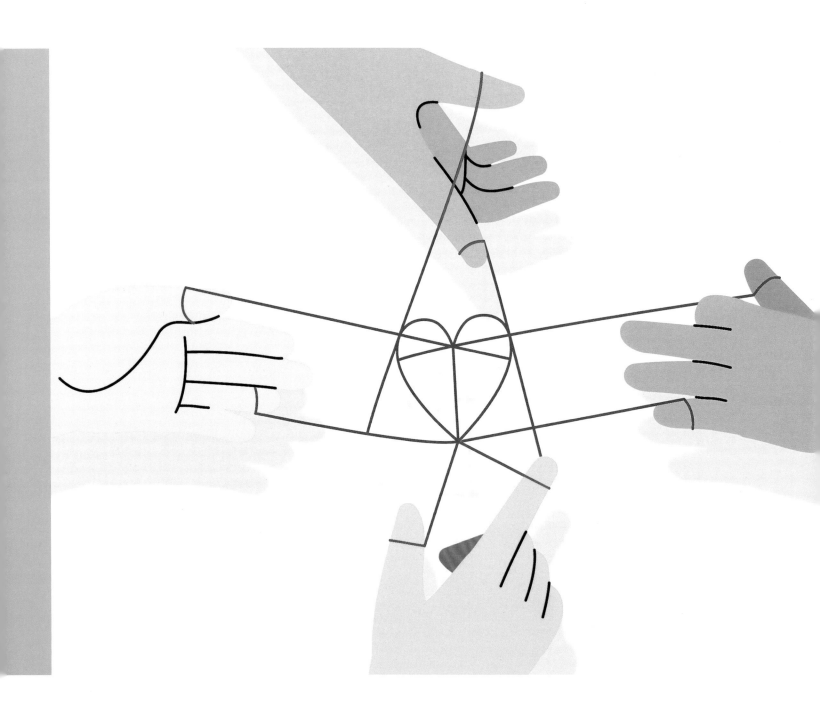

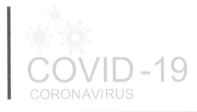

CORONAVIRUS

第 二 章

" 防疫物資
—調撥、捐贈與分配 "

防疫物資整備與配發甘苦談

洪德仁 | 台北市醫師公會常務理事暨 COVID-19 緊急醫療防疫應變小組 召集人／洪耳鼻喉科診所 院長

2019 年年底 COVID-19 疫情爆發，全國各醫療院所突然發現防疫戰備物資的短缺，嚴重影響醫療及防疫工作的進行。

2020 年 1 月，正是農曆過年期間，醫師公會全國聯合會及台北市醫師公會幹部積極搶購外科口罩，勉強應付開春後的門診需求。大家赫然驚覺到，各項防疫物資都是嚴重不足，包括：N95 口罩、外科口罩、醫療口罩、酒精、髮帽、護目鏡、隔離衣等等。當時我在日本度假，趕快在網上購物平台，購買了 1,000 份浴帽、100 件輕便型雨衣，做為緊急的使用。同時也向平日所熟識的醫材商，緊急購買 2,000 份外科口罩，以應付燃眉之急。

但是，很多診所醫師搶購不到防疫戰備物資，我身為醫師公會幹部，也擔任臺北市 COVID-19 醫療緊急應變小組召集委員，所以趕快向臺北市政府衛生局洽商物資的緊急調度。官員反而告訴我：依據傳染病防治法第 20 條「主管機關及醫療機構應充分儲備各項防治傳染病之藥品、器材及防護裝備。」醫療院所本來依法就要儲備相關防疫物資，事到臨頭，主管機關只能盡力調度。

診所醫師共同努力維護防疫物資供應

臺北市衛生局盤點市政府戰備物資，調度了一部分外科口罩、醫療口罩、全面罩、隔離衣等給予診所，爭取代購醫療酒精。這時候，相關防疫物資全部被中央疫情指揮中心徵購，廠商不得私自販賣給醫療院所，簡單講，所有防疫物資都仰賴中央疫情指揮中心配發到各地縣市政府衛生局，再由衛生局依照醫療院所執業醫師數字，請醫師公會配發給各診所醫師會員。有一些防疫物資還沒被列為戰備物資，但是需求恐急，我們就鼓勵醫師到五金店購買除草機使用的面罩，雖然笨重，但是還買的到。這時候，新北市醫師公會周慶明理事長告訴我，一家臺灣製的工廠生產全面罩，還可以訂貨，我就建請邱泰源理事長同意，購買了 12,000 個全面罩，送給全臺北市醫院、診所醫師各一個，剩下的部分送給日本醫師會，深化台日兩國友誼。

2020 年 2 月以後，醫師公會逐批通知診所前來公會領取防疫物資，舟車勞頓，非常辛苦。我就在防疫會議中，拜託及指派參與的基層委員，負責各該行政區診所防疫戰備物

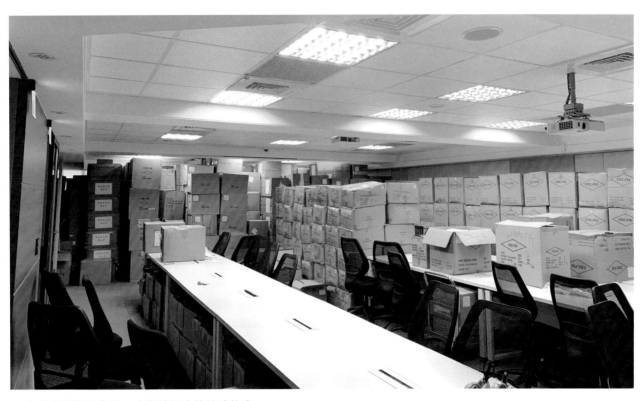

◉ 台北市醫師公會辦公室堆積如山的防疫物資

資的發放，臺北市共有 12 個行政區，扣除大安區仍然到公會領取，其他 11 個行政區各有一家診所成為防疫物資發送據點，讓診所醫師方便領取。

這 11 家診所都設立 LINE 群組，邀請轄區內診所醫師參加，方便訊息的流通，同時也發展出各自服務的模式及特色，例如：我的洪耳鼻喉科診所同仁非常認同這項有意義的服務，每次公會防疫物資送到的時候，她們都會盡快分工，4-5 人費時 3 小時進行分裝，然後把每個診所配發的物資放到塑膠袋裡，這群快樂的小蜜蜂把這袋防疫物資叫做「防疫福袋」，醫師前來提領，不用費心再逐一清

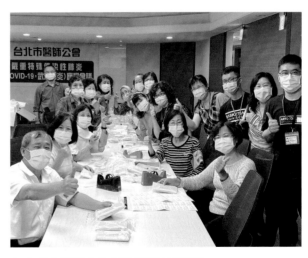

◉ 台北市醫師公會志工分發防疫物資

點各項物資，大家都感到非常方便。很多醫師在下一次領取物資的時候，除了道謝之外，常常會送飲料、甜點，甚至送花表示感謝。內湖區黃國欽醫師拜託藥廠業務代表幫忙送到各診所，讓大家更加的感動。當然，醫師公會會務人員和診所同仁辛苦萬分，搬運物資時都有扭傷或是不甚跌倒、尾椎骨折，也有配發壓力太大，需要到身心科診所就醫。

防疫物資配發的挑戰與反應

診所承擔物資配發壓力很大，當時大家開玩笑說「以前是戴口罩去搶錢，現在是捧著錢去搶口罩」，大家擔心診所內大批防疫物資，會引起歹徒覬覦，因此台北市醫師公會發函給警察局，將防疫物資配發站列為重點巡邏點，警察局劍及履及，隔天就設置巡邏箱，每天定時巡邏打卡。

除了仰賴政府防疫物資的配發之外，我們非常感謝耳鼻喉科同儕沈高輝醫師發起團購的 LINE 群組，適時提供沈將軍把關、認證的防疫物資，價錢優惠，品項多元，幾乎所有防疫物資都可以在沈將軍的 LINE 群組團購，讓大家深受其惠，銘感五中。

社會有心的團體感謝我們第一線醫療防疫人員的辛苦，自動的樂捐防疫物資，我們要感謝陳美齡理事的媒合，臺北逸仙扶輪社、仁愛扶輪社捐款，購買 3,000 個防護面罩，2020 年 4 月 7 日阮虔芷總監當選人、陳桂

北投區的「防疫福袋」影像實錄 ！

2020 年 2 月初接到台北市醫師公會通知，北投區內基層診所防疫物資，由洪耳鼻喉科診所代發，公會先傳了衛生局公告的請領原則以及北投區防疫物資請領清冊，北投區內大約 90-94 間診所 140-150 位醫師。

公會請貨運公司專車配送，北投區基層診所防疫物資（外科口罩、一般醫療口罩、N95、防護面罩等等），大約 10 大箱防疫物資，把會議室塞得滿滿的。發放物資第一天，動用 2-3 名以上的工作人員，一位核對資料、兩位工作人員負責拿防疫物資，小小的會議室大家手忙腳亂，會議室外頭還有一排等著領取防疫物資的診所，遇到醫師人數較多的診所，現場點發的時間又更冗長。

第一天領取結束後，大家覺得這樣發放的物資的方式不夠有效率，有同仁想到物資是根據醫師人數來計算，乾脆花點前置作業時間，把每一位醫師領取的防疫物資包成一包，領取現場只要

惠社長、胡昭安社友及社友們出席捐獻儀式，保護醫師安全。中華民國社區營造學會、職學國際青年發展中心、臺北北區扶輪社曹志仁社長及社友等團體，出錢出力，手做漢堡及茶飲、手寫親筆信，在不妨害醫療防疫工作下，前往十家醫療院所，傳達感激，給予辛苦的醫療防疫人員隔空擁抱，為英雄們集氣。詹前俊理事媒合長榮慈善基金會捐贈 PCR 採檢亭及大型戶外冷氣機，便利防疫工作的進行。

長久之際，診所還是要儲備適量的防疫物資，台北市醫師公會經過多次討論，某醫學中心願意提供倉儲的空間，又有恆溫恆濕的條件，但是面臨到物資進出的管理，需要專人及資訊系統的配搭，因此作罷。衛生局告訴我每家診所要儲備兩個月的防疫物資，也真的要恆溫恆濕的條件，這已經超出診所負荷的條件，我建議比照「防災公園」的概念，在社區公園挖掘地下空間，儲備民生用水、戰備糧食，以備不時之需。每一個行政區都有衛生所（健康服務中心），應該可擔負起社區診所戰備物資整備儲存中心，防疫物資由診所依醫師人數比例付款購買，儲存在衛生所，衛生所代管相關行政費用由政府編列專款支付，或許是一個長遠的戰備規劃。

（原文發表於臺灣耳鼻喉頭頸外科醫學會會刊，2021 年秋冬季號：43-45。2021 年）

陳佩研 | 台北市北投文化基金會健康促進組 組長

安排一位同仁核對診所與醫師人數就可以快速配發。

調整好打包與發放流程後，4-5 位同仁集體合作，花 2 個小時把區內每位醫師的防疫物資打包好，我們用手機縮時記錄分裝打包的過程，畫面看起來就像一群辛勤的小蜜蜂。防疫物資用紅色花袋包得方方正正，看起來像極了百貨公司周年慶的福袋，大家開玩笑得說應該稱呼為「防疫福袋」。

自此之後，每批防疫物資送達，我們馬上分裝打包，再到北投區防疫物資發送 LINE 群組，通知北投區內診所領取「防疫福袋」。北投區的診所非常喜歡「防疫福袋」的發送方式，還有診所代表領完防疫福袋，特地折回來送我們飲料、餅乾還有花，大家互相加油打氣，在忙碌的抗疫行動中備感溫馨。

縮時錄影 QR-Code

物資配發站——防疫第一線補給實錄

周裕清 | 台北市醫師公會 理事／健康 101 診所 院長

作為健康 101 診所的院長兼防疫醫師，在 COVID-19 疫情在中國武漢爆發的初期，我有幸擔任中正區基層診所防疫物資調撥與分配中心的負責人。這段時間，我們經歷了許多甘苦，但也深刻體會到防疫物資配發的重要性，以及這項工作對於保障民眾健康的意義。特地撰文將此珍貴的心得經驗留下紀錄。

背景：武漢肺炎於農曆新年期間爆發

2020 年農曆新年期間疫情在中國武漢爆發，1 月 23 日人口 1200 萬的大都市無預警宣布封城，當時我人還在日本，本想說過完農曆新年開診後再下訂一箱口罩應急，沒想到回國後平常的通路竟然連一盒都訂不到，口罩被列為防疫物資由中央控管，統一由疾病管制署委託地方衛生局和醫師公會發放，中央也宣布擴增口罩生產線。我在 2 月 3 日收到醫師公會 email，被告知「一家診所一位醫師可領取 13 個口罩」，幸好在日本旅遊期間隨手買了幾盒口罩，若原本沒有庫存，根本無法供應診所所有工作人員最基本的防疫需求，顯見疫情初期物資供應非常緊繃。

應變會議：台北市醫師公會召開 COVID-19 武漢肺炎

後來台北市醫師公會召開「COVID-19 武漢肺炎應變會議」（圖一），成立台北市十二區中央防疫物資領取院所，我擔任中正區防疫物資調撥與分配中心的負責人（圖二）。2020 年 2 月 24 日當時第三批和第四批防疫物資一家診所一位醫師可以領取共 140 片口罩和 3 個 N95 口罩。

防疫物資發放流程

物資發放的流程基本上是由中央先運送至各地方醫師公會，以台北市醫師公會為例，分十二區按照每家院所職登醫師造冊，派發前拍照（圖三）。派發至十二區據點院所後拍照（圖四）。其中最重要的名冊是物資發放的唯一依據，每筆物資都需要按照醫師公會統一造冊逐筆核對簽名發放，防疫視同作戰，馬虎不得。

每當物資發放的期間，診所除了正常看診人流，還需要請同仁發放物資給來領取物資的中正區診所代表（圖五），下診前每天核對

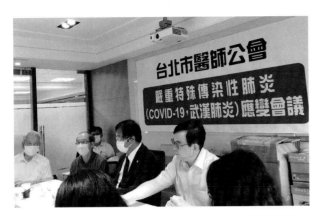

● 圖一 台北市醫師公會召開「COVID-19 武漢肺炎應
　變會議」

附件一 台北市十二區中央防疫物資領取院所據點一覽表
(109.2.21 更新)

➤注意事項：
　1.下列診所為義務協助發放，領取時若遇診所業務繁忙，請耐心等候。
　2.診所執業登記所在行政區＝口罩領取行政區。請配合各據點可領取時間前往據點領取，謝謝。

行政區	診所名稱	地 址	聯絡電話	醫師姓名	開放領取口罩時間 2/24(一)~2/26(三)
中正區	健康 101 診所	臺北市牯嶺街 97 號 1 樓	2364-5143	周裕清	2/24(一)~2/26(三) 週一、二下午：15:00~19:00 週三下午：17:00~19:00
大同區	羅源彰診所	臺北市長安西路 137 號 1 樓	2555-2500	羅源彰	2/24(一)~2/26(三) 早上 8:30~12:00 下午 15:00 - 18:00，夜間無法領。
中山區	周賢章耳鼻喉科診所	臺北市天祥路 26 號	2521-3101	周賢章	2/24(一)~2/26(三) 早上 9：00~12：00 下午 15：00~18：00 晚上 19：00~21：30
松山區	閎新耳鼻喉科皮膚科聯合診所	臺北市八德路 3 段 20 之 2 號 1 樓	2577-9898	黃國欽	2/24(一)~2/26(三)10:00~15:00 【如需其他時間領取請致電診所】
大安區	台北市醫師公會	臺北市信義路 2 段 74 號 6 樓	23510756		2/24(一)~2/26(三) 上班時間：9:00~17:00 捷運東門站 3 號出口
萬華區	劉漢宗小兒科診所	臺北市中華路 2 段 434 號	2303-9022	劉漢宗	2/24(一)~2/26(三) 上午：9:00-12:00 下午：15:00-18:00 晚上：18:30-21:00
信義區	林應然小兒科診所	臺北市福德街 75 號	2759-5328	林應然	2/24(一)~2/26(三) 早上 9：00~12：00 晚上 17：30-21：30
士林區	梁耳鼻喉科診所	臺北市社正路 12 之 1 號	2816-8456	楊瑰森	2/24(一)~2/26(三) 早上 9:30-12:00 下午 16:30-21:00
北投區	洪耳鼻喉科診所(北投文化基金會)	臺北市中央南路一段 45 號之 1	2891-7453	洪德仁	2/24(一)~2/26(三) 10：00-17:00，夜間無法領。 請從洪耳鼻喉科診所旁邊的川堂進去。進門後，請在大門左側，自行酒精洗手和量測額溫。
內湖區	馬思特診所	臺北市成功路 4 段 53 號 1 樓	2792-5994	王建人	2/24(一)~2/26(三)9:30-12:00 【若有需要可來電另約時段】
南港區	蔣小兒科診所	臺北市玉成街 166 巷 30 號 1 樓	2651-3761	蔣世世	2/24(一)~2/26(三) 早上 8:00~12:00 晚上 18:00-21:00
文山區	洪佑承小兒科診所	臺北市興隆路 4 段 64 之 2 號 1 樓	2936-4708	洪佑承	2/24(一)~2/26(三) 上午 9:00-12:00 下午 15:00-17:30 晚上 18:30-21:30

● 圖二 台北市十二區中央防疫物資領取院所

數量。每一批物資發放時間結束，沒發完的
物資也要連同名冊一起送回醫師公會。在疫
情最忙碌的時候，台北市醫師公會邱泰源理
事長蒞臨診所給予加油打氣，振奮人心士氣
（圖六）。

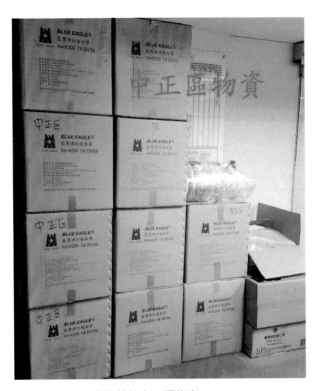

● 圖三 醫師公會堆放的中正區物資

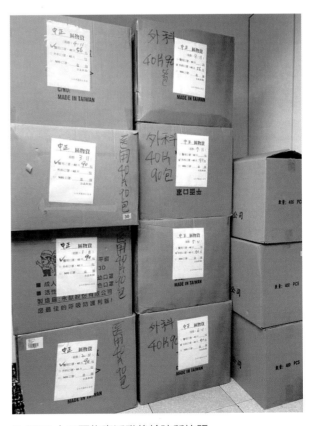

● 圖四 中正區物資派發後於院所拍照

▌防疫甘苦誰人知

疫情初期，全球對於 COVID-19 的了解和傳染病擴散的知識仍然非常有限，在缺少防疫物資、疫苗、有效治療藥物的情況下，這使得我們必須在資源有限的情況下應對這場危機。作為防疫醫師，我明白防疫物資的供應和分配對於控制疫情的關鍵作用。作為分配中心的負責人，我必須盡力確保行政區內各基層診所獲得足夠的防疫物資，以應對可能出現的病例。然而，這並非一個容易的任務。物資的需求龐大，而供應卻有限，我們必須面對著各種困難和挑戰。

首先，防疫物資供應的不穩定性讓我們感到壓力重重。在疫情初期，全球各地都面臨物資短缺的問題，包括口罩、防護衣、手套、醫療用 75% 酒精、各種消毒液、額溫槍等。除了醫師公會配發的口罩物資和公賣局的醫療用酒精，其餘的防疫物資仍須自己採購，我們仍必須與各種管道合作，尋找可靠的供應來源，同時保持防疫物資的庫存穩定，確保診所的醫護人員和防疫工作人員能夠獲得足夠的保護。

物資的分配是一個具有挑戰性的任務。每當公會配發 10 到 20 大箱的口罩和防疫物資，診所員工就要先逐一盤點，並用夾鏈袋先分裝，這是一個繁瑣的業務。同時在初次配發防疫物資的時候，建立中正區防疫群組 QR 碼，給來診所領取物資的同仁掃描入群，方便日後佈達最新防疫訊息。由於職登 5 位

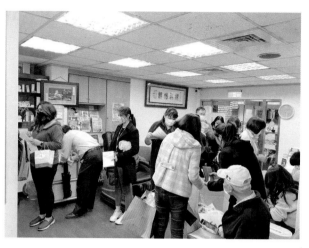

● 圖五 物資領用期間中正區診所代表排隊簽名領取

以上的中大型診所防疫物資數量龐大，發了 2 個月後臺北市十二區診所空間有限無法負荷。因此開會決議這些診所的防疫物資回歸到台北市醫師公會領取。

其次，診所人力的不穩定與短缺也是整個防疫期間的壓力與挑戰，每天都要面對隨時可能的新狀況。疫情爆發初期，看診的病患驟減，防疫相關的行政工作暴增，員工不停地請假照顧家人甚至離職，留下來的工作量就增加，非常辛苦忙碌。這就是疫情初期第一線的防疫實錄。

然而，在這些挑戰和困難之中，我們也感受到了許多甘甜的時刻。每當我們成功調撥到防疫物資並將其分配到急需要的診所，我們都能感受到工作的意義和價值。看到醫護人員和防疫工作人員穿上我們提供的防護裝備，安心地執行工作，我們內心都感到一份安慰和滿足。

▍團結合作，防疫成效有目共睹

這段經歷也讓我們更加意識到危機之下團結合作的重要性。在整個過程中，我們與其他基層診所、醫院、政府機構和社區組織緊密合作，共同應對這場疫情。這種團隊合作和支持讓我們能夠更好地應對困難，並取得了一些成就。

在經歷了這段時間的努力和奮鬥之後，我們的分配中心取得了一定的成果。雖然仍然面臨著許多挑戰，但我們成功確保了中正區基層診所的防疫物資供應，為民眾的健康安全做出了貢獻。這個過程中，我們也獲得了許多寶貴的經驗和教訓，對於未來的防疫工作具有重要的參考價值。

防疫是一個長期的工作，需要我們不斷學習和成長。疫情解除後，已經構建的物資配發體系，人員解散後仍可留下群組互通訊息。未來若再次面對類似的防疫情境，我們可進一步思考物資配發更有效率的方法，例如與外送平台配合，減少診所人員在疫情期間往來奔波，只為了拿數十片口罩。此外，編列足夠的防疫獎勵金預算，是提供防疫人員必要的支持力量。防疫是一個長期的工作，需要我們不斷學習和成長。讓我們攜手共進，共同守護我們的社區和國家免受疫情的威脅。

最後，我想特別感謝所有參與這次物資配發工作的團隊成員和合作夥伴，以及全體基層醫護人員的辛勤付出和無私奉獻。是你們的努力讓這次物資分配順利進行，為防疫工作提供了有力的支持。我們共同面對著這場挑戰，並通過協作和努力，共同守護著人民的健康與安全。我想向所有奮戰在防疫一線的醫護人員和防疫工作人員致以最崇高的敬意。你們的奉獻和努力使得我們能夠順利度過這場全球危機。讓我們繼續團結一心，共同面對未來可能的疫情和挑戰。

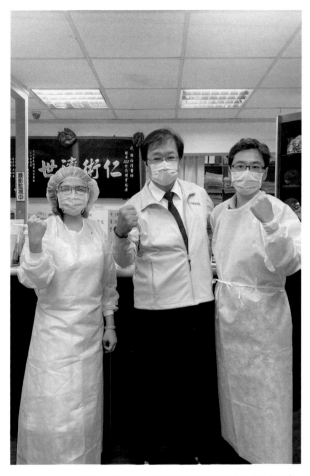

◉ 圖六 台北市醫師公會邱泰源理事長蒞臨診所加油打氣

③ 物資配發站——文山區第一線補給實錄

洪佑承 | 台北市醫師公會 理事／洪佑承小兒專科診所 院長

身為一位醫師，我對於 COVID-19 的感想總是充滿著深刻的情感與思考。這場全球性的疫情不僅改變了我們的生活方式，也深刻影響了醫療體系以及整個社會。

回想起 2020 年 1 月，當我帶著小孩前往馬爾地夫過農曆年的時候，並不知道這個世界即將面臨一場前所未有的挑戰。從桃園機場出發，在新加坡轉機前往馬爾地夫的途中，得知中國正在爆發一種流行性肺炎，讓我感到一股深深的不安。在去程的時候，一切還如往常平靜，但回程時，我看到機場中戴著口罩的旅客，飛機上充滿了擔心和緊張。

當疫情開始在臺灣蔓延，醫療體系和診所面臨著嚴峻的考驗。我們不僅要照顧患者，也需要保護自己和同仁的安全。然而，物資短缺卻成為另一個前所未有的問題，防護物資如口罩、防護衣等供應不足，讓我們感到焦慮和無助。

主動歸還多餘物資展現人性之美

幸運的是，臺北市衛生局委託醫師公會提供防疫物資給我們的診所，以供給其他文山區診所使用。這個舉動讓我們感受到社會的支持和關懷，同時也讓我們肩負起更大的責任。在發放物資的過程中，雖然遇到困難和壓力，但我們在共同的使命下，努力克服，確保防疫物資能夠準確地發放給需要的地方。

特別讓我感動的是，有一個診所主動聯繫我們歸還多發的口罩。這樣的舉動充分展現了人性的善良和合作精神，在這樣的緊急情況下，大家能夠保持良好的互助關係，彼此扶持。

反思經驗：提升物資供應效率，確保醫護人員無後顧之憂

防疫物資的發放一直是一個重要的課題，它關係著醫療體系的運作和前線人員的安全。從這次經驗中，我們可以反思如何更有效率地進行物資的分發，讓前線的醫護人員不再為後援補給而擔心。這需要政府、醫療機構、公共部門和民眾的共同參與，共同研究制定更完善的應對策略。

面對未來可能的疫情，我們必須更加準備，更加協作，以保護社會的健康和安全。這次的經歷讓我們更加明白，只有團結合作，才能在逆境中找到共同的力量，戰勝困難，走向更光明。

積極協助及分配傳遞，民間團體 團結抗疫踴躍捐贈的防疫物資

詹前俊 | 台北市醫師公會 理事 ／ 詹前俊小兒科診所 院長

回想 2020 年一月武漢肺炎 COVID-19 疫情爆發，一月底疫情指揮中心宣佈醫護人員及病人都要戴口罩，當時一月初，口罩就已經叫貨叫不到，診所的庫存的口罩只有幾盒。但許多的基層診所如身心科、皮膚科等科別，平時看診幾乎都沒有在戴口罩，幾乎也沒有口罩的存量，我有反映基層的困境給公會。

2020 年 1 月 29 日大年初五，我把診所開工的門診看完後，中午就到醫師公會開防疫緊急會議，部分會務人員還在春節休假都趕回來加班，得知當天下午邱理事長透過行政院的關係，緊急購入及時雨的 2 萬個醫用口罩，緊急發給臺北市所有的基層醫療院所來應急。臺北市衛生局也緊急釋出 10 萬戰備醫用口罩給臺北市的醫療單位，但初期並不包括診所，在台北市醫師公會爭取下，後續才提供給診所，公會並爭取由 CDC 長期提供各醫療院所的防疫物資。在各種防疫物資缺乏，如果有很少的量，也價格高昂，感謝邱理事長購買防疫面罩，提供醫療院所每位醫師和日本姐妹會醫師公會應急。

感謝許多熱心人士都想提供醫療單位防疫物資，感謝醫療單位防疫的辛苦。但在疫情期間，防疫物資是賣方的市場，即使有許多熱心人士想捐贈，防疫物資也不易購買到，不但價格高昂，而且常常缺貨，甚至有些是詐騙，錢匯過去了，說還在缺貨，就一直收不到貨。

張榮發基金會捐建負壓空調防疫採檢亭

2021 年 5 月臺北市萬華 DELTA COVID-19 病毒疫情再起，一位好朋友表示，她們跨國的佛教基金會在美國、印度和東南亞新冠病毒在先前疫情嚴重的時候，都提供了大量的捐款和捐贈醫療物資。自己的老家在臺北市，更想要幫忙新冠疫情重災區的臺北市醫療單位防疫的需求，趕緊聯絡詢問我，表示她們的基金會已經捐給了臺北市衛生局防疫捐款 10 萬元，詢問我知不知道臺北市的醫療單位，還有需要那些急需的項目。

考慮雙北的新冠病毒疫情嚴重，各醫院急診 PCR 採檢的量能增大，如果有個對醫療人員良好保護力有空調及正壓的防疫採檢亭，可以保護做 PCR 採檢的醫護人員，也不需要常常穿脫全套的防護衣，各個防疫的醫院應該會有很緊急的需要。考量到醫療單位醫療設備添購，仰賴醫院年度預算購買，即使能緊急編列，款項又不知何年何月才下來，才能夠購買，緩不濟急。我馬上詢問在工研院退休的小學同學，提供資訊，得知工研院研發的負壓空調防疫採檢亭有貨但要訂購，透過公會詢問到臺北市立聯合醫院有急需，馬上媒介該基金會和醫院透過台北市醫師公會聯絡，接洽了緊急捐贈一台負壓空調防疫採檢亭的事宜。

防疫視同作戰，作戰需要後援，需要隊友，2021 年五月中旬雙北疫情吃緊時，我們信義路上的好鄰居及好隊友——張榮發基金會相關人員在五月下旬透過醫師公會會服委員許文龍醫師，詢問醫界有無需要的協助，台北市醫師公會是否可以協助評估臺北市有甚麼需要急需的防疫項目，他們可以幫忙。由於才剛剛協助好朋友的基金會聯繫醫院捐贈防疫採檢亭，我馬上報告邱泰源理事長及新冠病毒緊急應變小組召集人洪德仁常務理事，詢問各個醫院的狀況，由有防疫需求的醫院和基金會相關人員直接討論申請，醫師公會

從旁協助諮詢，台北市醫師公會媒合有防疫需求的醫院和張榮發基金會聯絡來討論需求項目，若核准，醫院方可以馬上訂貨，裝置好即由張榮發基金會付款，共計 2021 年 6 月份就完成三座負壓空調採防疫檢亭給新光醫院，臺北馬偕紀念醫院及臺北國泰醫院，兩套移動式的隔離病房給臺北市立聯合醫院忠孝院區，一組防疫多功能組合屋給臺北臺安醫院等。

我們的神隊友——張榮發基金會盡速提供了四百多萬的經費捐款給臺北市以上疫情重災區的醫院使用，還包括增加捐贈了一個負壓空調防疫採檢亭給臺東馬偕醫院（臺北馬偕紀念醫院社服室和張榮發基金會洽談時，一併爭取）。

▍新冠疫苗施打困境：低殘留量針具解決方案

台北市醫師公會新冠病毒緊急應變小組自 2021 年 5 月就開始透過各種管道接觸針具的廠商，實際上一般規格 1cc 的針具市場都已經叫不到貨，尤其是要訂到大量的貨源，更困難。醫院因為平時有交易進貨紀錄還比較容易有機會優先供應，平常小量進貨的診所已經很不容易叫到一般規格 1cc 針具，更何況是低殘留量的 1cc 針具。

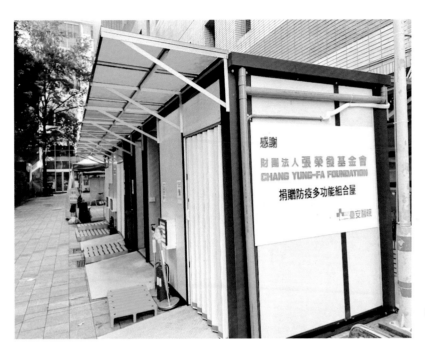

◉ 2021 年 7 月 臺北臺安醫院感謝張榮發
基金會捐贈的防疫多功能組合屋啟用

2021 年 5 月下旬，公會也很早就向張榮發基金會提到，六月份臺灣的新冠病毒疫苗即將要大量施打，基層診所對針具的需求很重要。並得知 CDC 因現貨市場已經無法購買到大量一般規格的 1cc 針具，只能配發一般規格 3cc 的針具，用一般規格 3cc 針具抽 0.5cc 量的疫苗確實不好使用，抽取十分不精準。如果能提供良好精密的 1cc 低殘留針具給幫忙新冠疫苗施打的醫療單位，容易精準抽取，並可有多的殘劑量（可多抽兩到三劑），有助於疫苗施打供應和疫情的控制。台北市醫師公會馬上提出了兩百萬的 1cc 低耗損針具費用的緊急預算需求，呈給張榮發基金會董事會審核。

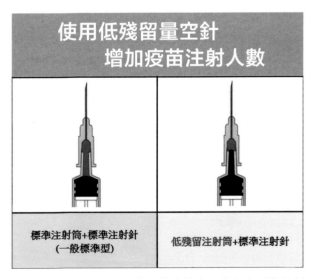

◉ 使用低殘留量空針，能額外多抽出百分之十到十五劑量的新冠病毒疫苗

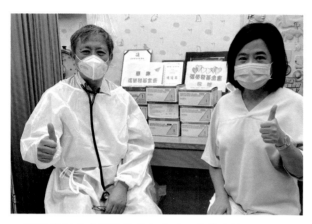

● 張榮發基金會鍾德美執行長訪視臺北市施打新冠疫苗的診所

2021 年 6 月中旬臺北市基層醫療院所及醫院開始施打新冠肺炎的疫苗，張榮發基金會先後加碼提供了總共近三百多萬經費，台北市醫師公會得以搶購 1cc 低殘留量針具（10+2 或 10+3）免費提供台北市醫師公會會員協助公費新冠肺炎疫苗注射診所及校園接種，增加不少殘劑量，造福許多苦苦等候疫苗的民眾、醫療人員同住家人和義工們等。臺北市 2021 年 6 月 15 日診所開始打 AZ 疫苗，公家發的 3cc 針具要抽 AZ 疫苗（6.5cc）每劑 0.5cc，護理師們要花時間和功夫，但使用 1cc 針具確實比 3cc 針具抽得輕鬆準確。

感謝張榮發基金會對於 1cc 低殘留量針具購買款項的預算，經張榮發基金會董事會的同意後，2021 年 6 月 18 日公會馬上緊急採購菲律賓空運來台 190 盒（每盒 100 支）1cc 一般規格針具，加上 6 月 24 日 207 盒（100 支）1cc 低殘留量 Terrumo 針具送到公會，

十分感謝公會的會務同仁來幫忙整理分發，馬上發給臺北市 190 家有簽約打公費新冠疫苗的診所施打新冠疫苗來使用。 2021 年 6 月 28 日，邱泰源理事長、洪德仁常務理事和我，在台北市醫師公會利用視訊會議和臺灣 Terrumo 公司的主管及經理開線上會議，會中希望該公司，能協助台北市醫師公會會員爭取針具貨源，並爭取低殘留 1cc 針具充分進口供應並優先提供給台北市醫師公會會員防疫注射時使用，並與供應商確認簽約。

2021 年 7 月起，醫療院所開始施打默德納疫苗。1cc 低耗損針具更重要，減少一般 1cc 針具針頭前有 0.9cc 的殘留，可提高 10% 到 15% 以上的殘劑量。醫療從業人員家屬及一些及急著出國，需要提前接種疫苗的受惠最多。2021 年 7 月 8 日公會利用基金會提供捐款有購入 630 盒（每盒 100 支）1cc 低殘留量 Terrumo 針具，感謝在基金會針具兩百萬元和日後追加預算的承諾下，奉邱泰源理事長指示，7 月 19 日公會和 Terrumo 公司簽下針具購買 1cc 低殘留量針具購貨的合約書（訂單），Terrumo 公司承諾對台北市醫師公會陸續優先供貨。有簽約，可免除一進口後，貨源可能全數被 CDC 徵用。期待中的 8 月、9 月、10 月針具貨源陸續到貨，公會發放 1cc 低殘留量 Terrumo 針具給參與協助公費新冠疫苗注射的 200 多家診所，平均每家診所前後可以拿到 10 幾盒，有些施打人數多的診所可以拿到快接近 20 盒左右

的 1cc 低殘留量的針具。好的 1cc 低殘留量針具可產生了不少（10% 到 15%）殘劑量，增加醫療資源，造福病人，及早施打，積極防疫。

無名的善行
——持續支持防疫努力

2021 年 8 月 18 日台北市醫師公會理監事會上致贈感謝狀感謝張榮發基金會等團體，並於 2021 年 11 月 6 日醫師節大會表揚防疫有功醫師，台北市醫師公會再次感謝致贈獎牌，感謝持續支持我們防疫作戰的神隊友好鄰居——張榮發基金會。張榮發基金會自始至終都很低調，婉謝所有媒體做相關的報導，行善不為人知，更加令人由衷的感佩。

感謝 2020 疫情初期，疾管署莊人祥副署長，臺北市衛生局歐佳齡專門委員提供不少防疫器材購買的資訊和廠商名單給醫師會員，但防疫物資的需求量大增，確實是賣方的市場。價格不斐又多缺貨，常常要等到遙遙無期。即使許多民間團體想捐贈防疫物資，也有行無市，平時有充裕的戰備防疫物資的儲備就很重要。但 2021 年 5 月疫情爆發，PCR 採檢量也大增，比起陽春式的穿戴整套隔離衣面罩手套徒手 PCR 採檢，採檢亭更能保護醫護人員和提高防疫篩檢的效率，但設備的費用也不便宜，感謝許多民間團體慷慨的捐贈。疫情期間，疫苗施打是防疫的重點，但針具大多由大陸等供應，因為臺灣生產的成本偏高，疫情期間需求量大增，全球搶貨，感謝針具供應商認同醫師公會是重

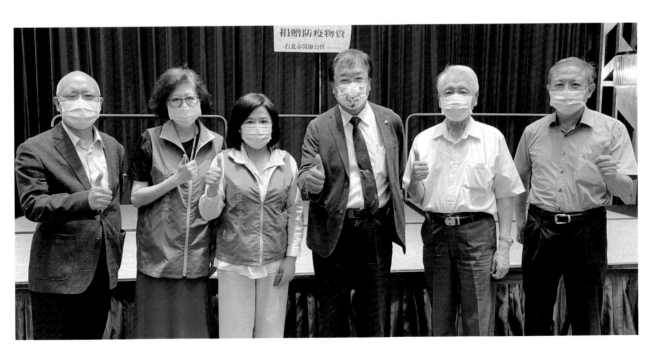

● 2021 年 8 月 18 日 台北市醫師公會理監事聯席會上致贈感謝狀感謝張榮發基金會

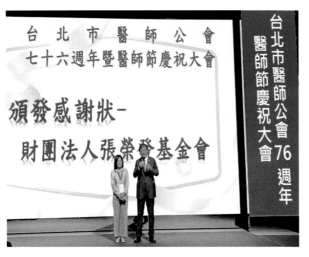

● 2021 年 11 月 6 日台北市醫師公會醫師節大會，邱泰源理事長再次致贈張榮發基金會鍾德美執行長感謝獎牌

要防疫的功能，願意優先提供給醫師公會發放公會醫生會員施打新冠病毒疫苗全民防疫使用。在增加貨源方面，也感謝 2021 年食藥署吳秀梅署長協助針具進口並提供台北市醫師公會資訊。

在與張榮發基金會詳細解釋低殘留量 1cc 針具，在全面施打新冠病毒疫苗緊急的需求，因為 CDC 提供的 3cc 一般針具抽取新冠病毒疫苗，無法產生額外殘劑量。感謝的是張榮發基金會馬上同意提供善款，由原來的 200 萬，一路追加到 300 多萬。臺灣在新冠病毒疫苗取得不易，能有低殘留量 1cc 針具，可以額外多抽出 10% 到 15% 以上的殘劑量，產生出無可比擬的價值。台北市醫師公會利用張榮發基金會提供的善款，馬上聯繫廠商，訂貨簽約，逐批購買幾十萬的低殘

留量 1cc 針具，也感謝診所的護理人員花了許多時間慢慢精準抽取，可以額外多抽出 10 萬多劑的新冠病毒疫苗，產生出一億多元的價值，由三百多萬針具的捐贈，達到三十多倍以上疫苗的產值，這些額外多抽出來的新冠病毒疫苗劑量，可以盡速滿足許多民眾希望盡早施打新冠病毒疫苗的需求，能及早產生出新冠病毒防疫免疫力，功德無量。

當 1cc 低耗損針具經由廠商盡速地送到醫師公會，感謝台北市醫師公會會務人員花費很多的時間來整理分包，有時會和衛生局提供口罩等防疫物資一起來發放給協助施打新冠病毒疫苗的診所。由於針具貨源不穩定，負責聯絡的我，常常需要詢問針具供應商們，聯絡張榮發基金會小姐和台北市醫師公會施玉琴總幹事及協調醫院院方，並向洪德仁召集人和邱泰源理事長報告，一有針具貨源的消息，就盡量爭取。因為常常需要用手機聯絡，也感謝家人和診所就診病人的等待與包容。中央疫情指揮中心兢兢業業每日舉行疫情記者會，每位醫療人員都盡力做好防疫業務。除門診業務和施打一般常規的疫苗，我們診所也盡量提供大量名額全力協助民眾施打新冠病毒疫苗，也利用沒有門診的空檔和診所的護理師，外出協助長照、精障機構及學校單位，和支援台北市醫師公會在慈濟內湖聯絡處設立的中型疫苗接種站，幫民眾施打新冠病毒疫苗。我個人能夠對全民防疫能有所幫忙也很高興；感謝捐贈和分發過程中

所有人員的協助，讓台北市醫師公會診所會員方面，盡快取得捐贈的精密低殘留量 1cc 針具，增加新冠病毒疫苗的殘劑量針數，以解民眾希望及早接種新冠病毒疫苗產生抗體來防疫的燃眉之急。

防疫協作模式：公會、政府和民間合作之道

新冠病毒緊急應變小組在洪德仁召集人，召開 27 次新冠病毒應變會議，10 次 COVID-19 疫苗接種（診所、長照日托機構、到宅、校園 BNT 接種）相關會議，多次協商防疫事宜。發送 25 次防疫提醒函及 4 次聲明稿給台北市醫師公會會員。表揚每年傑出防疫醫師。當民間團體詢問各醫院防疫需求，也由參加防疫會議各醫院院長、副院長評估各醫院需要情況，再由醫院院方指派負責窗口給張榮發基金會小姐聯絡審核再匯款，台北市醫師公會只是站在協助和評估防疫需求。民間團體如扶輪社贈送 N95 口罩，佛教基金會致贈防疫髮帽等，許多防疫設備，醫師公會都在學校施打新冠疫苗和支援內湖慈濟聯絡處開設中型接種站都有使用到。民間團體提供防疫資源，肯定醫師公會在防疫分配和防疫上的重要角色。以後可採此模式，發揮公會協調積極抗疫的功能。

新冠病毒疫情開始，台北市醫師公會賦稅小組 2020 年就與立法院財政立委陳情如高嘉瑜委員，向中央衛福部反映，並結合各醫療協會和全聯會等幹部們拜會許多友醫的立委爭取紓困款項。尤其是疫情嚴重全民戴口罩勤洗手保持社交距離，平常診治呼吸道感染的科別（耳鼻喉科、兒科等）醫療業務量遭腰斬或無法維持。2020 年已爭取，但 2021 年疫情持續，也再幫會員爭取 2022 年度。台北市醫師公會協助中央疫情指揮中心、疾管署及臺北市衛生局發放 85 批基層診所防疫物資（外科口罩、一般醫用口罩、Ｎ９５口罩及隔離衣）。爭取臺北市政府持續補助 2021 年、2022 年及 2023 年臺北市合約院所協助公費新冠疫苗接種業務費 100 元。財政部函示同意疫情期間，執行醫療業務相關收入免除所得稅項目：執行 COVID-19 疫苗注射費、加班費、篩檢收入、中央及地方政府發放疫苗獎金及特別預算收入，是對防疫人員的辛勞撫慰和肯定，十分感謝。

防疫要有子彈（防疫資訊透明、防疫會議整合、及早施打疫苗加上好用的針具、充分防疫物資，整合民間防疫資源等），也要有獎勵（稅務減免、獎勵補貼費用、精神鼓舞獎勵肯定），即使是在新冠疫情醫療的第一線，天天穿戴又熱又重防護設備，工作疲累，又冒著被感染的危險，所有的醫生和醫療單位都仍堅守崗位積極防疫。因為臺灣抗疫成功，維護國人健康生命安全，是醫療人員的天職。

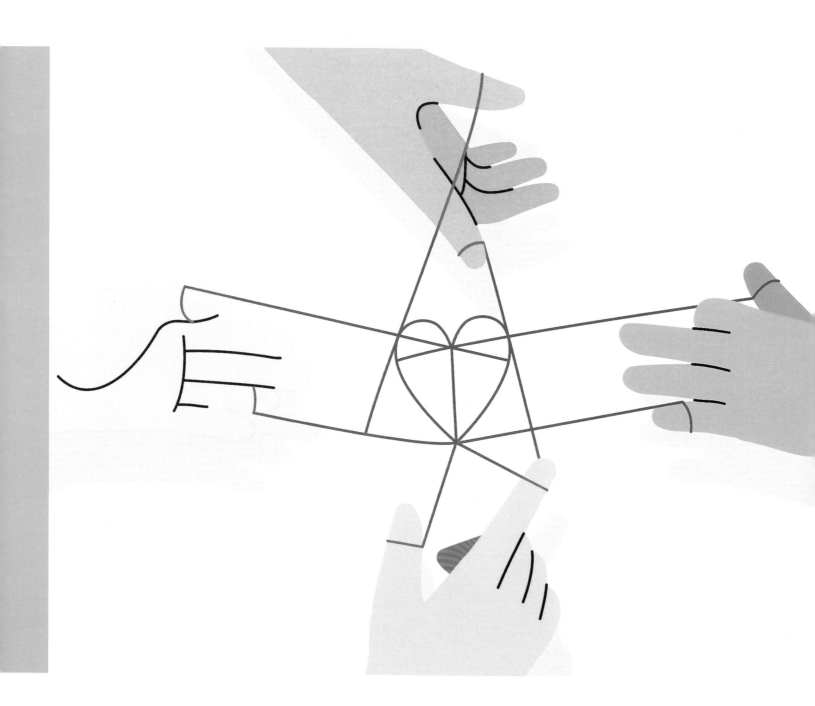

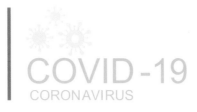

COVID-19
CORONAVIRUS

第 三 章

"COVID-19 疫苗接種服務 ——基層診所與 醫院間相互合作"

節次 1 診所疫苗接種門診

1-1 基層診所如何把疫苗打好打滿

洪德仁 | 台北市醫師公會常務理事暨 COVID-19 緊急醫療防疫應變小組 召集人／洪耳鼻喉科診所 院長

疫苗接種是 COVID-19 防治的重要策略，疫苗接種的覆蓋率越高，達到足夠的群體免疫，就能阻斷病毒的傳播鏈，民眾的健康就能得到更好的保障。COVID-19 疫苗到底可以在哪裡接種，哪裡才是最好的接種場域？有沒有需要其他配套的措施？這些都是值得我們省思和超前部署。

積極規劃 COVID-19 疫苗接種體系

臺灣有 2,300 萬同胞，COVID-19 疫苗至少需要接種 2 劑，要達成 6 到 7 成的群體免疫力，至少要有 1,500 萬名國民完成 2 劑的接種，也就是 3,000 劑次的接種量。歷年來，每年流行性感冒疫苗接種，公費加上自費大約 800 萬劑，其安全性較高，在醫療院所、學校、養護機構、社區，乃至於人多的百貨公司、超商、捷運站出口都可接種。

COVID-19 疫苗在國內外接種以來，不良作用較為明顯，因此接種後需要留觀 15-30 分鐘，以提供必要的觀察和急救，特別是高齡長輩接種後，若發生身體不適情況，會讓醫療防疫團隊和社會大眾更加重視接種的環境和動線，大概只能在醫療院所進行接種。

COVID-19 疫苗接種高達 3,000 萬劑，將是往年流感疫苗接種總量（800 萬劑）的 4 倍，工作量是無比的艱巨。COVID-19 疫苗中的 AZ 疫苗保存條件是 2-8℃，Moderna 疫苗需要在 -25 至 -15℃ 冷藏儲存，至於 2-8℃ 保存的效期有 30 天，2021 年 6 月 25 日台北市醫師公會召開第 19 屆第 14 次「新型冠狀病毒（COVID-19）緊急應變小組」會議，臺北市政府柯文哲市長同意開放診所可提供 AZ 疫苗及 Moderna 疫苗

給予符合公費接種對象施打，以減輕醫院量能的負擔。

臺北市提供疫苗接種的診所由 6 月 15 日第一梯次的 132 家，逐次增加，到 7 月 2 日的第 4 梯次接種，已經有 212 家診所參與。臺北市衛生局和台北市醫師公會合作規劃疫苗接種的課程，邀請更多有意願的診所醫師參與服務。依據市政府的統計，不同類型的醫療院所，診所的滿意度最高，接種的達成率高達 99 % 以上，也是最高，可見得診所有能力提供給民眾最便捷、可及性最高、最專業的疫苗接種服務。臺北市的診所能夠取得如此亮麗的疫苗接種成績，實際上得益於幾個跨領域整合的支持力量，這些力量對於疫苗接種提供了極為重要的基礎。

▋市政府公權力的介入

柯市長在防疫會議交流後，宣布為了鼓勵醫師參與疫苗接種，除了疾病管制署 100 元的接種費用、中央疫情指揮中心框列的 40 億獎勵金（每劑獎勵金迄今尚未確定），臺北市加碼，設籍臺北市長輩疫苗接種，每劑給予獎勵金 100 元。機構的疫苗接種給予一醫二護每小時 2,500 元的獎勵金，每節 3 小時為限。同時，在宅疫苗接種，每個醫護團隊接種 1 人，獎勵 1,900 元。臺大醫院吳明賢院長說：大軍未動，糧草先行。給予團隊適當的回饋，讓診所醫師勇於付出。

15 日診所疫苗開打前，市政府內部已經整合規劃，給予診所最大的支持和協助，要求區公所就近整合，172 個疫苗接種點啟動時，教育局負責 8 所學校、社會局負責 4 個點、民政局負責 132 個合約診所的關懷服務，包括：

1. 協助主動關懷問候。
2. 協助檢核施打者攜帶的文件。
3. 協助引導至施打區位或評估協助推輪椅至施打點。
4. 如等待人多眾多時，協助長輩按號碼順序排列並為長輩安排休憩空間。
5. 其他臨時交辦事項。

衛政體系疫苗調度和管理，民政體系每天支持 2 至 3 位里幹事和工作人員、區公所同仁前來關懷。警察大人每小時重點巡邏、負責人流、車流、安全維護。環保局人員每天早晚，前來環境清消，維護環境的清潔，加強垃圾清運，是非常重要的。里幹事和里長的協助更是重要，每節門診如果還有殘量的時候，就是里幹事和里長動員，在很短的時

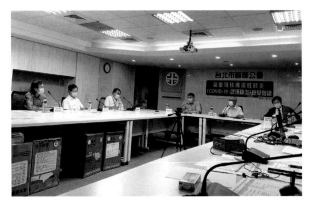

◉ 柯文哲市長率領政務官參加台北市醫師公會防疫會議。

間內，一定可以找得到適合接種序位條件民眾，趕來診所，讓每一瓶疫苗打好打滿。有這麼好的支持力量，讓我們診所團隊一定要用心，為我們長輩提供最優質、最柔軟的服務和衛生教育，確保大家的健康。

以洪耳鼻喉科診所為例，臺北市政府安排警官、民政局里幹事、社區志工、里長協助幫忙，維持次序，我們利用診所前的走廊做為掛號排隊空間，診所旁穿堂作為掛號的地方，依照臺北市疫苗預約平台登入的名單，確認、做好文書表單，依序進入診所健保卡讀卡，醫師診療、護理師接種，再到穿堂休息觀察 30 分鐘。

我們使用移動式坡道，讓輪椅的長輩方便在穿堂等待，醫師過來診療、護理師接種，盡量做到方便友善，保持距離，以免群聚。子女開車載長輩過來的話，不方便下車的長輩可以留在車上不動，醫護團隊移動過來。診所疫苗接種結束時，里幹事和區公所替代役年輕夥伴汗流浹背，告訴我們，他們擔任一日醫護志工，深深的感受防疫辛苦，謝謝全國醫療防疫夥伴貢獻。

全臺北市有不同公權力協助的模式，像萬華區劉漢宗診所長期關心社區民眾的健康，這一次也提供疫苗接種，區公所到場幫忙，大家發現診所內外空間比較有限，擔心有群聚感染的風險，因此，區公所主動在診所前人行道設置帳篷，讓預防接種者及家屬在戶外報到作業，不受日曬雨淋之苦。區公所來做

好事，讓診所室內延伸作業空間，為接種疫苗的民眾提供日遮雨遮，實在是貼心的措施。因為打預防針，讓診所成為地方上的焦點。

COVID-19 疫苗接種預約系統

近年來，臺北市一直在發展智慧城市，應用資訊系統，使生活更加便捷。國外有所謂健康護照、疫苗護照，都是資訊系統的應用。從第一批 85 歲以上老人家的疫苗接種，臺北市就使用 COVID-19 疫苗接種預約系統，對於高齡的長輩當然造成資訊的落差，鼓勵

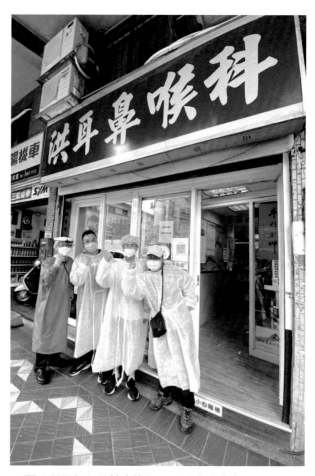

● 區公所同仁和里幹事擔任一日醫療防疫志工。

年輕的子孫幫忙上網預約，雖然引起很大的不便，但也促進子孫們共同關心爺奶奶的健康，陪同一起前來疫苗接種，讓長輩的疫苗接種成為全家的話題，或是留下拍攝影像的重要記錄。

到了第 4 批預約的時候，預約更加踴躍，一開放預約，30 分鐘已有 3.9 萬人取號，這當然與接種對象往下降到 72 歲以上長者及 55 歲以上原住民有關，因為年輕的長輩在資訊應用能力方面較強，系統的使用也更加友善。

診所疫苗接種的小故事

心安，就不會緊張，心跳血壓就會正常，這應該是最理想接種的地方，避免不良反應的最好地方。75 歲的孝子，陪同 99 歲的老媽媽，前來疫苗接種。小聲的問我，沒有到預約平台取號，無法接種，可不可以瓶底的幫我打就可以了。真是令人覺得不捨，深刻感受到全民防疫的意志力，還有守法的行動力。防疫，民氣可用啊！

一位長輩因為兩手手臂手術，認為不方便在手臂接種疫苗，要求臀部接種，我就請護理師幫忙，也陪在他身邊，接種時，他開玩笑地說兩片屁股都打爛了，留觀時，我向接種的老人家問候，老先生告訴我，屁股沒爛掉，你不要擔心。留觀區一片笑聲，減緩長輩的緊張氣氛。

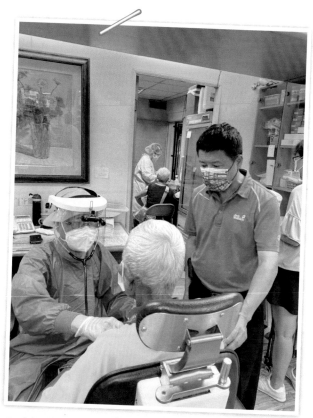

● 泉源里陳志成里長陪獨居老人前來診所疫苗接種。

搬離 20 年的鄰居照相店老闆，在女兒的陪伴下回來看老鄰居老朋友，順便打疫苗。看了一輩子的老病人，回來看醫師老朋友。泉源里陳志成里長陪獨居老人前來診所疫苗接種，也有民眾帶媽媽來接種後，告訴我：天上神明要他準備簡單的面罩送給志工，一起分享給北投附近提供接種的診所。路過的民眾說，等一下送來掛耳的咖啡、飲料，吳思瑤委員送來的愛心瓶裝水，正好用的上場，一口涼水，心情也輕鬆緩和。也有路過民眾停下腳，看一看我們，很好，你們的動線做得非常好，辛苦了。

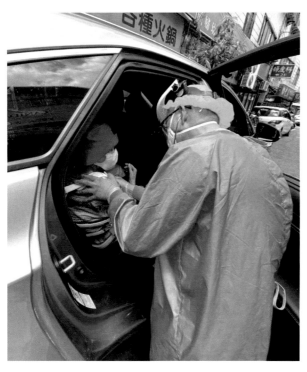

● 老人家不方便下車，醫療團隊就在車邊評估和
　疫苗接種。

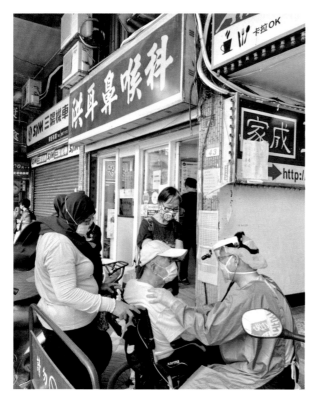

● 坐輪椅的老人家，就在走廊進行健康評估。

哪裡疫苗接種最好

從 6 月大規模疫苗接種以來，各地傳來老人家往生的新聞，讓人不捨。到底和疫苗接種有沒有關係，值得探討。特別中央疫情指揮中心提到會幫忙申請藥害認定，但是要經過解剖的確認，讓我更加覺得不捨，因為這一些 8、90 歲高壽的長輩往生，還要遭到皮肉之痛，往生長輩和家屬一定非常悲痛。

舟車勞頓抵達大型接種站，看到長長的排隊隊伍，會讓長輩感到焦慮不安，尤其在烈日下等待時，即使有遮陽棚，也會感到非常炎熱。接種完疫苗後，還要留觀 30 分鐘，再回家，這當然需要補充水份和營養，對於患有慢性病的老人家而言，也增加了心臟和身心的負擔，可能會發生心臟衰竭和猝死的悲劇。

診所往往是照顧老人家一輩子的地方，老人家是到診所看醫師這位老朋友，順便檢查身體和疫苗接種。診所醫師大多和老病人親切對話，坐輪椅的，醫師護理師移動，到身邊問診和接種；坐在車上不方便下來的，一樣可以就在車門邊服務。得到的是彼此的肯定和讚美，而不是焦慮和不安。我認為大型集中接種站一定要重視動線的安排，不僅要保持安全的距離，還應考慮到長輩來到一個陌生的地方，可能會感到焦慮不安，因此更要注意提供舒適的環境，例如在樹蔭下或室內接種，並提供足夠的水份。同時，應有人員隨時關注等候的長輩健康狀況。

如何提升疫苗接種效率與體驗

總之，診所疫苗接種有其重要性，越是高齡的長輩，越不要安排在大型疫苗接種的場地，應該優先安排在社區的診所。大型疫苗集中接種只有在疫苗量足夠、疫情逐漸趨緩、接種年齡往下移，方便年輕朋友移動，以時尚潮流的方式吸引年輕朋友接種，在新媒體貼文，造成話題，吸引更多年輕朋友將疫苗接種成為時尚，增加接種的熱忱。

AZ 疫苗使用 3cc 空針和 1cc 空針，這差異非常大，我早就準備了 1cc 的空針，多花一點錢，期待有更好的效果。感謝王建欣護理師的用心，每一瓶放大可供超過 10 個人接種，這帶來了很多效益。我呼籲中央疫情指揮中心購買 1cc 低殘量針筒，讓珍貴的國家戰略物資發揮 1.2 倍的加效能。

另外，如果臺北市社區防疫是一個優質起步，各地縣市政府都有不同成功、有價值的防疫模式，我衷心期待大家可以交流分享，共學共好。更期待各地縣市政府能夠積極和醫師公會溝通、協調、合作，避免政治口水，造成防疫破洞，大家一起公私協力，做好防疫工作，奠定國家層級醫療防疫安全網絡。

（原文發表於臺灣醫界雜誌，64（8）：37-41。2021年。經修改）

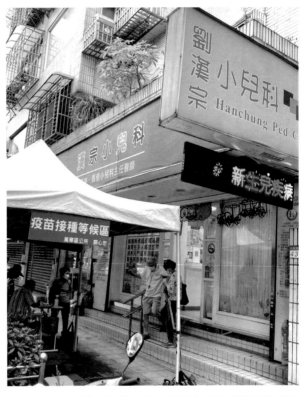

◉ 萬華區公所搭設帳篷，給予劉漢宗小兒科診所接種民眾留觀休息。（劉漢宗醫師提供）

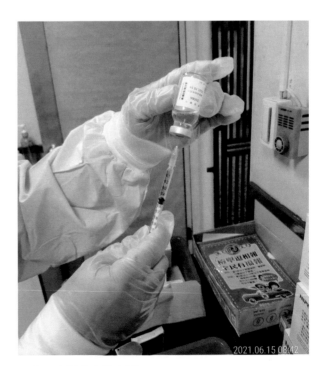

◉ 1cc 空針大大的有用。

COVID-19 疫苗接種門診執行面紀實

張孟源 | 台北市醫師公會 常務理事 ／ 張孟源內科診所 院長

新冠疫情是這二十年以來全球化傳染範圍最大、受感染患者最多、 對社會經濟影響最嚴重的疫情。然而在疫情最風雨飄搖的時候，往往可以看到人性互助最偉大的情懷，社區鄰里守望相助一個個小故事往往是最與令人感動的。張孟源內科診所位於臺北市中正區忠勤里，正是臺北市最早期的南機場公寓及南機場夜市。忠勤里內需要負責照顧有六千名里民，其中以又老年及高齡長者居多，所以正是新冠疫情中高風險族群。自從新冠確診患者開始流行後，南機場夜市生意一落千丈，我們的方荷生里長面對里民經濟壓力同時，也有許多里民有接觸史要隔離送餐，社區診所也與臺北市衛生局合作全力配合里長做社區居民快篩。

在隔離與防疫中我們度過了 2020 年一直到 2021 年，我們終於看到曙光。所以從新冠疫苗問世以後，我們每天都翹首盼望，祈禱疫苗能夠早日提供到社區，可以幫里民全面施打。

2021 年 6 月 15 日臺北市社區防疫工作疫苗注射正式展開，AZ 新冠疫苗終於全面開打。當時臺北市有 38 家醫院及接近 200 多家診所，同步開始協助民眾接受 COVID-19 的 AZ 疫苗注射。因為疫苗取得不易，在當時全臺灣只有 AZ 疫苗可以選擇，而且在年齡上也有限制。第一波以臺北市衛生局公告 85 歲以上的老人，可以優先用臺北市預約系統預約新冠疫苗注射。

第一波疫苗注射 高齡長者及機構住民優先

當時衛福部之公告從 6 月 15 日起，高齡 85 歲以上的老年人、安養中心、養護機構的住民可以開始打疫苗。這個消息震動臺灣社會成為社會最熱門且關心的議題。畢竟自新冠疫情以來，「民眾等待疫苗問世」，已經苦苦等待一年半了。然而，疫苗得來不易，僧多粥少之下民眾必須依序排隊。因此除非有些特殊過敏體質者例外，一般民眾而言，高齡長者及機構住民，受疫苗可以減少重症及肺炎之風險。但是，不可否認疫苗本身也有「不良反應的風險」，因此是否注射疫苗又成為民眾要去思考與決定的難題。為了滿足民眾知的權利，當時除了疫情指揮中心每天下午之記者會之外，幾

乎所基層診所也全體總動員。紛紛通過各種臉書、line 群組通知診所之民眾,「務必注意」各縣市衛生局的排序注射公告。

根據世界衛生組織及傳染病專家的研究報告顯示,高齡長者、多重慢性病患者,以及長期臥床失能者為最高危險族群。這些高危險患者為萬一感染後,往往最容易產生嚴重併發症或導致死亡。高齡、多重慢性疾病,及尿毒症患者,原則上注射疫苗的好處遠遠大過壞處。因此,對於這些前述的八大類老年長輩,均屬於風險較高的群體,所以指揮中心才會制定疫苗注射的排序規定。

感謝讚美主。當時國際友人慷慨捐贈,在萬眾期盼下,隨著疫苗逐漸空運來台。各地衛生局的注射年齡限制也逐漸下修,從最初的 85 歲以上的高齡老人,降至 80 歲以上,並逐步擴大到 75 歲以上的老年人。到了 7 月 1 日之後,隨著民眾接種疫苗的進度,防疫指揮中心也逐漸擴大了第八類對象的疫苗接種範圍。 大家記憶猶新,當時所謂第 8 類疫苗接種對象,就是指 65-74 歲長者。

警政社政及衛生共同合作　派出所里長共同協助社區防疫網

當疫情爆發時,民眾面臨很多隔離、甚至強制就醫,民眾的恐慌可想而知。當時因為強制就醫及強制隔離,造成民眾精神壓力過大,所以在幾家醫院及醫學中心發生暴力事件。因為當時陸續發生確診者因情緒不穩而展現行為失控,包括持刀攻擊或拉扯醫護人員的防護裝備等暴力行為。

為了杜絕、防範醫療機構之暴力或衝突,警政署已通令各縣市警察局加強該醫療機構的安全維護,給民眾與醫護人員一個安全的醫療環境。臺北市中正區忠勤里屬於中正二分局及泉州派出所的管轄範圍。警方為了維護醫院和社區診所的安全與秩序,在疫情期間,派出所的警官每天都會到診所巡邏並進行定期簽到。主動幫忙在疫苗注射現場協助

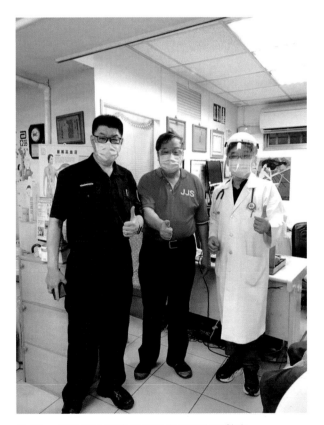

● 圖一 忠勤里方荷生里長及泉州派出所警官

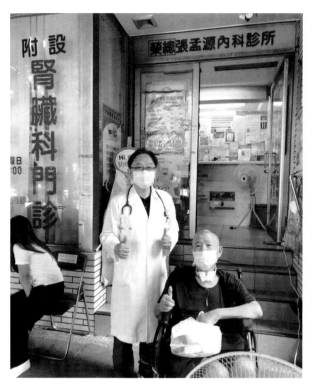

◉ 圖二 新冠確診患者痊癒

民眾排隊，安撫民眾的情緒。讓基層診所之第一線醫護人力，免受暴力行為的威脅，安心工作對抗疫情。

疫情期間我們基層診所非常感謝警方，在臺北市中正區南機場更是感謝泉州派出所及中正二分局的協助。派出所確實與診所緊密合作，不僅提供定期巡邏以維護安全，同時派出所的警官在疫情期間，也協助診所加強內部秩序並採取高標準的管制措施，以確保診所安全。回想起來，所有基層能夠順利在社區施打疫苗，在全國很快就將疫苗施打率達到全民五成的接種目標，警政署及基層派出所的協助功不可沒。

社區互助里民搭帳篷

所有老年民眾互相協助同時依照秩序輪流排隊打疫苗，這樣的公民精神在 2021 年 6 月至 7 月間民眾的表現真的令人欽佩又感動。臺北市民真讚，尤其在當時新冠疫情時，我們中正區民眾排隊注射疫苗，大家展現出的愛心、信心和自律精神，已經建立起一個典範。這段時間，南機場社區的鄉親們無論左鄰右舍，都戴著口罩，勤於洗手，再加上防疫指揮中心這次的疫苗施打。讓我們產生更多的信心，三管齊下，我們深信社區民眾一定可以戰勝疫情。

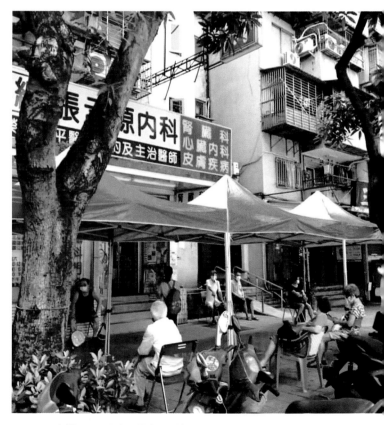

◉ 圖三 忠勤里互助診所搭帳棚協助疫苗注射

在防疫期間，施打疫苗的醫護人員都必須穿上隔離衣與防護罩，這實在是汗流浹背。我們中正區忠勤里的方荷生里長非常熱心，尤其在炎熱的夏季，忠勤里辦公室不僅協助本診所搭建帳篷，還在這個炎夏提供了電風扇。提供排隊注射疫苗民眾一個清涼舒適的環境。診所所有員工及社區民眾真的非常感謝社區里長及辦公室與基層診所通力合作，在疫情肆虐下，這股正面的力量讓所有人都由衷感到敬佩。

我們知道防疫帳篷在炎炎夏日不但遮陽，臺北市夏季午後更是會突然下起一陣午後雷陣

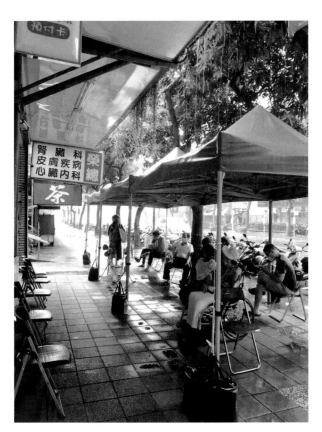

● 圖四 下大雨民眾排隊注射疫苗

雨。這時，防疫帳篷就會發揮另一項功能，協助民眾遮雨並疏散診所內的人群擁擠情況。圖四看到患者在下著大雨時，仍然依照按照當時防疫指揮中心的規定，注射疫苗時要保持適當之安全距離，同時注射疫苗後仍需觀察 15 分鐘。臺北市民真是令人讚嘆，這些細微之處都深深刻在心中。再次感謝社區里長，我們深感感恩。

洗腎尿毒症患者優先注射 AZ 新冠疫苗，孕婦也能優先嗎？

疫苗注射誰先誰後，這永遠是難解的習題。如前所述，疫苗注射的消息如大地春雷，造成社會普遍關心。因為 6 月 15 日起衛福部防疫指揮中心同時公告洗腎尿毒症患者，也可以優先注射 AZ 新冠疫苗。畢竟公告特定之疾病族群，如洗腎尿毒症患者也可以開始打 AZ 新冠疫苗，在醫學上當然有其必要性。然而，民眾難免也會提出公平性的討論，詢問是否腫瘤的民眾、或是居家失能的民眾、或是中風長期臥床得民眾是否也可以提前施打新冠疫苗呢？

針對特定疾病族群，如腫瘤、中風長期臥床，或是居家失能的民眾，衛福部指揮中心也很快提出了相關的疫苗注射計畫，並快速實行了居家注射。在 2021 年 6 月至 7 月間當時的情況臺北市及其他各縣市，唯一的疫

苗只有 AZ 新冠疫苗。因為只要疫苗及人力可以配合，這類因為病情需要注射的特定族群，如果患者或家屬願意接受疫苗注射均可以登記，臺北市及其他各縣市衛生局也都可以安排 AZ 新冠疫苗注射計畫。

至於孕婦是否可以優先注射疫苗？這個問題毫無疑問，為了保護孕婦及其胎兒，當然可以讓孕婦優先接種疫苗。問題是，孕婦到底應該接種哪種類型的疫苗，這是一個需要討論的議題。究竟是應該選擇 AZ 新冠疫苗，還是莫德納疫苗呢？在 2021 年 6 月時，已經有初步的建議。根據國外的實證醫學資訊以及臺灣婦產科醫學會的建議，「莫德納」是孕婦的首選疫苗。

等待莫德納疫苗

以下是 2021 年 6 月 14 日與同班幾位婦產科專家討論，也算是為了防疫及婦女同胞努力的記錄。在 2021 年 6 月當時臺灣北部的孕婦都非常煩惱而且恐懼。深怕會被傳染新冠病毒。詢問兩位同學在南北分別開設產科診所，他們親身經歷的對話非常感人。誠如大家討論的結果，只有「莫德納疫苗」已有孕婦的防護力數據，從實證醫學的角度來看，莫德納疫苗是孕婦注射的首選。按照過去的經驗中，孕婦絕對要排在第一順位，一人注射疫苗兩人受到保護，這樣的 CP 值超高！」

感謝讚美主，一周後 6 月 22 日指揮中心宣布即起所有孕婦可任選莫德納或 AZ。我們當時建議如下：首先，孕婦若屬於被新冠感染之「高暴露、高風險」者應該列入第六類施打對象。其次，孕婦應該允許其選擇施打疫苗的權利依照國外的實證醫學資訊及臺灣婦產科醫學會的建議，希望所有孕婦有機會選擇「莫德納疫苗的機會」，畢竟，從實證醫學的角度，上開才是孕婦首選之疫苗。

回歸正軌

感謝讚美主，新冠疫情已經逐漸遠去。2023 年 8 月 8 日父親節臺北市及臺灣各縣市民眾的生活也都回到正軌。回想過去三年我們共同經歷的防疫過程，我們內心充滿感謝與感恩。感謝社區村里長及方荷生里長帶領社區社工的熱心付出，感謝泉州派出所及中正二分局的警察同仁協助，感謝臺北市衛生局及北市聯合醫院的醫護人員，感謝台北市醫師公會邱理事長及所有理監事及醫師公會會務人員防疫物資的分送。謝謝大家，也願大家身體健康，闔家平安喜樂。

COVID-19 疫苗注射的突破與挑戰 ——從診所看基層防疫韌性

劉漢宗 │ 台北市醫師公會基層醫療委員會 副召委 ／ 漢宗小兒科診所 院長

歷經三年的世紀大傳染病 COVID-19 造成全球 6 億 7 千多萬人的感染、7 萬多人的死亡。臺灣確診 1 千多萬人，疫苗的接種為 6 千 8 百多萬劑，疫苗覆蓋率 291.68%，兩劑基礎疫苗的接種率約 90%。

在 COVID-19 肆虐期間，治療的效果不彰，全球醫療體系幾乎無法承擔如此快速傳播，大量重症病患的死亡率急速攀升，全球頂尖醫藥人員無不全力以赴於研發治療藥品、預防疫苗，而且被公認為是結束此世紀大傳染病 COVID-19 的終極手段。 當指揮中心將疫苗分發在大醫院注射時，醫師公會和全聯會的應變會議已經整合臺灣 1 萬多家的基層醫療院所，並為配合國家的防疫政策、參與防疫注射挺身而出。提供最便捷的在地注射，最親民，無須奔波，不須大量人員移動增加傳染源。在居家附近就可以打預防針，在自己最熟悉的社區、醫護人員、最信任的診所，注射最陌生的預防針。

「有溫度的預防針」是漢宗小兒科診所在 COVID-19 的注射期間所設定的方針。每天 150 到 220 支的預防針讓診所異常忙碌，每天安排 5~6 位工作人員及家屬，幾乎是全家總動員。疫情期間診所打了約 4、5 萬劑的疫苗， 預防針接種從報到、核對證件、電腦查詢打針紀錄、量體溫、血壓、詢問過去及現在病史到理學檢查是全套的服務。並不因注射量龐大而簡化注射流程，也因為重視每一位接種者是否適合注射預防針，感謝聲不絕於耳。 回鍋打第二、三劑的比例非常高，常聽到病人說診所預約不易，每次開放預約 5 ~ 10 分鐘即額滿。 診所空間適中，可同時容納 15 位注射者在診所內觀察。加上結合民政、衛政單位所提供帳篷於診所外，診所可將報到、量體溫、血壓等工作挪到帳篷下執行。因為架設帳篷，讓注射者不用風吹日曬，加上社區提供的座椅和飲用水，讓接種者能夠在較舒適的環境中等待或留觀。打完預防針，個人注意事項及衛教均一一解說。為顧及接種者不適或發燒，診所隨附每人 2 顆普拿疼當作備藥，讓注射者備感溫暖並相約下次再來。

事實證明,全國 6,800 萬劑的疫苗中,70% 是由基層的診所完成。防疫預防針的接種由診所來擔綱完全是正確的措施,大型注射站聚集更多的人,增加互相傳染的機會,且感染人群的流動更是造成倍數成長的原因,這些狀況都與防疫原則大相違背。

防護裝備:為了避免人員感染降低戰鬥能量,我們的裝備全副武裝,隔離衣、手套、面罩、眼罩,通通穿戴在身上,不離身的 N95 口罩讓大家每日揮汗如雨,隔離衣更如同浸泡在水中,卸下時皮膚通通是皺褶!

高血壓:因為大於 50 歲以上患者均量血壓,因此發現了許多新高血壓患者,血壓太高的患者都先安排在現場休息,等待血壓恢復穩定後再進行注射,以避免冒著生命危險施打疫苗。

殘劑:診所採購精密的 1cc 空針,故而每次抽針都非常精準,也增加一些殘劑,每天能多接種 2 到 30 個人,嘉惠接種者也擴大了防疫的績效。

由於民眾感謝診所提供疫苗的注射,自主性送點心、便當、包子、飲料、水果送飲用水……等,實在非常溫馨,讓我們在忙碌的當下感到溫馨,同時感受到全體民眾和諧的社會共識。

基層力量的崛起:治療藥物分發與防疫成就

1. 防疫是整體的作戰,各個防線都有其不可磨滅的功能,缺一不可,唯有同等重視基層與醫學中心的角色才能夠展現防疫的功能。

民眾回應:

● 你們很仔細,打預防針會詢問病史、聽診、量體溫血壓,由於注射流程安排妥當,避免許多產生副作用的可能性,且在正常的血壓下注射,讓雙方都安心不少。

● 你們診所的預約好難,經常都要上網搶訂,感謝可以登記殘劑,讓預約不上的人有機會施打。

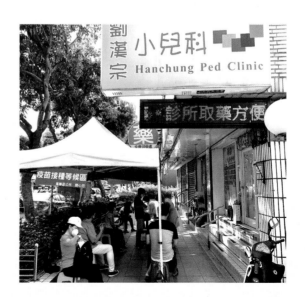

2. 治療藥物由基層直接提供，在這防疫中證
　實了發揮非常大的功能，迅速地將所需要
　的藥物送到患者的手上，才能夠及時治療
　並減少重症的發生以達最大的療效。

3. 基層在預防針的注射績效，已無需贅述；
　基層 can help everything。

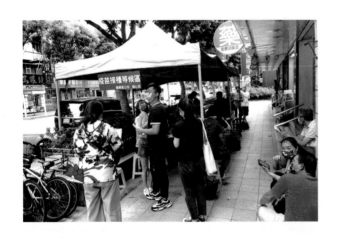

● 打完針後的團體衛教，讓我們知道副作
　用及該注意的事項及怎麼處理，這都讓
　我們感覺非常放心，附贈的 2 顆普拿疼
　更是在市場購買不到的情況下，給我們
　方便，先解燃眉之急，也大大的舒緩了
　注射者的不適。

● 診所的注射技術真好，打針一點都不痛，
　甚至沒有什麼感覺，在這裡打針不害怕、
　好幸福。

● 診所打針快速、安全又有詳細的解說，
　離家近不用到處去奔波，不用冗長排隊
　浪費時間，實在很感謝、感覺很幸運。

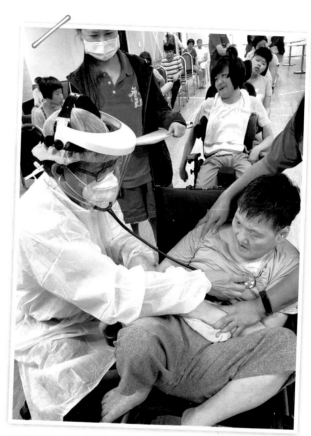

◉ 劉漢宗小兒科防疫過程紀錄

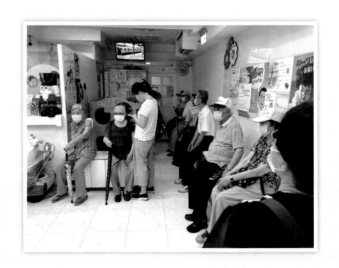

節次 2 醫院疫苗接種門診

2-1 建構與時俱進的高效友善注射環境
──宇美町式疫苗接種法之經驗

臺北市立聯合醫院

自 2019 年始，新型冠狀病毒肺炎（Coronavirus Disease-19, COVID-19）疫情風暴侵襲全球，世界衛生組織（World Health Organization）指出阻止大流行的要務是疫苗接種[1]，全球明白除了防疫管制措施以外，改良疫苗及積極提高疫苗覆蓋率是當前重要的必要手段之一[2]。

2021 年 5 月中旬，新冠肺炎在臺北市萬華區發生最嚴重的社區感染事件，確診數量迅速增加，擴散全臺。同年 5 月 19 日，臺灣進入第三級防疫警戒，中興院區位處疫情的風暴中心，堅守防疫前線，設立全臺第一的萬華專案採檢站。同時配合政策，肩負社區照護使命，投入疫苗接種，提升覆蓋率、預防染病、助益社區[3]。醫院意識到短時間將面臨大量民眾湧入，如何提供安全的疫苗接種環境並兼顧效率為當前重要課題。透過變通

設計高品質、高效能、與時俱進的疫苗接種服務，建構屬於中興院區的獨特改良模式。

宇美町式接種法（宇美町方式新型コロナワクチン接種）由日本福岡黑田亮太醫師提出，在開闊空間擺放固定間隔距離的座椅，供民眾坐著接受接種與原地休息觀察，醫師護理師逐一診治與接種，宛若生產線作業流程，目的是提高效能[4]。引進臺灣，民眾不動醫師移動，方便高齡長者與行動不便坐輪椅者，減少久站排隊等候的辛苦與坐站起落長者的不適，改變過去排隊接種的舊有型態，高效控制場地，同時可接種上百人，比傳統效率高達五倍以上[5]。

北市聯醫於 2021 年 5 月 29 日開始承接政府疫苗專案，接種對象日日轉變，從最初八十五歲以上長者、警察消防人員、果菜

市場專案及需短時間完成的駕駛等，院區診間一時大量湧入上百人潮，包含行動不便者，如何保持安全防疫距離及人員動線完善，儼然是巨大考驗。6 月 15 日中興院區積極超前部署，於一樓大廳設置「高齡友善注射區」，引入「宇美町式接種法」打造無障礙高齡友善環境，成為特有重點。聯醫分支團隊亦陸續運用「宇美町式接種法」於雙園國小、忠孝國中、花博爭艷館等大型場地，為 COVID-19 疫苗接種創造短時間的高覆蓋率。

本文記錄臺北市聯合醫院中興院區公費新冠肺炎疫苗接種門診型態的設置與演進，場域轉變、精實流程、彈性修改的過程及執行經驗。

經過

1. 中興院區疫苗接種場域的初步改良，降低群聚為首要第一階段，採用傳統疫苗施打模式改良，結合擴大診區，讓大量人流有足夠的排隊報到空間、寬敞的等候看診區，以及看診後順暢的注射室與留觀場地，利用大面積的 2 樓門診樓層，降低群聚風險。將原外科系門診移至內科系診區，引導門診病人與疫苗接種人群分流。傳統疫苗門診之流程模式與現行醫療門診方式雷同。人潮湧入時，傳統疫苗門診的排隊空間與動線需使用原醫療門診 33% 的區域，相對固定的原診間隔間，其運用效能有限，接種民眾需排隊往返於各診區以完成處置（如圖一），位於 2 樓的診區，

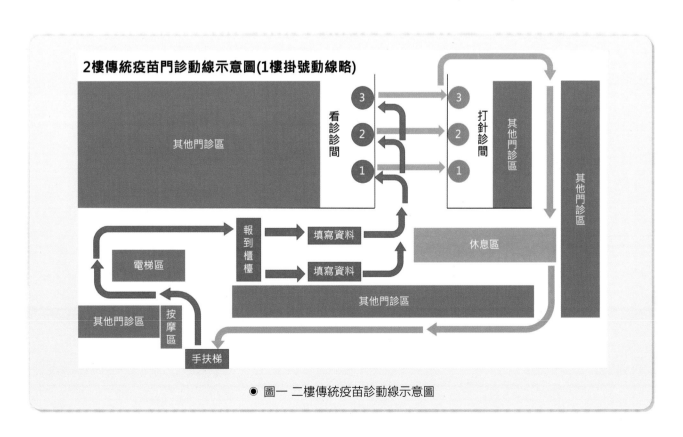

● 圖一 二樓傳統疫苗診動線示意圖

坐輪椅者等候搭乘電梯時間長，在宇美町式疫苗門診尚未出現前，為當時最佳方案。

2. 疫苗接種門診空間改善、流程演進－宇美町式疫苗診的誕生基於長遠考量，疫苗診勢必需要改變與突破，同步於 1 樓大廳增設適合中興院區的宇美町式疫苗診，以民眾為中心的思維，優化空間與動線（如圖二），明顯減少民眾往返時間與路程，結合無障礙環境、輪椅空間與標示、陪伴椅的設置，寬廣的空間大大提升了運用靈活度，不但減少群聚，亦利於醫護人員觀察疫苗接種後的反應，提供接種民眾與陪伴家屬充足且安全的休息空間，進而提升了服務品質（如圖三）。此階段不確定宇美町式疫苗門診的成效與量能，因此保留傳統與宇美町式疫苗接種，雙軌併行。

3. COVID-19 疫苗接種的新舊服務模式交接第二階段，由於成效佳，親善輪椅及長者，將宇美町式疫苗診作為常設診，隨著來院民眾年齡逐漸年輕化，加設接種座位並適當移除陪伴椅，靈活客製化，使接種效能提高（如圖四），診採原地問診、接種與觀察，與傳統疫苗接種門診流程略微不同（如圖五），提高效能並精實

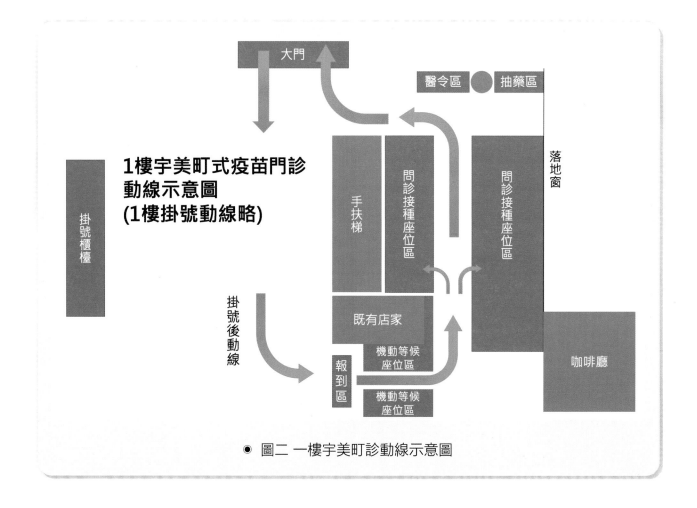

● 圖二 一樓宇美町診動線示意圖

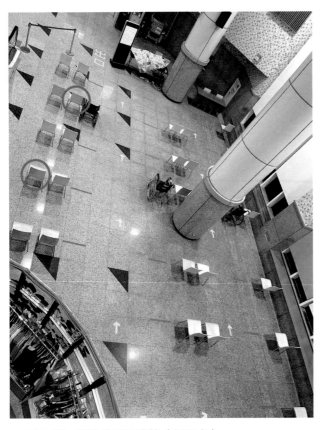

● 圖三 第一階段設置陪伴椅（紅圈處）

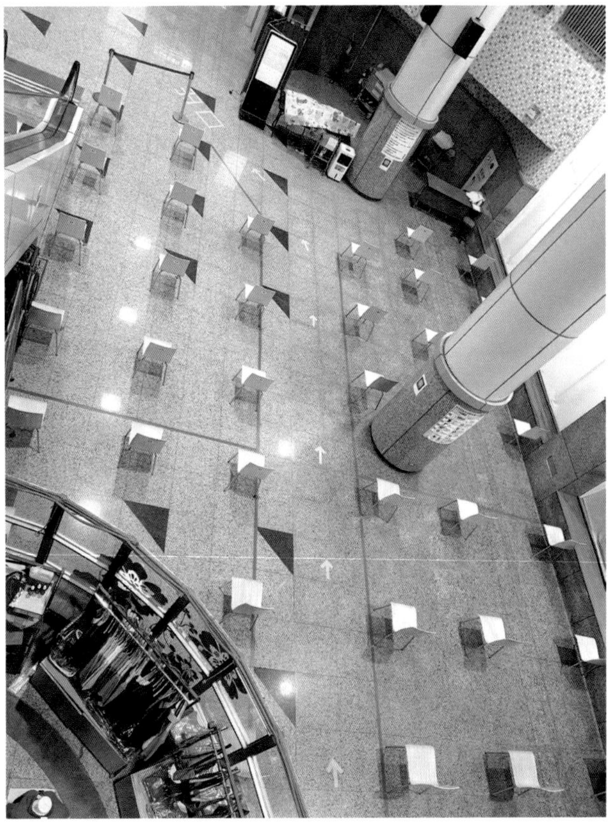

● 圖四 第二階段調整接種座位

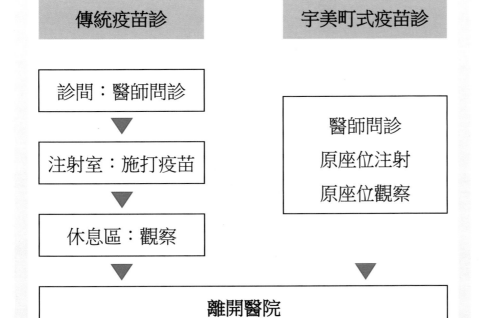

● 圖五 傳統疫苗門診與宇美町式疫苗門診之流程比較

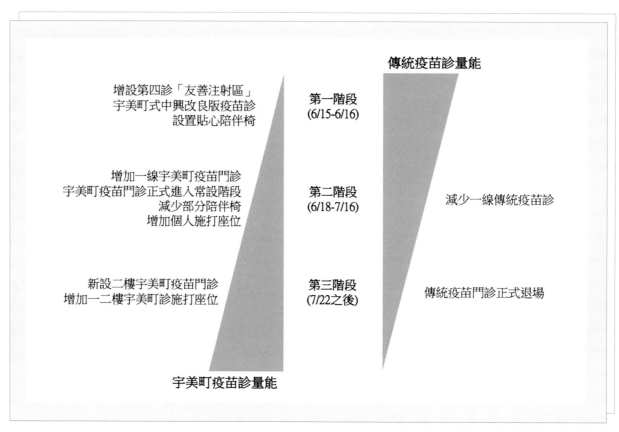

傳統疫苗診量能

增設第四診「友善注射區」
宇美町式中興改良版疫苗診
設置貼心陪伴椅

第一階段
(6/15-6/16)

增加一線宇美町疫苗門診
宇美町疫苗門診正式進入常設階段
減少部分陪伴椅
增加個人施打座位

第二階段
(6/18-7/16)

減少一線傳統疫苗診

新設二樓宇美町疫苗門診
增加一二樓宇美町診施打座位

第三階段
(7/22之後)

傳統疫苗門診正式退場

宇美町疫苗診量能

● 圖六 中興院區特有宇美町疫苗診之三階段改革演進

COVID-19 疫苗接種服務流程。第三階段，考量接種疫苗可能為長期任務，因此逐步撤除傳統疫苗診，將疫苗場地歸還原門診醫療科室，加設 2 樓中興宇美町診，擴大運用，強化友善環境與醫療服務品質，傳統式疫苗診及宇美町式疫苗診順利交接，傳統式疫苗門診退場 (如圖六)。

▌討論

[一] 宇美町式疫苗接種的服務特質：

1. 友善便民：中興宇美町式疫苗診，源起因應首批超高齡長者 85 歲以上行動不便來院疫苗接種，以「長者不動、醫護移動，接種後長者原地觀察休息」為主要模式。第一階段超高齡長者多為行動不便，設在 1 樓，長者及家屬無需搶搭或等候電梯，亦適用走路緩慢又無意願坐輪椅的長者，「陪伴椅」的貼心設計，家屬可與長者同坐，就近照顧。最高齡 105 歲長者，也以此方法順利完成接種。

2. 開闊空間便於觀察：民眾進出無交錯移動，接種民眾就定位後，醫護人員一目瞭然，便於觀察接種後狀況及緊急處理，民眾可隨時看見醫護身影，更加安心。

〔二〕智慧醫療輔助效率：

1. 即時體溫：體溫測量儀設置於空間入口，確認有無發燒不適。

2. 流程的簡化：傳統疫苗診民眾必須經由醫師問診後領取注射與藥單後接種。為了快速大量接種，中興院區宇美町式疫苗診以電子查詢將掛號民眾一律視為「準接種者對象」，醫令預先準備齊全，問診時評估是否接種；若無法接種再刪除其資料。

〔三〕彈性空間設計，人力動線流程滾動式調整

在大量需求的壓力下，傳統疫苗診受限於建築硬體，需借用其他門診看診區，宇美町式疫苗診則從無到有，重新規劃。從最初的高齡友善，到北市府專案高效快打，再到善用空間，診間具可複製性，取代傳統門診，不但人力精簡，同時效率提高。

結論

日本原創宇美町接種法，經過中興院區團隊在地化調整，持續精實與流程簡化，滾動式彈性應變，克服傳統缺點，成為中興特有的宇美町疫苗診。重點著重於提供親善環境，一站式服務，減少不必要之移動與人員交錯，保持固定社交距離，同時維持高效能接種率。藉由接種後現場座位留觀，即時照顧，提升醫療服務品質，改善了傳統疫苗門診所無法提升的面向。此經驗可供國內外相關領域參考與應用。

誌謝

感謝臺北市立聯合醫院中興院區眼科、家醫科、行政中心、護理科等各科室全體同仁的一路努力，建構屬於中興院區的特色宇美町疫苗門診。

參考文獻：

1. World Health Organization. COVID-19 vaccines. Cited October 10, 2021. Available at: https://www.who.int/emergencies/diseases/novel-coronavirus-2019/covid-19-vaccines.
2. 李政益，郭宏偉，許建邦。COVID-19 疫苗接種後對國際疫情趨勢影響之評析。疫情報導 2021；37(11)：153-174。
3. 葉怡廷，張馨云，李芷婷，鄭雅綺。COVID-19 疫苗接種臨床實務指南。家庭醫學與基層醫療 2021；36(7)：219-233。
4. 中央通訊社。日本宇美町式接種獲好評 町長盼台灣人早日接種。2021 [檢索日期 2021 年 10 月 30 日]；檢索自：Available from: https://www.cna.com.tw/news/aopl/202106300137.aspx
5. NOW 健康。台灣學習「宇美町式」疫苗接種 施打效率加快約 5 倍！。2021 [檢索日期 2021 年 10 月 15 日]；檢索自：Available from: https://healthmedia.com.tw/main_detail.php?id=49385

中大型疫苗接種站

3-1 臺大醫學院體育館疫苗接種站

張皓翔 | 國立臺灣大學醫學院附設醫院 家庭醫學部 主治醫師
程劭儀 | 國立臺灣大學醫學院附設醫院 家庭醫學部 主任

2021 年 3 月 22 日，臺灣開始施打新冠肺炎疫苗，第一批施打對象為醫護人員。在當時疫情相對穩定的臺灣，接種新冠肺炎疫苗對一般民眾而言只是一個選項而非需求，因此接種人員大多為負責專責病房、負壓隔離病房以及採檢站的高風險人員，一般民眾除了留學、出差等原因外，並沒有太多人有意願施打。直到 2021 年 5 月萬華群聚感染事件爆發後，民眾接種疫苗的需求才急遽提升。不斷湧入的民眾帶著沒有掛到號的不滿，一次次在門診爆發，爆走和咆哮也對一線人員造成極大的心理壓力，為了早日達成群體免疫保護力，臺大醫院配合中央流行疫情指揮中心與臺北市政府的計畫，開始執行新冠肺炎疫苗大規模接種作業。在臺北市民眾，可以透過社區診所接種，或選擇大型接種站這種一站式的作業方式，快速接受疫苗施打、增加可近性，也免去繁瑣的流程。

七條接種動線的挑戰

接受任務後，臺大醫院吳明賢院長責成高淑芬副院長為指揮官，成立疫苗團隊、協調院內資源完成設站準備，首先，要找到一個腹地夠大、又要交通方便的場地，幾乎是不可能的任務。過去參與校園流感疫苗接種設站的經驗，我們深知，這些場地不只是要大，還需要有強力的後勤支援，在民眾出現緊急狀況時可以馬上後送。經過多次實地探查，最終選定臺大國際會議中心與臺大醫學院體育館二處作為疫苗接種站，其靠近臺大醫院急診部，以及能分流一般民眾與醫院內患者的優勢，讓這二個地點成為最佳設站場所。

經實地勘查丈量，評估可提供七條接種動線、初期一單日能滿足 2000 人次的注射量為目標，面對前所未有的任務，我們沒有逃避，在高副院長的帶領下，眾人群策群力，從人

力需求調度、人員教育訓練、防護裝備整備、動線安排、現場指標、資訊系統設定、急救設施定位、留觀區座位等等諸多工作一一完成，帶著忐忑的心情面對開打那一天，並於 2021 年 6 月 15 日開始執行接種任務。

面對艱困工作的決心

過去，疫苗接種服務以門診方式進行，除了醫院外，民眾也可以選擇到基層診所和衛生所接受疫苗施打。季節性流感疫苗施打時期雖然會在醫院大廳設立接種站，但服務的人次與疫苗廠牌都算單純，因此面對大規模注射我們稱不上經驗豐富。

面對龐大的接種量能，存在許多的挑戰，首先，許多民眾是第一次至臺大醫院就診的初診，個人資料建檔等對櫃台行政人員挑戰不小；其次，看診的動線要保持社交距離，秩序的維持也是考驗。而醫護人員雖經訓練，也有知識就是力量的「疫苗教戰守則」可參考，現場還是會出現各種臨時狀況。

有賴臺大醫院高素質的各種專業員工，吃苦當吃補，在做中學迅速的成長，使命必達的決心投入工作使得任務能順利推進。然而，挑戰是存在每一天的工作當中，不同廠商的疫苗陸續到貨，各有著不同的劑量、接種方式、保存條件與施打對象，加諸新聞對疫苗副作用的持續報導，造成很複雜的疫苗接種工作。

這一時期我幾乎每天都必須盯場，排除民眾疑慮、解釋適用對象、勸退試圖闖關施打民眾。同時，每一位工作人員也意識到，大量民眾湧入時最容易出現混亂，因此，舉凡動線、標示、物品管理到人員管理都保持高度機動調度。於是，憑藉著同仁快速熟悉業務，帶著恢復正常生活的期待，臺大醫院的二座場館變身成一天可服務四千人次的疫苗接種站。

面對突發事件的處理與工作人員的辛勞

「在臺大醫院工作，某種程度上是需要大口深呼吸的。」過去著重急重症治療的臺大醫院，常常給人這樣的印象。然而心理壓力的苦，往往會被民眾的怨氣點燃。人一旦多，就會亂。加上政策和配套措施沒有 100% 相合，一線人員只能在不違反規定的情況下，努力消化打疫苗的民眾。有時，本來預計會到的疫苗數量，因為種種原因取消，又或是，前一晚收到通知，有鄰長、防疫人員、75 歲以上長者等等人員隔天會來接種，結果湧入大量民眾，幾乎癱瘓整個疫苗接種站。加上不符合資格、企圖鑽漏洞、想要混打等等狀況持續出現，能勸的，工作人員會盡量勸，沒辦法接受勸阻的，工作人員只能想辦法將人和可以施打疫苗的民眾隔開，盡量減少相互影響。工作人員從一開始的沮喪、難

過到後來的鎮定回覆民眾抱怨、有效率的協助民眾解決問題,其中經歷的辛苦讓每位工作人員紮實學了一課。面對民眾,面對幾乎崩潰的人心,最重要的是不能讓這些負能量蔓延,而為醫護人員出聲的民眾則成為忙碌工作下的精神慰藉。或許有一天,這些場景不復存在,但在現場磨練出的應變能力會帶領臺大醫院迎向下一個挑戰。

用溫馨降解不安的情緒

大型接種站很大的挑戰,是如何讓民眾在遵守防疫規定的情況,有條不紊地進行疫苗注射。為了達成這個目標,我們有許多的努力:以不同色彩來帶出適當的動線、在各場館裡布置了許多溫馨的元素、有可以拍照打卡的立板、也有色彩繽紛的動線,盡量讓民眾能感到安心。

2021 年 6 月 22 日,在中央流行疫情指揮中心將孕婦納入優先接種對象後,疫苗接種站便增開了特別門診給孕婦使用,同時邀請婦產科醫師加入,胎心音檢查讓每位孕婦能清楚知道胎兒狀況,安心接受疫苗施打。

2022 年 5 月開始,兒童可以接種莫德納與 BNT 疫苗後,臺大醫院也開設相關門診,並為兒童打造專屬空間。臺大醫院也由小兒部外展至國中小學執行校園設站,努力提升疫苗覆蓋率。在當時,社會上瀰漫著不安感,臺大醫院從民眾對於打不到疫苗的憤怒中體會到,現階段我們只能專心把交付給我們的責任做好,讓時間去弭平那些不安感。有趣的是,透過記者朋友的傳播,本來用來減少不安的立牌與貼紙瞬間成為搶手的紀念品,成為疫情下的有趣回憶。

多廠牌疫苗的管理與使用

新冠肺炎的疫苗可能是目前為止,針對單一傳染病有最多廠牌可以選擇的疫苗。雖然主要原因是因為缺貨、供貨不確定等因素,但這對疫苗管理單位而言,著實是件苦差事。

首先,不同接種對象有不同供應來源,有些可能來自中央的疾管署,有些則是來自臺北市政府衛生局。另外,實際收到的數量和等待要施打的人數也會有落差,為了補足數量,同仁必須持續與對口單位溝通,力拼數量無虞。為了讓疫苗接種在正確的對象上,藥劑部同仁每天會將施打名單回傳至疾管署 NIIS 系統上,透過系統確認身分無誤。雖然以上這些步驟都很重要,但疫苗到貨後的儲存才是真正的挑戰。

對於儲存來說,AZ 是最友善的疫苗。因為他在 2-8 度就可以保存。莫德納稍微麻煩,溫度需要到 -20 度,但解凍後直接可以抽取

使用，讓人對他沒有太多抱怨。最考驗使用者專注度的是 BNT 疫苗，-80 度的保存環境、加上須以生理食鹽水稀釋才能使用的特性，讓所有人在面對 BNT 疫苗時繃緊神經。不只是在接種站需要持續清點數量，是否需要提前開封也是一大考驗。每一劑都很寶貴的情況下，工作人員必須持續盯緊現場使用數量，並預估後續人流，來決定要增加多少備用疫苗。

疫苗保存與辨識也是接種站的一大挑戰，不只不同廠牌的疫苗必須對應掛號診次，疫苗庫存管理也是艱鉅任務。臺大醫院最終選擇以明顯顏色的貼紙標示出對應疫苗，人工黏貼在針筒與藥瓶上，避免混淆。

從接種站工作的反思

臺大醫院素來以尖端醫療、精確診治與急重症治療聞名，同時也是注重研究與教學的醫學中心。雖然部分分院的定位為社區醫院，有參與社區醫療的使命，而臺大總院過去在這個部分著墨較少。

近年來，透過臺大醫療群、星月計畫、家庭醫學部的社區經營等作為，臺大醫院逐步建立社區醫學灘頭堡，希望將來能更深入社區與擴大基層院所合作。其中，自 2018 年也開始參與了校園流感疫苗設站接種計畫，由家庭醫學部負責到高中校園為學生施打流感疫苗，更建立了社區的連結與大型疫苗設站的經驗。

大型接種站隨著新冠疫情的解封也告一段落，身為從第一天設站就在現場戰鬥直到撤站為止，幾乎每一天都到場的人，內心的感觸良多，原來疫苗注射也有受到全國關注的時候、同仁動員一起努力真的可以開創許多不可能、民眾的恐慌如果沒有適當的因應會造成大傷害、適當的分級醫療與分流對健保或臺灣醫界是需要的。

我們不希望未來再出現更多的大型公衛事件，但我們期待能透過這次新冠肺炎的經驗，看到基層醫療的重要性。希冀未來臺大醫院能在更多方面與基層醫師合作，讓社區醫療能發揮更大的效用，提升全體國民的健康。

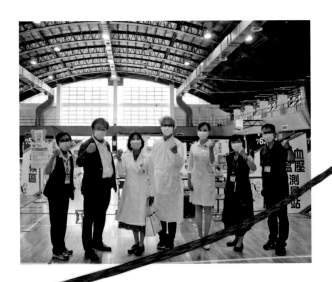

3-2 「花博疫苗接種站」實錄

臺北市立聯合醫院

▌前言

嚴重急性呼吸道症候群冠狀病毒 2 型（SARS-CoV-2）導致的嚴重特殊傳染性肺炎（COVID-19）引發了全球大流行疫情。研究顯示，SARS-CoV-2 最早可能於 2019 年 10 月至 11 月進入人類社會生活並開始傳播，世界衛生組織於 2020 年 1 月 30 日宣布該疫情為「國際公共衛生緊急事件」，並於 3 月 11 日宣布此次疫情已構成「全球大流行」。

保持社交距離和佩戴口罩可以有效預防嚴重特殊傳染性肺炎的傳播。全世界現有多種 COVID-19 疫苗，截至 2023 年 7 月 16 日，臺灣已施用了 68,117,402 劑 COVID-19 疫苗。

COVID-19 病毒繼續廣泛傳播，因此一些已接種疫苗的人也可能會受到感染，同時人們的整體生活品質將持續受到影響。在 2019-2022 年，餐廳、學校和辦公室因疫情的影響陸續關閉，且大量民眾確診對醫療體系造成了壓力，導致經濟復甦延後。因此，英美與歐洲國家紛紛為民眾施打疫苗，全球的科學家和各國政府透過大規模接種來達到群體免疫。

為了能快速又有效地為民眾施打疫苗，臺北市立聯合醫院啟動了花博爭艷館大型疫苗施打站，這是他們的最大動力。

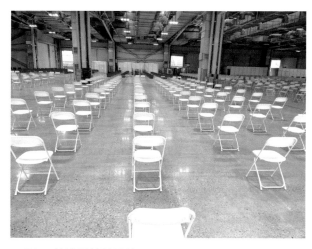

● 圖一 花博爭艷館圖片

▌作業準備

［一］地點及設站評估

考量疫情和輿情，截至 2021 年 7 月 13 日，全台已累計 15,302 例 COVID-19 確診病例，死亡病例為 747 例，而至少接受一劑疫苗接種的人數為 3,742,680 人，僅佔總人口

的 15.9%。為了提供更具可達性的疫苗接種服務，臺北市政府提出了大型接種站計劃報告，計劃包括花博爭艷館、和平籃球館以及臺北體育館三個地點，這些地方都被納入了大型接種站的場地規劃。其中，由於花博爭艷館空間寬敞、交通便利，且通風良好，因此被選定為首選的疫苗接種站地點。當時的柯文哲市長責成聯醫仁愛院區，以時任蕭勝煌院區院長為 PM，建置起全國最大的疫苗接種站。

［二］跨局處協調

為有效快速跨局處協調，依任務編組需求共成立「花博接種站設置工作群」、「花博大型疫苗注射群組」、「花博大型疫苗救護車支援

勤務」及「聯醫爭艷館注射團隊」等群組，組織架構（如圖三）

［三］動線評估

本次施打採宇美町式改良版。「宇美町式」疫苗接種法源自日本，將接種流程改為「民眾不動、醫護動」，接種者找到對應號碼入座後，不需移動位置或到不同站點報到，只須保持間距排排坐好、等待醫護，動線相對單純，且此接種法特別適合針對高齡族群實施，主因在於長者多無法久站，也禁不起反覆坐下站起，該種方法可讓高齡族群或行動不便者，從諮詢、注射到觀察整個流程都在原地完成，不僅降低移動風險，也能減少排隊動線堵塞造成的群聚疑慮。

改良版宇美町式：是將空間由原來一區（報到、看診、注射、觀察）改為報到區及醫療區（看診、注射、觀察），同時由「面」移動改成「線」移動。利用每一線操作時間差，

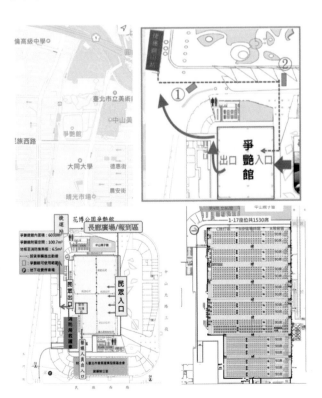

● 圖二 花博爭艷館位置

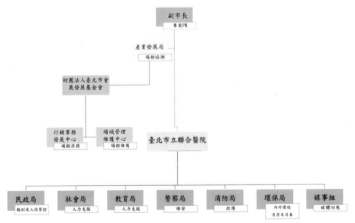

● 圖三 組織架構圖

可減少群聚,並加速施打速度。此改良版不但適合針對高齡族群,也適合施打一般民眾。

檢討改善與後續精進作為

臺北市政府將花博爭艷館作為疫苗注射站,其場地寬敞舒適,可容納千人以上施打,這不僅能快速提供疫苗服務,也能活化場館。同時,為滿足不同族群及對象的需求,多次提出專案施打申請,以確保疫苗施打率能涵蓋大多數民眾。臺北市立聯合醫院積極協助提供即時服務。此次任務獲得許多正面回饋,包括口頭鼓勵、感謝,以及各界愛心物資捐贈,支援工作人員餐飲等。

然而,仍存在不足之處,主要因為名冊造冊及通知時效因素,施打人數往往僅達名冊的50-60%。儘管動員大量團隊人力並申請足額疫苗,卻無法充分達到預期施打率,讓原本美好的意圖失去一些效果。日後若能提早規劃並動員,應能提高疫苗施打率,增加施打涵蓋率。

結語

COVID-19 病毒改變了全世界,也對地球上所有人的生活模式造成了影響。在這個情況下,我們唯一能採取的行動就是施打疫苗、實施檢疫措施以及研發抗病毒藥物。臺北市政府能夠迅速徵召花博爭艷館作為大型疫苗施打站,並在極短的時間內高效提高了疫苗施打覆蓋率。在這個過程中,各部門合作夥伴的不懈努力功不可沒。不到一個月的時間,疫苗施打數量就已超過六萬。我們秉持著「備而常用」的初衷,寫下了臺灣防疫史上一頁值得稱讚的篇章。

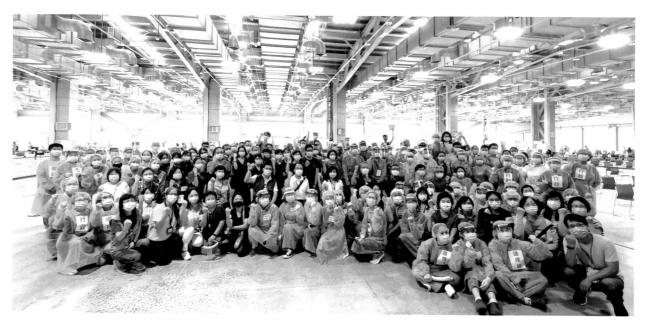

● 團隊合影

國立科學教育館大型疫苗接種站

張淑儀 │ 新光醫療財團法人新光吳火獅紀念醫院 企劃室副主任

緣起

「冠狀病毒 COVID-19」2019 年末在湖北省武漢市首次被發現，隨後在 2020 年初迅速擴散至全球多國，逐步變成一場全球性大瘟疫。接種疫苗可大幅降低 COVID-19 的傳播，新光醫院扮演社區健康促進與預防醫學推動者，積極配合政府疫苗接種規劃，讓民眾受到保護，安心且健康地生活。疫苗施打整體規劃因應臺灣疫情走向及政府規定，從疫情三級警戒為全體員工完整施打三劑疫苗；大規模疫苗接種規劃場地及動線；變種病毒襲台，施打族群從社區走進中小學校園。本院做為中央、衛生局、員工與民眾的服務橋樑，有良好之溝通系統，即時落實疫苗施打規劃，致力完成群體疫苗接種，守護全齡健康。

組織架構

疫苗任務小組由新光醫院侯勝茂院長擔任指揮官，醫療副院長高尚志及行政副院長洪子仁擔任副指揮官，企劃室張淑儀副主任為執行秘書，統籌疫苗施打規劃。

對內合作單位包含：各醫療科、健康管理部、護理部、總務部、工務部、資訊部、企劃室、醫事課等，組成跨部科之整合團隊，積極配合指揮中心之疫苗規劃，提供全方位疫苗接種服務。對外合作單位包含衛生福利部、臺北市衛生局醫事管理科、士林健康服務中心、士林區 2 家高國 (中) 職、士林區 12 家國民小學、國立臺灣科學教育館。

「疫苗接種 守護全齡健康」 階段歷程

［一］『疫苗抵台』至『雙北疫情進入三級警戒』為員工施打疫苗

2021 年 3 月疫苗任務小組成立，3 月 22 號開始院內員工疫苗施打，由侯勝茂院長「帶頭接種 AZ 疫苗」，親率醫護人員配合國家疫苗施打政策。4 月份新增多起本土案例，疫情情勢擴散，臺北市於 5 月 15 日宣布三級警戒，為降低第一線醫療人員染疫風險，最快的速度完成第一線醫事人員及非醫事人員造冊及疫苗施打規劃。

2021 年 5 月 31 日，為院內 1,045 位員工大規模接種疫苗，並陸續為第一階段族群施打，加強高接觸風險工作者群體免疫力。本院積極宣導，員工陸續接種兩劑和追加劑疫苗，降低染疫風險，成為守護臺灣民眾健康

的安全防線。為體恤員工打完疫苗發生不良反應及不適，院內落實疫苗接種假，並規劃護理人員彈性調班機制。

〔二〕「疫苗大規模接種規劃」 為社區打造便利、友善的疫苗站

中央流行疫情指揮中心推動 COVID-19 疫苗大規模接種作業，為加速民眾獲得免疫保護力，本院主動並積極配合中央防疫政策，啟動「科教館大型疫苗接種」規劃服務。找到「國立臺灣科學教育館」一樓大廳作為大型疫苗站，獲得科教館館長大力支持，與科教館合作並以快速、精準之規劃架設疫苗站，為提供社區民眾便利又安全的接種環境。疫苗站接種從 85 歲以上長者開始，逐漸擴增對象及類別，努力達成全齡層施打之目標。大型疫苗站完善規劃：

1. 友善措施：體恤年長者及陪同家屬不熟悉大型疫苗施打站場地，各服務點指示牌放大輸出。另提供長者及行動不便者，有扶手安全設計之等候座椅及輪椅。

2. 安全接種：BNT 疫苗需經生理食鹽水稀釋。在已稀釋過的 BNT 疫苗瓶身，貼上「已稀釋」貼紙。接種前專人再次雙重確認其劑量，避免出錯。

3. 大型文宣輔助：發想出 SLOGAN──「新光醫院 揪恁逗陣向前走」、「接種 COVID-19 疫苗 防疫真英雄」，重覆露出於疫苗接種站入口、媒體採訪區背板、科教館大型輸出壁板、拍照板、指引牌、

院內 Banner。強力呼籲民眾儘早接種 COVID-19 疫苗。

4. 情緒舒緩：疫苗施打後之休息區，安排歌手演唱輕柔曲目，緩解注射後之不適與焦慮。

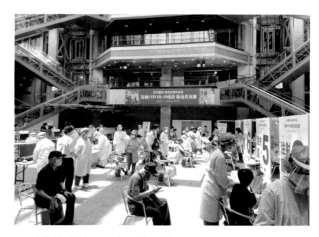

● 科學教育館設置大型接種站

〔三〕「Delta 變種病毒襲台」 迅速建置團隊前往校園

Delta 變種病毒 2021 年 6 月底襲台，北部疫情趨於緊張，中央流行疫情指揮中心與教育部規劃 2021 年 9 月開始為高、國中青少年及國小學生，進行 BNT 疫苗校園接種服務。第一時間與士林健康中心、配合疫苗施打之中學對接，排定前進校園施打時程，完成場勘後儘速調度人力，確保校園最安全之疫苗接種。

2022 年 4 月起本土案例飆升，4 月 28 日本土已突破 1 萬人 / 日，ACIP 專家會議決議：開放 12 歲以下幼童打疫苗，提供「校園集中接種」及「合約醫療院所接種」模式，本

院協助士林區 12 家小學進行疫苗施打，落實全齡層的施打目標。由於施打對象為未成年，醫院特別與學校校護事先溝通並做好周全的接種規劃，期望盡快提高疫苗覆蓋率，讓學子們安全接種並儘早獲得保護，預防疫情在校園擴散：

1. 事先溝通施打意願，施打當日必須出具同意書，並於施打後提供衛教資訊。

2. 與學校溝通施打當日減少劇烈運動的教學活動，並由醫事人員逐一進行問診及接種，打疫苗後在現場休息 15 分鐘。

3. 本院備有各式藥品、急救設備及救護車，以應不時之需，盡最大的努力守護校園接種安全。

100% 安全接種

有鑑於國際及國內發生多起疫苗施打異常案例，如施打未稀釋原液、施打品項錯誤等，

為避免施打異常可能造成的健康影響，本院致力於落實疫苗零失誤，包括施打對象、疫苗品項、接種劑量、疫苗保存提供民眾安全接種：

1. 多種疫苗（AstraZeneca、Moderna、高端、BNT）包裝、使用方法、保存條件都不同。落實核對人、黃卡、接種疫苗。同一場地、同一時段，僅施打 1 種疫苗。透過「時段、地點」分流，避免出錯。

2. 本院為確認劑量無誤，將已稀釋過的 BNT 疫苗瓶身貼上「已稀釋」貼紙，接種前專人再次雙重確認其劑量，避免出錯。

3. 安排經驗豐富之醫護及行政團隊執行接種業務。在每天疫苗站開打前，再三提醒醫護及行政團隊：當日接種對象、疫苗種類及劑量。

4. 抽取疫苗前落實三讀五對。疫苗抽取區淨空雜物，由疫苗管理人掌控疫苗數量之進出。

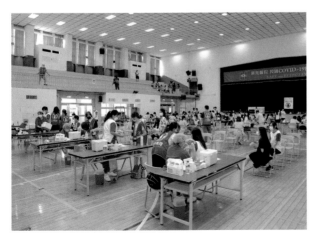

◉ 前往北士商校園施打 COVID-19 疫苗

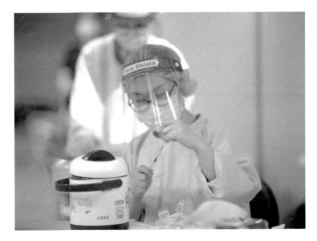

◉ 抽取及施打疫苗，落實三讀五對

執行成效

1. 本院疫苗施打總數：年齡層從 5 歲～百歲人瑞。截至 2023 年 4 月 12 日已施打 12 萬 1,246 劑，施打正確率 100%。

2. 科教館大型接種站疫苗施打總數：施打 7 萬 7,743 劑，佔本院 64% 接種量。施打正確率 100%。科教館單日最高施打人數達 1,818 人，動線及流程順暢。

3. 員工三劑疫苗接種率：截至 2023 年 4 月，第一線醫療人員，扣除特殊原因無法施打者，完成三劑疫苗施打率 100%

4. 前進社區校園：協助士林區 40% 學校施打 COVID-19 疫苗。包含 2 家高中、1 家國中 (施打二劑 BNT，總計 6,968 人次) 及 12 家小學 (施打 Moderna 及 BNT，總計 4,013 人次)

結語

新光醫院身為醫學中心，做為在地民眾的健康守護者，此次中央推動 COVID-19 疫苗大規模接種，義不容辭的配合國家政策，進行各項疫苗施打規劃及安排。秉持著創辦人吳火獅先生「取之社會，用之社會，以醫療回饋社會，維持現狀即是落伍」之理念，肩負社會責任，積極參與社會公益服務與政府推動之健康政策，全心全力實踐回饋社會的努力與理念。

面對日益嚴峻的變種病毒，以及後疫情時代的挑戰，新光醫院會持續推廣疫苗接種及追加劑施打，致力於精準快篩、精準 RT-PCR，並推動有效率使用抗病毒藥物治療、阻止疾病進展，提供安全之住院照護。持續投入於全球防疫及永續發展目標持續推動，透過精進醫療防疫作為及專注於確診之醫療照顧，守護全民健康。

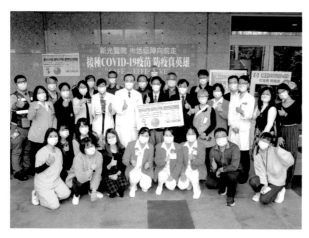

● 新光醫院與科學教育館合作施打 COVID-19 疫苗，為民眾健康把關

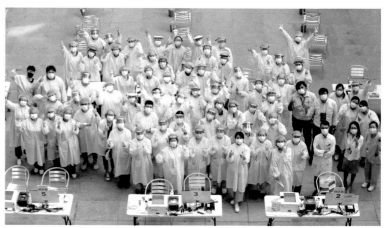

● 新光醫院揪您逗陣向前走

3–4 開啟疫苗接種新篇章 ── E 化疫苗接種站

郭明娟 | 國泰綜合醫院院長室　副主任

▍前言

為降低 COVID-19 病毒進入社區造成擴大傳染，臺灣於 2021 年 6 月 2 日開始進行大規模接種計畫。依我國政府規劃，建議大型接種站每日接種人次需 100~1000 人次 (臺灣疾病管制局，2021)，屆時等候接種民眾、其同行家屬及現場工作人員數以百計，倘若現場流程動線混亂，恐存在群聚問題，民眾於接種站的時間越久，群聚問題嚴重性越為嚴重，也增加曝露與感染的風險。

有鑑於此，本院在配合國家政策設立大型接種站時，以民眾安全接種及良好的接種體驗為前提，透過流程再造並結合智慧資訊科技，設立 E 化接種站，期能在保持良好社交距離、減少民眾等候時間的目標下，協助民眾完成疫苗接種。

▍疫苗接種與留觀流程

本 E 化接種站參考院內的接種流程及日本宇美町式疫苗施打模式，透過 ECRS 流程程序分析法，重新統整流程後，民眾從入場到離場歸納為五個流程，依接種動作屬性區分為「入場到報到區」、「報到區」、「看診區」、「接種區」、「留觀及離場」等流程，詳述如下：

〔一〕入場到報到區

1. 民眾出示健保卡，於入口處工作人員查驗民眾 TOCC，並歸還民眾健保卡。

2. 入場工作人員，依接種線安排叫號系統顯示，安排民眾於有空的接種線等候，而民眾根據指示前往指定接種線等候報到。

3. 等候報到的同時，提供「電子健康評估問卷」QR Code 供民眾可自行掃描及填寫。

〔二〕報到區

1. 民眾出示健保卡，報到處工作人員則根據「身分查核系統」，查核預約及查驗身分。

2. 完成身分查核後，工作人員點選「組套批掛結」系統，同時完成掛號、批價及結帳等程序，並列印疫苗接種同意書及疫苗接種單。

3. 將疫苗接種單、同意書及健保卡歸還民眾。

4. 民眾填妥疫苗接種同意書後，前往看診區，等候醫師看診。

[三] 看診區

醫師根據系統自動帶入之民眾健康評估結果進行看診，並依看診結果將民眾區分是否為疫苗接種高風險族群，並標示於接種單。

[四] 接種及留觀區

工作人員依接種單上高風險族群之標示註記，引導民眾前往指定接種區。若為高風險族群，則由專人引導民眾前往高風險留觀區，等候護理人員前來施打疫苗，完成接種後直接於座位上等候觀察，直到離場。若非高風險族群，則自行前往接種區等候接種疫苗，接種後前往留觀區，等候離場。此外，民眾於留觀區時，自動化輪播疫苗接種後注意事項，並有護理人員進行衛教指導。

[五] 離場

民眾於離場前需掃描疫苗接種單上 QR code，並根據「離場時間監控系統」顯示留觀時間是否滿 15 分鐘，若時間已滿 15 分鐘者即可離場。民眾離場前，可依自我意願填寫疫苗接種滿意度調查。

疫苗接種站配置及流程重整

[一] 資訊導入

本專案共導入「電子健康評估問卷」、「接種線叫號系統」、「設計健康問卷填寫結果自動帶入病歷內容」、「於完成報到時系統自動批次印出同意書及疫苗接種單」、「設計『批掛結』快速通關系統」、「離場時間監控系統」等智慧化資訊，詳細說明如下：

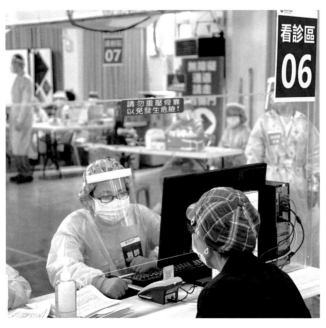

◉ 看診區

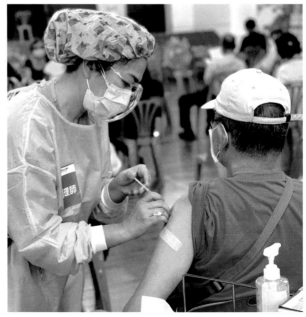

◉ 護理師正在幫民眾施打疫苗

1. 電子健康評估問卷

   依據我國政府所規劃疫苗接種須知,設計健康評估問卷,讓民眾在入場後用手機掃 QR Code 邊等候辦理報到手續時可一邊填寫。問卷內容包含是否曾經注射疫苗或對 COVID-19 疫苗成份發生嚴重過敏反應等 13 題,若回答有,則需持續回答衍生之次一層問題。

2. 接種線安排叫號系統

   接種線安排叫號系統共分兩種狀態:「有空」及「有人」,並以顏色區辨之。由報到區工作人員啟動,點選該接種線狀態為「有空」,資訊即時傳送至報到入口處之工作人員手機,以利安排民眾至該接種線報到。

3. 設計「批掛結」快速通關系統,並列印接種同意書及接種單

   報到區工作人員於系統點選「組套批掛結」,一鍵完成掛號、批價及結帳程序,同時完成讀取健保卡號及寫入醫令動作,並列印疫苗接種同意書及疫苗接種單。

4. 設計健康問卷填寫結果自動帶入病歷內容

   系統自動將民眾填寫之「健康評估問卷」帶入病歷系統之 S(Subjective),並

將民眾評估問題中填寫「有」的項目優先顯示並加上「●」符號以特別提醒醫師注意並加強評估,有特殊病史者亦可在同一畫面進行雲端病歷查詢。

5. 離場時間監控系統

   民眾離場前可憑疫苗接種單自行掃描接種單上 QR Code,由系統自動判定自民眾完成接種的時間是否已超過 15 分鐘,若尚未超過 15 分鐘者,則提醒民眾仍需留置觀察。

[二] E 化接種站環境佈建

在規劃 E 化接種站不可或缺的便是網路,本院在中華電信公司的大力支持下,合作布建光纖專網,直通本院乾淨安全的雙備援 VPN 專線網路環境,以使現場資訊系統得以順暢進行。考量接種者包含高齡長者,在接種站動線力求無障礙,故將所有電線、網路線採空中懸吊不落地的設計,以維工作人員及民眾安全。

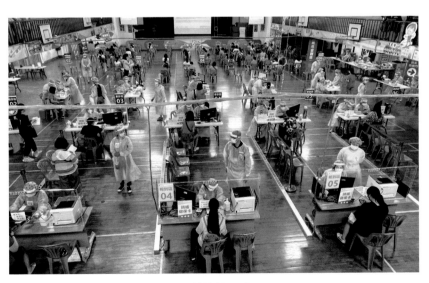

● 所有電線、網路線採空中懸吊不落地的設計

本 E 化疫苗接種站的運作下，病人由入場至完成疫苗接種，平均花費時間僅 7 分 4 秒，有效降低群聚及感染的機率。在疫情期間本院主動支援開設幸安國小、松菸等接種站，並承接北市幼兒園教師及學童專案，共 102 場次，共施打 80,645 劑。

滿意度的部分，在「接種線上預約方式」、「現場流程」、「人員服務」得分，分別為 4.8、4.9、4.9 分，整體滿意度亦高達 4.9 分（滿分五分），而在質性問卷的部分，有 97.7% 給予正向回饋，包含稱讚「團隊有效率」、「辛苦了，謝謝」、「沒怎麼需要排隊」、「接種速度快」、「施打環境舒適」等肯定。

結論

傳統診間疫苗接種方式皆由被接種者於診間、批價櫃檯間來回移動完成，花費時間長、易增加群聚感染機率，且高齡者跌倒風險也提高。本院建置 E 化大型疫苗接種站融入流程優化與強化智能服務，採分時分眾、單一區塊導引民眾的方式規劃，以提升接種效率。

科技導入疫苗接種站有效減少民眾等候時間、加速服務效能，從入口至離場，本院創新之報到叫號及離場時間監控系統，不僅使民眾在疫苗接種站停留時間最短，接觸最少，達安全、效率接種目標，成果亦反應在民眾滿意度中，九成以上民眾皆給予近滿分的評價。

本院為建立 E 化疫苗接種站，在李發焜院長的領導下，可說是全院動員，除了醫藥護同仁，還包含院長室、管理部、資訊部、總務部等部門人員的參與及投入，為臺灣的防疫工作貢獻一己之力，也才打造出環境安全、舒適且無障礙的疫苗接種站，營運期間工作人員全副武裝，臉上盡是汗水，身上的隔離衣都可擰出水來，但大家的表情是愉快的，因為我們正在為臺灣的防疫史記上歷史性的一筆。

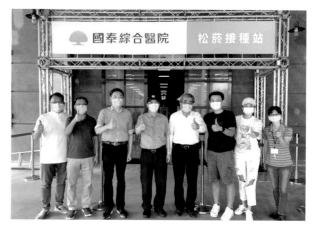

◉ 國泰團隊於松菸接種站

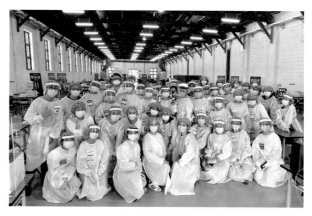

◉ 國泰團隊於松菸接種站

參考文獻：

臺灣疾病管制局（2021）‧COVID-19 疫苗接種計畫大規模接種規劃及獎勵措施。https://www.cdc.gov.tw/File/Get/o8UBzB7IYlFyn_DHSg8vnQ

3 -5 內湖慈濟園區 COVID-19 疫苗中型接種站經驗談

洪德仁 | 台北市醫師公會常務理事暨 COVID-19 緊急醫療防疫應變小組 召集人 ／ 洪耳鼻喉科診所 院長

國家醫療防疫體系

中華民國醫師公會全國聯合會例次的緊急醫療防疫會議，邱泰源理事長和全國各地醫師公會理事長積極規劃「國家醫療防疫體系」，在疫苗接種工作中，一定要減少醫學中心、大型疫苗接種站的負擔，讓醫學中心回歸急重症醫療服務。分佈在全國的 10,000 多家診所，就是最堅固的疫苗接種基石，提供社區最方便、親切、可近性的服務。

因應疫情的變化，臺北市在 2021 年 10 月，曾經發生設置在花博爭豔館的大型疫苗接種站，因為接種人數過於龐大，每日高達 8,000 劑，服務動線相當混亂，造成民怨，也有交叉感染的風險。因此，臺北市政府提出區域聯防的醫療防疫概念，盡量減少大型疫苗接種站，普設診所的小型疫苗接種，當時已經有 230 家診所加入服務，在大小之間，如果能夠設置中型的社區疫苗接種站，以備不時之需，那就更加完善。中型的社區疫苗接種站不是由醫學中心派遣醫師、護理師提供服務，增加他們的工作負擔，而是由基層醫師依照生活圈概念，在健康服務中心（衛生所）

或地方醫師公會的整合下，邀請基層醫師、護理師共同參與。當然，也可以由縣市醫師公會或社區醫療群進行整合工作，讓社區的診所醫師、護理師依照意願，輪班執勤。

慈濟內湖疫苗接種站

臺北市政府決定從 11 月初的第 13 期開始設置社區型的中型疫苗接種站，每日每站接種 300 至 1,000 劑，邀請醫院、診所及醫師公會提供服務。我代表公會和市政府接洽，敲定 11 月 13 日開始的第 14 期，整合臺北市診所醫師、護理師，應用慈濟內湖聯絡處的場地，正式提供中型疫苗接種服務。這個場所（臺北市內湖區成功路五段 180 號）位於大湖公園旁邊，後面是山坡地，環境清幽，風光明媚，但是並不是位於市區，人煙稀少，總是讓人擔心接種的民眾稀少，造成醫師公會媒合的醫護團隊，人力資源的閒置，無法發揮最大的效益。不過在第一次現場勘查和會談中，深深感受到社區公私部門的深刻期待，慈濟志工的愛心和熱誠，我們也答應全力以赴。在運作中，隨時機動調整，得到接種民眾的肯定。

我們接種的時間是每星期五、六、日，因為內湖地區上班及下班時間天天塞車，所以我們就比照臺北榮民總醫院在中正紀念堂設站的經驗，早上 8 點鐘開始，每天分兩班，早班：早上 8 時至 12 時，午班：中午 12 時至 16 時。中午時段不休息，方便上班族前來接種。值班醫護輪流用餐。每一班 4 小時，各需要醫師 1 人，護理師 3 人。每日接種量 600 劑，上下午各 300 劑。人員穿著二級防護，備妥防護衣服、口罩、面罩與髮帽。我們拜會臺北榮民總醫院，學習在中正紀念堂疫苗接種的流程和經驗，並且請醫務企管部協助查核預約名單，前往衛生福利部查核系統，稽核預約民眾 TOCC 狀況，並由執行單位通知居家隔離 / 高風險族群，不得前來接種，避免疫病傳播的風險。

疫苗配送由執行單位前往北投健康服務中心提領疫苗及相關文件、貼紙。執行單位準備完善的冷運冷藏設備及運送方式，依相關規範落實冷儲溫度監測作業，以確保疫苗運送過程及貯存均維持於攝氏 2-8 度，遵守疫苗冷運冷藏相關規範。

疫苗接種流程

採由不同出 / 入口進出之單一動線分流，疫苗接種流程如下：

1. **等候及報到：** 報到前，協調捷運局同意捷運大湖公園站內外指引海報，志工在捷運站閘口外接待指引，公車站指引海報及志工指引。協調交通警察協助穿越成功路交通安全維護。慈濟內湖聯絡處大門前走廊，左側為一般民眾等候報到區，預約民眾要戴口罩。大門為輪椅、行動不便民眾等候報到區。志工提醒民眾提供身分證、健保卡，志工確認身分並核對預約清單，幫民眾量測體溫、酒精乾洗手，體溫 38 度以上者，先行休息 5 分鐘，再行量測，仍然發燒者，給予說明勸離。安排民眾依序進入等候及報到區，發給夾板、COVID-19 疫苗接種評估及意願書及疫苗接種黃卡，請民眾填寫及簽名，現場準備填寫說明海報，志工做必要的協助。接種第 2 劑的民眾，也將黃卡夾好，志工協助確認資料正確，並提醒民眾保管好夾板及上面的資料，不要自行更動。

2. **讀卡掛號：** 我們使用離線 NIIS 系統，2 台電腦及讀卡機同步作業，與疾病管制署連結，上傳相關資料。由具有資訊文書處理的志工，進行登入。再傳遞給坐在旁邊的志工，蓋上相關戳章和黏上貼紙。接種第 1 劑者，志工預先蓋好在第 1 劑欄位蓋上疫苗品項、接種日期、接種診所的黃卡。接種第 2 劑而忘記攜帶黃卡者，則發給預先蓋好在第 2 劑欄位蓋上疫苗品項、接種日期、接種診所的黃卡，只留評估醫師及接種護理師欄位空白，向民眾說明，回到第 1 劑接種院所，利用今天的黃卡，補蓋第 1 劑接種資料。掛號完畢後，先依

序就坐等候,民眾可以自行到血壓機處,自行量測血壓。

3. **健康評估、注射及休息區:**志工引導到健康評估及注射區(圖一)。行動不便及坐輪椅者,安排志工指引到大門內側等候,由家屬或志工協助讀卡掛號,志工告知醫護團隊,醫護團隊前往,進行健康評估及接種,原地休息,15 分鐘後才可離開。本區放置 3 排各 10 張有後背的椅子,每 1 排分別作為等待、接種、休息等功能,讓民眾在原位等待、接種、休息,醫護團隊逐排依序提供服務。接種前、每批接種民眾離開後,志工噴酒精消毒(圖二)。採用宇美町接種方式,配備醫師 1 名、護理師 2 名及小推車 2 台。志工指引依序就坐。

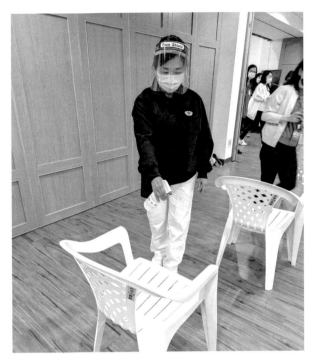

◉ 圖二 慈濟志工進行座位消毒

書盒子,依序接種,志工協蓋章,並回收 COVID-19 疫苗接種評估及意願書及夾板。民眾只保留健保卡、身分證及疫苗接種黃卡。這裡非常親切友善,年輕媽媽推著娃娃車也能過來疫苗接種(圖三)。

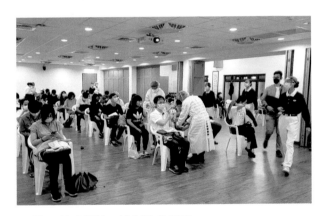

◉ 圖一 健康評估、注射及休息區

醫師坐在可以滑行的椅子上,依序健康評估,志工協助蓋章。若健康評估不適合接種者,醫師說明之,志工帶離現場,告知擇期預約或自行安排接種。適合接種者,護理師推著小推車,放置疫苗、消毒棉片、貼布、廢棄回收箱及回收評估及意願

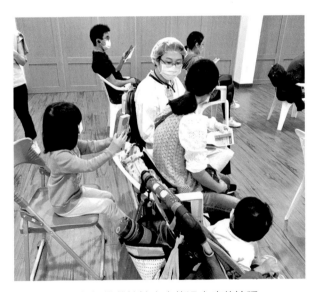

◉ 圖三 年輕媽媽推著娃娃車也能過來疫苗接種

本區第一排依序坐滿民眾後，醫師進行評估，護理師隨後進行接種，這一排就是健康評估及接種區；同一時段，志工引導民眾依序坐在第二排，第二排就是準備區；當第一排健康評估及接種完畢，醫護團隊進入第二排，第二排就是健康評估及接種區，第一排接種完畢的民眾，留在原座位休息，第一排就變成休息區，第三排成為志工引導民眾依序就坐的準備區。如此，3 排各 10 個座位，依序輪流為準備區、健康評估及接種區、休息區，把宇美町接種方式，發揮到淋漓盡致。醫護團隊每隔 20 分鐘左右進行衛生教育（圖四），全場的民眾都可以聽到相關疫苗接種注意事項。電視播放節目，舒緩民眾接種的緊張。每一排 10 位回收 1 次，確認資料填寫齊全。

穩定的民眾，15 分鐘後，依照志工及路線牌指引，依序離場。休息區旁邊有洗手間，若需要使用，請告知志工，保持乾淨，也請志工留意該民眾是否離場或是有狀況發生。民眾離開時，慈濟志工贈送結緣品，並指引離場路線。

4. **留觀區：**接種時、接種後有不適症狀者，志工扶持到留觀區，密切觀察，嚴重者，撥打 119，請求消防局救護車，送往三軍總醫院。本區準備觀察床 2 床、有靠背椅子 5 張、血壓機、額溫槍、急救箱及 Epinephrine 等藥物等。護理師及醫師密切注意本區觀察的民眾，並製作簡單的條列病歷紀錄。觀察穩定的民眾，經過醫師評估才可以離開。

5. **疫苗存放調劑及文書回收區：**為了減少誤打的發生，在任何時段，本接種站只提供一種品項的疫苗，也不提供殘劑的服務。疫苗接種是非常重要的醫療護理工作，三讀五對就在於強調流程標準化，以減少人為錯誤，在這樣大量的疫苗接種場域，更要重視三讀五對（圖五）。我們從

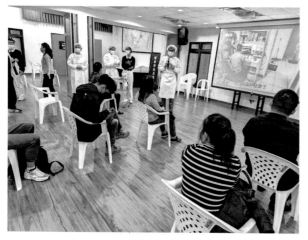

● 圖四 醫師進行衛生教育

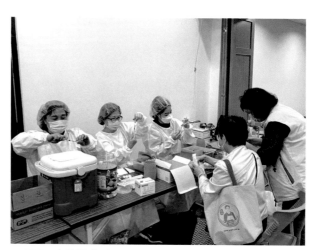

● 圖五 疫苗抽藥務必三讀五對

最源頭人力支援配備做起，把原來一醫二護，增加為一醫三護，讓疫苗的調劑、抽針、接種、查核的程序，更加從容不迫。每一節開始服務時，再次提醒和叮嚀，減少人為錯誤的發生。文書回收區回收 COVID-19 疫苗接種評估及意願書，隨時清點疫苗接種數、意願書數量是否吻合（圖六、七）。

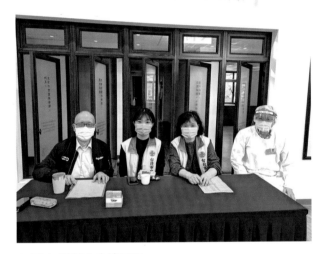

◉ 圖六 醫師公會娘子軍

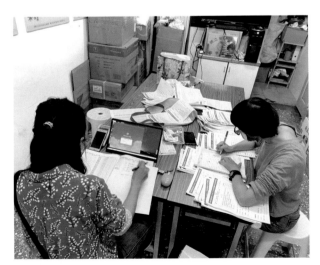

◉ 圖七 診所娘子軍

6. **醫護及行政人員休息區：**同仁自行前往本區稍事休息。感恩慈濟備妥茶飲、餅乾、素齋午餐結緣。中午時段，分批用餐。

7. **行政支援：**在地社區的慈濟志工、健康服務中心、區公所、環保局、警察局、捷運局、里長等單位經過多次的協調溝通會議，取得最大的共識，隨時滾動式的調整，已臻完善。慈濟內湖聯絡處每天提供 50 位以上的志工協助，從園區環境清潔、桌椅安排、指示牌放置、協助文書作業、動線的指引、接種緊張情緒的安撫、座椅的酒精消毒、結緣品發放、醫護休息區茶水素齋的準備等，鉅細靡遺，提供給民眾和服務團隊最優質的服務，令人感心。健康服務中心協調疫苗及週邊商品提供、接種動線的督導、衛生局行政協調。區公所安排同仁協助行政文書，負責 NIIS 系統登入。區公所協調環保局，在每天接種結束後，前來清運醫療廢棄物以外的一般廢棄物，並且在整個場地進行環境消毒，確保衛生安全。至於醫療廢棄物則由執勤的醫護團隊帶回診所，遵照醫療廢棄物處理的方式處理。捷運車站出口能夠設置指引告示，也是在協調會議中，取得共識，健康服務中心協調的結果。

執行成果

我們總共接種第 13、14 期，第 13 期接種承載總數為 4,200 劑，預約數為 3,202

劑（76.23%）。 接 種 總 數 為 2,938 劑
（91.75%）。在現場，我們也詢問及統計接
種者的狀況，男性佔 48%，女性為 52%；
年齡分佈以 30-39 歲最多，達 26%，其次
為 40-49 歲，達 22%，20-29 歲佔 18%。
居住地及上班地點在內湖區佔 90%，區
外 10%；前來接種的交通工具，最多的是
騎摩托車，佔 42%，其次依序為搭乘捷運
(28%)、 開 車 (25%)、 搭 乘 公 車 (15%)；
開車前來的民眾當中 (25%)，停在路邊有
18%、停在慈濟園區 168 廣場有 7%。也有
少數騎腳踏車 (3%) 及走路 (2%) 前來。可
見得這個接種據點真的距離社區人群較多
地區，稍顯偏遠，幸而可以依靠臺灣民眾
最常使用的交通工具：摩托車、大眾運輸
系統和開車，才能抵達。

現場接種後在休息時，我們也進行口頭訪
問，訪問了 120 位民眾，對於這個場地及
接種服務非常滿意達 52%，滿意 43%，也
就是滿意者達 95%。滿意的理由依序為：
對於台北市醫師公會專業的信賴 (86%)、
慈濟志工的愛心 (70%)、醫師和衛教的專業
(65%)、護理師接種的專業 (53%) 等，可見
得台北市醫師公會的專業和醫護的專業及愛
心，加上慈濟志工的付出和園區的環境，都
受到大家很大的讚賞和肯定。當然也有民眾
反應精進的建議，包括：地點偏遠、希望每
天開設接種服務、可以隨到隨打等等，這些
可以作為未來持續服務的參考。

推動順利的因素

我認為這次能夠在這麼偏遠地點順利推動中
型疫苗接種站，應該有幾個因素：

1. **市政府由上而下的決策：**由於疫情的嚴峻
與否，有波動性的變化，市政府在 10 月
時決定開設中型疫苗接種站，特別是第 12
期疫苗接種，衛生福利部邀請各大醫院前
往臺北市 6 個地點設站，順利提供中型疫
苗接種的模式。11 月 3 日起的第 13 期疫
苗接種，以及台北市醫師公會負責的慈濟
內湖聯絡處接種站，都是由市政府明確的
決策，由上而下的整合府內各局處，以及
轄下區公所層級的各單位，提供必要的支
援。簡單講，最高領導有命令，才叫的動
相關單位的配合。

2. **醫師公會的因應對策：**台北市醫師公會成
立 COVID-19 疫情緊急應變小組，除了
醫療防疫的整備之外，也積極規劃最合宜
的醫療防疫體系。我們認為，醫學中心、
大型疫苗接種站提供大量疫苗接種，還有
最基層的診所螞蟻雄兵，更要建構社區型
的中型疫苗接種站，由社區診所醫師、護
理師提供支援，以因應緊急較為大量疫苗
接種的需求。在邱泰源理事長的統籌規
劃，我負責臺北市專案的召集人，可以說
銜命執行，務必逐一釐清執行的爭點，逐
一協調，並經由對話的溝通，尋求具體可
行的策略。

3. **同儕真誠的討論和諒解：** 中型疫苗接種站涉及醫療防疫專業以外的行政協調，幸而我有 30 年參與社區營造、審議民主等公民社會經驗，解決行政協調的困境，讓醫師同儕以醫療防疫的專業，參與防疫工作，降低參與的門檻。也有基層同儕反應，診所疫苗的接種量已經逐日下降，中型疫苗接種站會不會有搶走業績的疑慮？我向基層前輩們報告，中型疫苗接種站是完整的醫療防疫體系不可或缺的一環，公會和基層醫師不參與，政府一定會指派醫院來接手，診所醫師即使參與，也是被管理、配合執行的打工仔。我們一定要在公會的整合下，在診所的生活圈範圍內，當地的基層醫師共同參與經營管理，共同調度資源人力，也就是自己的社區自己救，自己的社區防疫，自己參與守護。

4. **土地的黏著力：** 越是在地，越有更多的情感和認同。大家共同的目標是：提供居民專業、便捷、可近的疫苗接種，守護市民健康。每次的籌備工作會議，各單位都是具有決策的代表出席，當下確認問題點，跨部門的合作，提出具體可行的解決方案，讓整個規劃和執行工作，更加順暢。

5. **公私協力：** 臺北市政府從柯文哲市長、蔡炳坤副市長、衛生局黃世傑局長，還有醫師公會邱泰源理事長、蔡有成監事長都非常關心，積極整合相關的資源，務必促成、督導這個接種站的順利進行。黃世傑局長、邱泰源理事長親自蒞臨指導打氣

（圖八），邱理事長致贈紅包給予慈濟基金會，都是給予第一線的同仁最大的鼓勵。內湖區林秉宗區長、民政課黃穗蘋課長、公民會館蘇宗業館長、健康服務中心袁旅芳主任、陳美英護理長、警官維持次序（圖九）、環保局每天前來清運一般廢棄物及場地消毒（圖十）、慈濟志工師兄師姐們，都是一群無私奉獻的菩薩，才能促成接種站任務圓滿。

6. **慈濟無私愛心：** 整個慈濟內湖聯絡處無條件的提供疫苗接種，志工安撫個案，無私愛心，令人敬佩（圖十一）。無論園區的環境清理、空間的安排利用、動線的規劃、設備的調度、志工安排、醫護團隊的休息區、專屬停車的安排、結緣品的健康平安祝禱、志工溫柔和樂的肢體語言，讓人在在感受心安的情境，就有平安的喜樂。所以整個接種過程，雖然有留觀區的設置、後送醫院三軍總醫院的安排，但是在接種的現場，完全沒有暈針和其他不適症狀的發生，令人難以置信，深深感受到心安才能平安。

我負責整個接種站的規劃和執行，在過程中，深知自己有若干處事方式，造成大家的困擾，例如：要求醫師、護理師團隊，一定要在早班和午班開始前 30 分鐘，在現場報到，我會每天早上 7 點半，在現場等候大家的到達，一定造成大家的壓力，深感抱歉。也希望大家諒解，我們是代表台北市醫師公會，團隊的紀律，是執行任務最重要的基

礎。以前醫師公會負責大型活動的醫療站，我也是要求活動前半個鐘頭，就要全員報到；主持人宣布活動結束，醫療團隊還要再等半個鐘頭後才能撤場，以保障人員離場的安全，應該就是處處強調團隊的紀律。

為避免不必要的困擾，我一而再、再而三，要求團隊同仁一定要提早做好準備，從容優雅的服務。而且一定要三讀五對，適時向民眾說明，報告這個接種站同一天只有一種疫苗，絕對不會有誤打現象的發生，讓民眾安心，減少人為失誤。

轉型為機動的儲備戰力

非常感謝在地的黃國欽醫師願意從 19 期起接手，安排調度社區醫師持續提供服務。第 16 期，中型疫苗接種站預約逐漸冷淡，柯文哲市長裁示第 17 期起，停止大型及中型疫苗接種站。面對國際的疫情趨緩、Omicron 病毒大多為輕症的特性，臺北市政府強調的社區「區域聯防體系」，也建置完成。醫學中心回歸到急重症醫療服務，以保存醫療防疫量能，社區型的中型疫苗接種站應該由社區診所醫師擔綱，隨時因應疫情的需要，啟動醫師公會、社區醫療群媒合診所醫師共同參與的疫苗接種工作，台北市醫師公會執行的慈濟內湖聯絡處的接種站，只是暫時的停止，轉型為機動的儲備戰力，期間因教育及誘發出更多的社區醫師共同參與，會在必要時，在不同的社區生活圈遍地開花，共同參與防疫及疫苗接種服務。

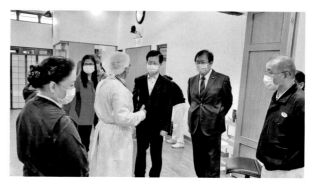

◉ 圖八 衛生局黃世傑局長及醫師公會邱泰源理事長前來打氣

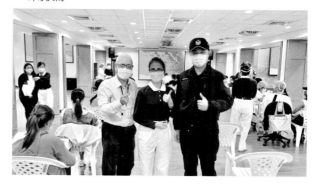

◉ 圖九 警官、區公所和健康服務中心總動員

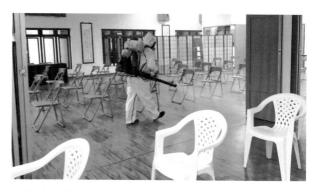

◉ 圖十 環保局每天前來清消

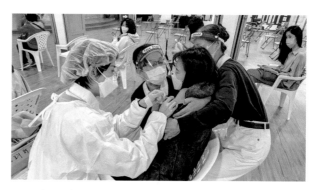

◉ 圖十一 志工安撫個案

3-6 Omicron 來襲
——中型疫苗接種站重啟經驗

黃國欽 ｜ 台北市醫師公會 理事 ／ 閎新耳鼻喉科皮膚科聯合診所 院長

自 2019 年末發現 COVID-19 首位病例起，疫情以超乎預期的速度在世界各國肆虐蔓延，而首當其衝的臺灣一刻也沒有鬆懈，配合疫情在國內的發展，不斷地推出新的因應政策。疫情進展到 2021 年 5 月臺灣本土確診病例數暴增，因應這波疫情，開始設立大型疫苗接種站，鼓勵民眾完成 2 劑疫苗接種，以提升免疫力並降低重症風險。為了提升接種涵蓋率，臺北市政府決定從 11 月初開始設置社區型的中型疫苗接種站，而台北市醫師公會配合辦理，並由洪德仁醫師從第 13 期開始在內湖慈濟設立接種站。隨著疫情控制得宜，疫苗打氣也逐漸減弱，市長裁示第 17 期起，停止大型及中型疫苗接種站，而內湖慈濟接種站也隨之退場。

▌臨危受命接棒重啟內湖慈濟接種站

然而計畫未能趕上變化，2021 年底國際間出現 Omicron 變異株感染病例，臺灣也難逃高傳染力的 Omicron 在 12 月出現境外移入個案，並在幾週後，2022 年 1 月發生本土病例，社區感染風險因此大幅提升。面對 Omicron 變異株的嚴峻情勢，為因應即將到來的疫情高峰，中大型疫苗施打站決定持續運作，內湖慈濟接種站則在 2022 年 1 月 17 日的第 19 期重新啟用。這次任務，除了要鼓勵還沒接種兩劑基礎劑疫苗民眾盡快接種，更重要的是接種「疫苗追加劑」，提升免疫保護力。

我從洪德仁醫師手上緊急接棒，在 2022 年 1 月 13 日於慈濟內湖聯絡處召開重啟會議，邀請了相關單位參與協調分工，會議當天感謝洪德仁醫師、慈濟的師兄師姐們，以及出席的內湖區公所、內湖健康服務中心、警察局、環保局等公部門人員。由於有前一次設站的經驗，這次會議很有效率地完成工作認領，達成共識：

場地部分，感謝慈濟持續提供內湖聯絡處空間與桌椅，也要感謝醫師公會提供前次設站製作的指引與標示，讓我們不用操心硬體設備，場佈與動線配置也可以先比照之前安排。一樣運用禮堂與迴廊空間布置：等候及報到區、讀卡掛號區、健康評估及注射區、休息區與留觀區，因為空間夠大，如果一次

來的人數較多，也能透過分區分流保持安全社交距離。警察同仁會協助周邊交通安全維護、環保局則會每天派員在接種結束後前來進行環境清消並清運一般廢棄物（醫療廢棄物由醫護團隊自行帶回診所，依醫療廢棄物處理程序清運）。

人力部分，入口處會由慈濟志工協助量體溫、發放號碼牌；報到處會有健康服務中心的同仁協助確認民眾身分與比對疫苗預約名冊；掛號區會由診所或公會的行政同仁加上一位區公所人力共同協助讀卡、貼貼紙、小黃卡用印；疫苗施打部分需要 2 位醫師、3 位護理師，共需要 5 名醫護執行；另外請公會支援人力協助回收意願書。每一班次也會有多名慈濟志工協助補足每個站與站之間的人力，讓流程更順暢。慈濟志工還會在休息區為所有工作人員備上飲料與點心，中午提供素齋午膳，幫大家隨時補充能量。

防護裝備部分，皆比照中央規定，執行的醫護人員著二級防護，穿著隔離衣、配戴 N95/外科口罩、防護面罩與髮帽。其他行政人員則配戴外科口罩。由於疫情疫情嚴峻，慈濟志工提出須著隔離衣等二級防護裝備需求。這部分要感謝醫師公會大力協助防護裝備等物資的補充，讓所有人能放心執行任務。

疫苗配送部分，則是由診所這邊派員前往松山區健康服務中心提領疫苗、小黃卡、同意書、貼紙等相關文件。準備完善的冷運冷藏設備，依相關規範落實冷儲溫度監測作業，以確保疫苗品質。

為了要盡快提高施打率，這一次從原本的週末設站改成週間設站，施打時間設定在平日週一到週五，上午從 8:30 至 11:30，下午從 13:00 至 16:00。中午安排一個小時的休息時間，讓工作夥伴都能充分的休息。一天只打一種品牌疫苗，流程單純化。每日接種量能設定在 600 劑，上、下午各 300 劑，一週打五天最多可以完成 3,000 人次施打。

大致事項確定後，便回到診所開始準備各種前置作業。感謝診所內的行政護理人力全部總動員，休診後留下來加班到半夜，製作號碼牌、採購好大量的版夾文具、在施打說明評估及意願書上面標示重點、製作注意事項、準備必需的電腦和讀卡機裝好離線 NIIS 系統、刻章、準備好針具與消毒工具……先想好各種大大小小可能狀況，先做好準備。也預先協調好護理與行政的人力調度。

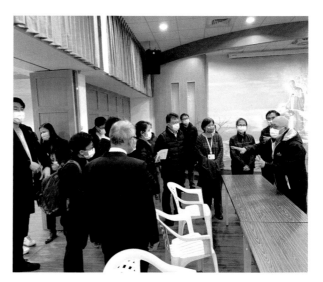

◉ 2022 年 1 月 13 日於內湖慈濟召開重啟會議

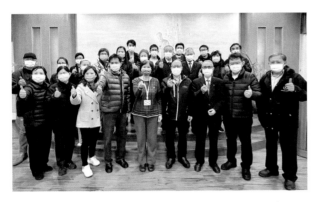

● 2022 年 1 月 13 日於內湖慈濟重啟會議會議後合影

協調有序的疫苗施打

預約名單揭曉，第一週 (1/17~1/21) 五天都打莫德納，每天預約人數平均約 560 人左右，每一班次會有 200 多人施打，雖然有預約平台有時間分流，但還是要預作準備，避免人潮一次湧入。請診所行政同仁在開打前一晚先整理好 excel 名冊、號碼牌、貼紙先蓋上施打日期等前置作業。

開打當天，由於是第二次設站了，前來支援的人幾乎都有參與前次設站經驗，所以很快地大家各就各位，一切依原計畫進行。七點開始，慈濟志工與支援的各方人馬陸續抵達，動線場佈逐一完成，人員找到自己的站點熟悉工作事項。護理同仁也進入疫苗存放與調劑區開始準備疫苗，莫德納追加劑只打半劑量（0.25 毫升），和基礎加強劑的全劑量（0.5 毫升）不同，也請抽針的護理師特別留意，這禮拜每針都是抽 0.25cc.，每瓶疫苗應可抽 20 劑。

由於內湖接種站第一次施打追加劑，在開始

前請工作夥伴們特別留意，報到時要再次確認民眾已經完成兩劑基礎劑施打、與第二劑相隔至少 12 週（因應桃園出現 Omicron 變異株的群聚感染事件，指揮中心 1 月 7 日宣布第三劑間隔時間從五個月縮短為三個月），雖然預約平台系統已經有先排除不符規定者，診所行政人員整理名冊時也有先初步檢核，但還是大家再次確認，避免不必要的失誤造成民眾健康風險。

開打前十分鐘，一切就緒，從捷運站到接種站會場沿路都有慈濟志工的引導；進到園區門口會有慈濟志工協助酒精消毒、量體溫、發送意願書板夾並提醒你要準備好身分證、健保卡與小黃卡；等候報到的時候可以坐在椅子上先填寫意願書；進到報到區有兩台電腦還有健康服務中心人員幫你查詢是否有在今天施打的名冊同時有志工會幫忙檢查意願書是否填寫完整；掛號讀卡區也有兩台電腦在進行掛號作業，工作人員會確認你的身分、黃卡上前一次施打時間距今是否已經超過 12 週，依你的年齡輸入身分別和施打的疫苗與劑別、完成掛號後會在健保卡上貼上今天日期的疫苗接種貼紙，再由志工幫你的黃卡蓋上疫苗品項、接種日期、接種診所章；再由志工引導你進入健康評估與注射區的座位，坐定後會有醫師你身邊問診評估，如果適合接種者就留在原位，護理師推著疫苗車來幫你注射，志工協助蓋章，並回收疫苗接種評估及意願書及夾板；打完疫苗會請你移步到旁邊的留觀區休息，在留觀區會有

醫師進行疫苗接種注意事項的衛教；離開前會在出口處附近看到意願書回收區，這裡會整理簽署完畢並有醫師用印的意願書，如果剛剛不小心沒有讓志工收走，可以在這裡繳交；出口處會有慈濟志工發送結緣品，代表你今天順利完成疫苗施打。

如果您是行動不便及坐輪椅者，志工在門口幫您量完體溫後會直接帶您到大門內側等候，讓家屬或志工協助讀卡掛號後，醫護團隊會直接來到您身旁進行健康評估及接種，原地休息沒有不適就可以帶著結緣品直接從大門離開。

每一個班次結束前，工作人員會比對報到人數、掛號人數、繳回的意願書數量以及疫苗施打針數，所有數字一致才代表每一個環節都沒問題，有不一致的地方可能是民眾不小心把意願書帶走也可能是 NIIS 系統存檔沒有成功，所有清點都正確了大家才敢休息。

診所同仁每天盤點收場完畢，大概五點帶著醫療廢棄物從內湖慈濟撤回診所，然後整理

上傳今天施打的名單、整理隔天施打名冊、整備隔天要帶去的針具酒精等消耗必需品、準備足量疫苗貼紙蓋上隔天日期……完成前置作業後，隔天一早六點半再來診所把這些物品運到施打站。

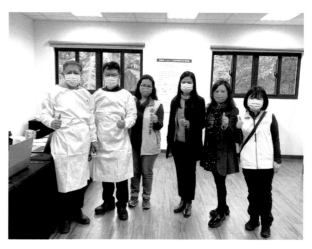

◉ 開打前在報到區與公會及健康服務中心及同仁合影

報到區注意事項

健保卡、身分證、小黃卡請民眾準備好，夾在疫苗施打意願書上。

1. 確認號碼牌體溫，口頭確認今日施打疫苗種類及劑別。

2. 在 Excel 名冊上搜尋施打者身分證末三碼(Excel 上 ctrl+F 會出現搜尋對話框，從對話框輸入末三碼搜尋)。

3. 確認身分並將名冊上 " 序號 " 寫在疫苗施打疫意願書右上方，並在名冊上打勾。

4. 確認是否隔 12 週：

第二劑接種時間	第三劑接種時間
10/25	01/17
10/26	01/18
10/27	01/19
10/28	01/20
10/29	01/21
11/01	01/24
11/02	01/25
11/03	01/26

5. 請民眾完整填寫意願書資料，由現場工作人員檢查後，指引至下一站位置。

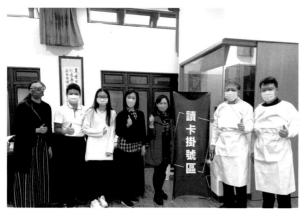

◉ 1月17日開打前與詹前俊醫師、民政課及診所同仁合影

◉ 左、右圖 診所同仁製作的報到區與讀卡掛號區注意事項

▍確診者足跡應對與處理策略

在眾人的努力下，第一週順利完成任務，回頭結算這一個禮拜的成果，預約總人數有 2,820 人，實際施打人數為 2,445 人，施打率約 86%。有部份預約民眾可能因確診或是被匡列須居家隔離而無法前來施打，但有八成施打率還是很不錯的表現。

就在大家準備休息的時候，1 月 21 日當天晚上突然接獲內湖健康服務中心通知：「1 月 18 日內湖慈劑接種站有確診者足跡」接著指示：『當天接種站的人員列自主健康管理至 2 月 1 日晚上 11:59，1 月 24 日接種站照常開設，只是自主健康管理醫師及護理人員這段

期間不能安排接種任務。至於行政人員及志工部份是否能服務會再和局裡確認，但有可能也不能服務。若是這樣須有備案，可能須討論。另外請您提供 1/18 當天下午協助的醫護人員及行政人員名單及聯繫電話以利後續安排採檢。』

確診者是在 1 月 18 日下午的施打名單，第一時間先通知當天下午在場的醫護及公會支援的同仁，也確認慈濟志工端也有人協助通知處，首先讓大家知情以做好對自己與身邊親友的保護。並且盡快造冊安排 PCR 檢測，以盡早得知檢測結果。

處理上述事項同時，也向衛生局疾病管制科確認後續因應措施。得到得結果是：

1. 為了進行風險管控，建請於 1/23 或 1/24 上午至忠孝院區進行 PCR 檢測，檢驗結果陰性且無症狀即可看診。

2. 自主健康管理請進行每日健康監測並詳實記錄健康狀況與活動史。

3. 餘依「因應疫情醫療照護工作人員自主健康管理期間返回工作建議」及「因應 COVID-19 基層診所感染管制措施指引」相關規定辦理。

在檢測檢測結果出爐前，臨時難以找到可以支援的醫護人力，幾經協調後，為了不影響民眾施打需求，內湖接種站在 1 月 24 日起緊急由市立聯合醫院仁愛院區團隊接手。感

＜讀卡掛號區注意事項＞

＊ 口頭確認今日打疫苗種類極劑別。

1. 確認意願書右上角一定要寫報到序號，在名冊上打勾。

2. 請確認施打劑別為追加劑。(是否隔 12 週：

第二劑施打時間	第三劑施打時間
10/25	01/17
10/26	01/18
10/27	01/19
10/28	01/20
10/29	01/21
11/01	01/24
11/02	01/25
11/03	01/26

3. 請讀取健保卡，NIIS 系統上有 "＊" 的部分一定要填寫、

接種單位 - 閻耳鼻喉科皮膚科聯合診所、施打時間 / 上下午、

民眾資訊插卡讀卡自行帶入：姓名、身分證字號、出生年月日。

手動輸入：身分別類，選取原則如下

C12-其他接種對象(民國 61 年/西元 1972 年)

C10-50~64 歲長者(民國 61~47 年/西元 1972~1958 年)

C11-65~74 歲長者(民國 46~37 年/西元 1957~1948 年)

C08A-75 歲以上長者(民國 36 年/西元 1947 年)

4. 如果健保卡無法讀取時，可手動登打輸入。

5. 外國人無健保卡請手動輸入護照編號。

＊ 欲查詢可點選右上角 ＜檢視離線版＞ 按鍵，查詢後按 ＜儲存下一筆＞ 可回復編輯畫面。

＊ 欲修改刪除錯誤資料，點選右上角 ＜檢視離線版＞ 按鍵，於欲修改名字前點兩下，即進入編輯模式，修改後請按 ＜儲存、下一筆＞ 可回復編輯畫面。

6. 完成後請於健保卡上貼上寫好當天日期的疫苗接種貼紙即完成。

謝衛生局與仁愛醫院團隊,也要感謝慈濟志工團隊很快找到人力支援行政流程。

另外要感謝健康服務中心以及臺北市立聯合醫院忠孝院區的協助,幫我們安排緊急 PCR 篩檢,讓我們也很快地取得結果一幸好,大家都是陰性。雖然大家的檢測結果都是陰性且無症狀,但是需要自主健康管理 14 天,為了避免不必要的風險,這期間內湖接種站的任務都還是請仁愛團隊執行,解除管理日是 2 月 1 日正好遇到過年期間,因此直到 2 月 10 日起才恢復由我們接手。

回歸後的前兩周,每天都有 500 多位的預約施打人數,因此整體人力維持和剛開站一樣,但動線略為調整,盡量讓民眾掛號完盡快施打,減少民眾在施打站停留時間。預約

施打人數從第 23 期 (2/21) 開始明顯下降,於是縮減醫護理人力改為每班 1 位醫師及 2 位護理師執行,公會行政人力也降至 1 人支援。內湖接種站一直執行到 3 月 11 日,在結束前一週施打人數降到每天不到百人,因此人力更減少到 1 醫 1 護,公會也不用再派人支援。

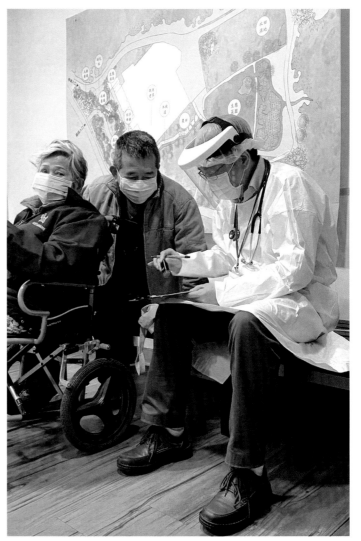

● 周賢章醫師支援

臺北市確診個案公共場域活動史
案18310(臺北市)及案18309(外縣市)

日期	時間	地點
111/1/16 111/1/17 111/1/20	12:36-12:38 18:43-18:54 10:45-10:50	晶龍藥局 內湖區成功路四段
111/1/16	12:56-13:37	大湖公園 內湖區成功路五段
111/1/17	19:55-21:00	內湖好市多 內湖區舊宗路一段
111/1/18	12:51-13:43	慈濟內湖聯絡處中型接種站 內湖區成功路五段
111/1/19	10:15-10:21	7-11金德門市 內湖區金龍路
111/1/20	10:35-10:45	杜耳鼻喉科 內湖區成功路四段

◆ 提醒曾出入相關場所民眾請進行自我健康監測,若出現發燒、上呼吸道、腹瀉、嗅味覺異常等症狀應佩戴醫療用口罩,
◆ 速至就近指定社區採檢院所篩檢,不得搭乘大眾運輸。
◆ 就醫時請主動告知接觸史、旅遊史、職業暴露、周遭其他人員是否有類似症狀等。
◆ 依傳染病防治法第 43 條 傳染病或疑似傳染病人及相關人員對於主管機關調查傳染病來源或採行其他必要之措施之檢驗診斷、調查及處置,不得拒絕、規避或妨礙。
違反者,依同法第 67 條 處新臺幣六萬元以上三十萬元以下罰鍰。
詳細疫情資訊請上臺北市政府嚴重特殊傳染性肺炎(COVID-19)專區

臺北市政府
TAIPEI Taipei City Government

● 北市公布確診足跡 內湖好市多、大湖公園、慈濟接種站入列

▎七千劑接種的回顧：內湖疫苗站成就與挑戰

本次設站期間自 2022 年 1 月 17 日開始至 2022 年 3 月 11 日結束，執行 COVID-19 公費疫苗第 19 及 21~25 期的施打任務，第 20 期因為有確診者足跡改由仁愛醫團隊接手。主要接種第三劑追加劑，自 2 月 21 日起因預約人數較少，也開放 65 歲 65 歲以上第 1-2 劑接種。施打總數為 7,319 劑，接種疫苗種類有莫德納 4,603 劑 (62.8%)、高端 1,304 劑 (17.8%)、BNT 1,412 劑 (19.2%)。

事後重新檢視 1 月 18 日當天的工作紀錄照，在評估與施打區的醫護人員與志工，都有穿隔離衣、戴外科口罩、有部份人員有戴面罩，而比較不會和民眾長時間接觸的行政人員也都有戴著外科口罩。依照規定做好嚴實的防護措施，是防疫很重要的一環。

感謝台北市醫師公會以及洪德仁醫師讓我有機會接下內湖疫苗接種站重啟任務，還有來自內湖區區公所、內湖與松山區健康服務中心、環保局、警察局等公部門的大力襄助；慈濟內湖聯絡處以及無數志工們的無私奉獻；台北市醫師公會的協調與人力物力支援；還要特別感謝松山區的詹前俊醫師、中山區的周賢章醫師、萬華區的劉漢宗醫師及內湖區的王建人醫師，百忙之中一起參與完成這項重要的任務。更要感謝診所同仁們毅然決然的投入與付出，設站期間有人當後勤維持診所原本的運作，有人去前線顧著接種站大小事，每天早上六點半出勤，晚上五點回來後又不知道忙到幾點，大家為了防疫群策群力。身為基層開業的醫師資源有限，由衷感謝這期間參與過每一位夥伴，透過公私協力讓這一切變得可能。

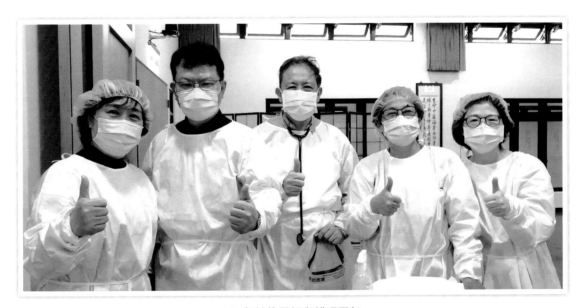

◉ 詹前俊醫師與護理同仁

機 構 與 校 園 接 種

4-1 疫情浪潮中的使命召喚
——長照日托關懷與支援

陳献明 | 陳献明小兒科診所 院長

2021 年 5 月份，在臺灣，新冠疫情突然大暴發，整個社會處在人人自危、恐懼不安的氛圍中，每個人都超級害怕感染到新冠病毒，一時間全國都在瘋狂的搶著施打新冠疫苗。不論是誰，都各顯神通，想盡早打到疫苗，全國處在一片不安的氣氛當中。大家都想早點打到 2 劑疫苗，才能有足夠的保護力，確保不被新冠病毒感染，以免要被隔離二週之久。

2021 年 6 月 11 日，端午節前夕，我們診所突然接到台北市醫師公會的來電，詢問診所的醫護人員是否可以出來支援臺北市衛生局及社會局下屬的大型社福機構，幫助居民、老師、輔導人員、工作人員接種新冠疫苗。

當時社會的氛圍是盡量避免群聚，不要去人多的地方，減少外出，避免接觸高風險的人，以免被列為居家隔離對象，甚至確診。如果我和診所的護理人員前往支援接種這群高風險的住民，萬一不幸接觸到確診病患，可能被列為隔離對象二週，那將意味著診所需要關閉二週。屆時我們的員工和診所的運作該如何處理呢？考慮到邱泰源理事長及洪德仁醫師常提到的理念：只要是正確的事，就去做。於是，我馬上同意派出一組人力，包括一名醫師和兩名護理師。這組人員包括我自己和兩位護理師。我經過盡全力的拜託、懇求以及採取各種手段，最終成功說服了兩位護理師，完成了這個神聖且艱難的任務。

機構施打疫苗的技巧與挑戰

2021 年 6 月 13 日的中午，出發前往陽明山的永福之家，去幫住民及工作人員注射新冠疫苗。出發前，我鼓勵我們兩位護理師，不要有壓力，不要害怕，我們至少也打了一劑 AZ 疫苗，至少也有一些抗體和保護力，就當我們去社區里民中心設站施打流感疫苗一樣，輕鬆打，慢慢來。當天天氣相當的悶熱，永福之家有三組醫護人員，我們準時到場。永福之家安排三個注射點，其中只有一個在室內，有空調，另兩個注射點在大廳，很悶熱，沒有空調。因為可能考慮到住民行動不便的關係，也沒有電扇可供使用。就位後開始安排施打動線，因為是安養機構，有很多行動不便、不良於行及不能配合的住民，要由工作人員慢慢推著輪椅或手拉手，慢慢攙扶著，或半推半就的拉來。動線安排好之後，我們醫護人員就開始著裝。我們穿著的是三級防護裝置，隔離衣帽、N95 口罩、防護罩、鞋套、手套。在沒有空調的地方，一穿上整套防護裝置，我們立刻就開始大汗淋漓，全身濕透。

但是大家都沒有任何的怨言，完全一副戒慎恐懼的樣子，很擔心自己完成不了這個神聖的任務。等大家著裝完畢，護理師開始準備要抽新冠疫苗，當時的疫苗是異常珍貴（AZ），我們診所自己攜帶 1cc 低殘劑空針來抽取疫苗，希望每瓶疫苗可以多抽取 1~2 支的劑量，能幫更多的民眾施打，擴大疫苗的覆蓋率。所以護理師們都非常小心的操作著，以期待每瓶 AZ 疫苗能抽取到 11~12 劑。因為是有史以來第一次到機構施打新冠疫苗，機構方面和我們支援的單位都須小心應對，醫師必須在病歷上記載施打什麼疫苗，並開處方以備發燒時可服用。

我們都是開 SCANOL，PRN，若住民有發燒、不舒服時，2 天之內可以馬上服用（註：SCANOL 是由洪德仁醫師完全免費提供）。醫師事前必須詳問輔導人員，住民有沒有生病、過敏史及血小板低下的問題，因為 AZ 疫苗會有血栓的風險，同時並回答輔導員及老師的一些問題，以評估可不可以施打。當天天氣燥熱而且施打步驟繁瑣，永福之家也相當的熱鬧。有些住民可以坐著電動輪椅，自行操控，瀟灑的來回自如；有的住民被推著輪椅，姍姍來遲；有的住民推、拖、拉、半推半就的來；有的住民死命反抗，不肯前來注射站。接著是打針時，有的雲淡風清，彷彿針不是打在他們身上；有的住民甚至還微笑的看著你，打完還跟你說謝謝；有些住民初時害怕，但經鼓勵後就勇敢的讓你施打；有的住民懵懵懂懂，不知自己要來幹嘛！有少數住民死命抗，抵死不從，非得 3~4 個大人用全力壓制才能順利施打；有些住民不方便下來大廳接種點，這時就須醫護帶著針劑，上樓去幫他們施打。

絕大多數的住民都是很合作，很可愛的，彷彿是一群沒長大的大朋友一樣，天真無邪。對於比較不合作的住民，這個時候，真的是在考驗護理師打針的技術。她們必須在住民被控制的一瞬間，快狠準的把疫苗打在住民手臂或屁股上，無論是各種姿勢，包括站著、坐著、跪著、甚至半蹲的姿勢，以求一擊必中，真的相當不容易。當然，施打順利跟院方配合的有條不紊也有關係。除了有時候住民因為在其他樓層，來的比較慢，要等候他們到注射站，其他一切都很順利的進行，沒有任何的事故發生，最多只是因為有些住民因為不合作、反抗而發出了吼叫聲。整個施打時程大約 2~3 小時完成。當中，有邱泰源理事長委託洪德仁醫師來現場視察，

看看有沒有需要幫忙及改進的地方，也謝謝出來支援的醫護人員，並勉勵大家因為疫情空前的嚴峻，請大家一起當起防疫的急先鋒，共赴國難，盡醫護一己之力，幫國家、民眾早日度過危機。

尾聲，歷經 2 個多小時的疫苗注射，終於順利的完成了全部住民及工作人員的接種工作，接著盤點人數、疫苗數量，結果每瓶疫苗打了接近 11 劑，充分的高功率的利用了殘劑。大家都是在汗流浹背、全身濕透的狀態下來完成任務。

後記，因為本診所施打的效率很好，所以永福之家的住民，第 2 劑及追加劑也給我們診所施打，兩方面都很合作愉快。

洪耳鼻喉科診所負責明德國中
校園接種縮時錄影

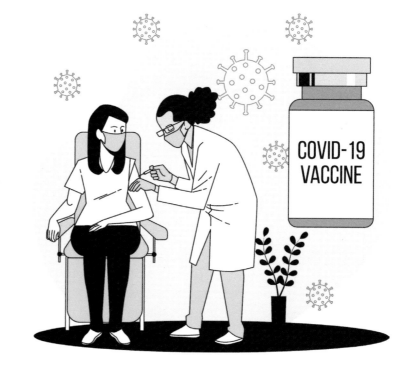

4-2 COVID-19 疫苗校園接種站

黃國欽 | 台北市醫師公會 理事／閎新耳鼻喉科皮膚科聯合診所 院長

2022 年初，國內出現 Omicron 病毒株境外移入個案並陸續出現社區感染。到了 4 月中旬，疫情明顯上升，進入規模最大的一次本土疫情。考量接種 COVID-19 疫苗能降低感染 COVID-19 後重症及死亡風險，食藥署於 4 月 17 日核准莫德納疫苗供 6-11 歲孩童接種。中央流行疫情指揮中心函知教育部，從 5 月 2 日起可安排校園集中接種。隨後，於 4 月 28 日核准 Pfizer-BioNTech COVID-19 疫苗使用 5 歲至 11 歲兒童接種，指揮中心在 5 月 16 日發函教育部，有關「滿 5 歲至 17 歲兒童及青少年族群之 Pfizer BioNTech COVID-19 疫苗接種相關作業準備事宜」，推動 5 歲至 11 歲兒童實施 BNT 疫苗基礎劑、12 歲至 17 歲青少年則接受追加劑與基礎劑接種作業。

臺北市政府於 5 月 26 日起開放兒童 BNT 施打。為提升校園防疫力，衛生局協助媒合醫療院所到校集中施打，力求在 6 月 3 日前完成所有國小入校接種。然而，由於時間緊迫，各大醫院又因各種防疫任務應接不暇。由於今年 3 月初才剛完成內湖中型 COVID-19 疫苗接種站任務，因具有相關經驗，衛生局詢問我是否能再次協助設置校園

BNT 接種站，幫忙在期限內完成任務。經與之前合作的醫護夥伴確認後，我答應接下這項任務。

校園接種站前置作業

5 月 27 日至 6 月 3 日，共有九間校院需要前往設站施打：六所國民小學 (福德國小、永吉國小、民族國小、吉林國小、大安國小、西松國小)、一所國民中學 (桃源國中)、兩所高級中學 (中正高中、和平高中)。因這些學校在 5 月初已進行過莫德納疫苗的校園集中接種，所以對作業程序及工作指引已經很熟悉。施打日期也已與衛生局確認，與學校聯繫後，我們主要確認施打當天學校端的安排，以及我們如何互相配合。接種場地的安排、佈置和動線規劃都會依規定準備，有些學校將設站在大禮堂，而有些則在較大的教室，空間和硬體部分迅速定案。

然而，校園接種的更重要之處在於施打前的溝通作業，尤其是針對學童家長的意願調查、資格確認和名冊製作、以及有關施打注意事項的通知等。由於當時是 BNT 疫苗兒童劑型首次於國內接種，有不少父母仍猶豫

不決。此外，規定指出，如果班上有師生確診，前 2 日有到校上課的班級要停課 3 天。若學童確診或在過去 3 個月內快篩為陽性不可施打。同樣，進行居家隔離、自主防疫的人以及正在居家檢疫者的人也不可入校施打。另外，BNT 疫苗分兒童劑型（滿 5~11 歲）與青少年／成人劑型，還要留意年齡做好分流……種種因素使得前置作業變得更加複雜。幸運的是，有學校方面和校園護理師的協助，在很短的時間內完成調查，並將同意接種的學童造冊完成。

根據學校事先提報的施打名冊：中正高中、和平高中都提報有近 1400 位，福德國小 330 位、永吉國小 412 位、民族國小 550 位、吉林國小 533 位、大安國小 600 位、西松國小 632 位，桃源國中 175 位。每間學校都須在當天施打完畢。根據之前經驗，300 人以下安排 2 名醫師、3 名護理、3 名行政人員，半天可以完成，600 人以上的施打站，則每班次至少需要 2 名醫師、3 名護理、3 名行政人員，分上午和下午兩班次，一整天可以完成；而 1400 人的施打場次，超過之前內湖疫苗施打站的量能，因此估算至少要有 2 名醫師、8 名護理、4 名行政人員，分上午和下午兩班次，一整天應該可以完成。

考量所需的醫護人力已經超過我們診所內部可以調度的人力，趕緊再去徵召人馬。其實設站期間，有在施打 COVID-19 疫苗的診所也都忙得不可開交，很感謝松山區的詹前

俊醫師、中山區的周賢章醫師、萬華區的劉漢宗醫師及內湖區的王建人醫師，百忙之中再次鼎力相助。

也感謝診所的同仁無怨無悔地全力支援分工，去健康服務中心提領疫苗、確認疫苗調劑與抽針規定、準備足夠數量針具、清消耗材、防護裝備、文具用品、裝好離線 NIIS 系統的筆電、讀卡機、刻章、疫苗貼紙蓋好日期……將所有可能需要的物品提前準備並裝箱，並在施打當天一大早從診所出發，運送至施打會場。

▌校園接種站開打

抵達會場後，大家默契地分頭進行。護理人員直接找到合適的區域佈置疫苗調劑區，然後開始依規定稀釋疫苗，稀釋前／後各輕輕上下倒置疫苗瓶 10 次混合均勻後，開始抽針，每針 0.5ml。行政人力則負責其他區域

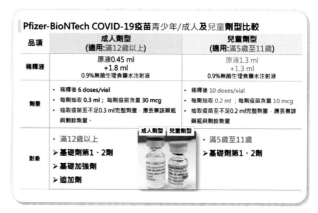

● Pfizer-BioNTech COVID-19 疫苗青少年／成人及兒童劑型比較

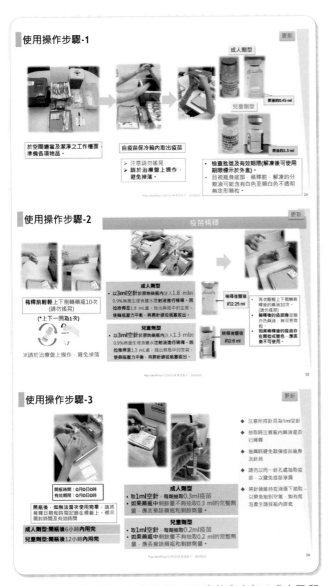

● Pfizer-BioNTech COVID-19 疫苗青少年 / 成人及兒童劑型稀釋與操作說明

的布置：報到區擺放好印章和小黃卡、讀卡區架設電腦和讀卡機還有疫苗貼紙、留觀區旁安排回收同意書的工作區。每個站點都備有隔離衣與髮帽、並提供充足的消毒酒精。

場佈進行過程中，支援的人力也陸續抵達。除了校園護理師外，也有老師或家長會的成員前來幫忙。我們邀請支援人力幫忙最前端的體溫量測，還有最後端的同意書回收；支援的老師則幫忙在報到處確認學生是否有在名冊上，確認是否攜帶健保卡和已簽署的接種同意書後，發放小黃卡，再引導到讀卡區。

健保卡讀卡區的工作由診所的行政人員負責，再次確認學童符合施打資格（年齡和近期是否確診）、讀卡、註記身分別（滿5歲至11歲之學童接種對象之身分別代碼C14）、疫苗種類與劑次等，完成存檔後，將疫苗貼紙貼在健保卡上，然後將健保卡、小黃卡、同意書依序整理好，再請學童到評估區接受醫師評估。

醫師評估合適接種的學童，會在同意書上蓋章，然後前往施打區接受護理人員的接種。接種完畢後，學童將同意書交還，並前往休息區。若評估不適合接種的學童，與家長溝通說明後，引導回到讀卡區，撕下健保卡上的貼紙，並在系統中刪除相關記錄。多數不宜接種的學童是因為身體狀況不適，少數則因生日在施打日前後，未注意已超過12歲或是尚未滿5歲。對於這些無法立即接種的

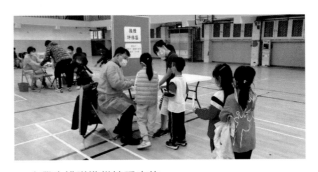

● 小學生排隊準備接種疫苗

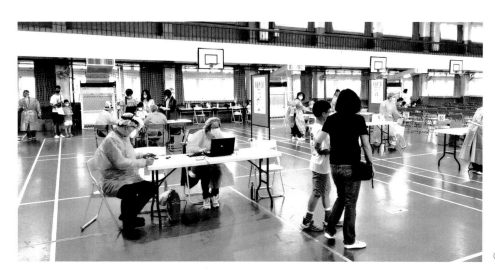

◉ 校園疫苗接種站工作實況

學童，我們會提供診所資訊，供家長後續預約，而診所將予以優先處理。

疫苗施打區通常是最熱鬧的一個關卡，尤其是幼兒園和低年級學童的時段，有哭聲、尖叫聲或是各種形式的抵抗。我們的護理師、校護和家長常要聯手，家長抱住孩子，幾位護理師固定住手臂，大家一起連哄帶騙轉移注意力，主要護理師瞬間施針完成接種，小朋友常沒發現已經打完了，繼續哭鬧說不要。也有緊抓著媽媽不放的、跑給家長追的、躲起來的，也有堅持到要關站了還不給打的小朋友。甚至來視察的校長也加入哄打針的行列，共同完成這項艱難的任務。

國中和高中的施打站整體流程和國小接種站差不多，需要打基礎劑和追加劑，疫苗是 BNT 成人劑型，稀釋比例和兒童劑型不同，抽針的量也不同，每針抽 0.3ml。另外一個比較不同的是沒有家長陪同，而是一班一班集合好帶隊來施打，為了減少等候時間，我們動用到大聲公一次對兩個班級進行說明，

也許是新鮮感的關係，學生們都安靜下來聽，效果出奇的好。比較常遇到的狀況是學生忘記帶小黃卡或是意願書家長沒有簽名。沒帶小黃卡的請他再到健康服中心或是診所補蓋；漏簽意願書的學生，我們會致電家屬，確認同意後才會進行疫苗接種，後續再補正簽名。

在每個施打班次即將結束前，護理師會開始留意人數與剩餘針數，謹慎判斷是否要再開次調劑、抽針，避免造成疫苗浪費。到了預定的結束時間，工作人員們會開始核對報到人數、掛號人數、已回收的意願書數量以及已施打的疫苗針數，只有當所有數字一致時，才能確認每個環節都沒有問題。這個時間點也十分熱鬧，若數字一致，就會聽到歡呼聲；如果聽到哀嚎，就代表數字有差異，要重新清點數量，找到失誤的環節。常見的情況是同意書漏收了或是 NIIS 系統存檔沒有成功。在確認所有數據後，診所的同仁開始收拾場地，將醫療廢棄物帶回診所，回到診所後，有人負責上傳當天施打的名單，有人

開始準備下一場所需的物品。當所有的工作都完成後，我們才算是結束。

實施成果

本次自 2022 年 5 月 27 日至 2022 年 6 月 3 日共完成六所國民小學（含附設幼兒園）、一所國民中學、兩所高級中學，共完成 5,027 人次施打。其中國小 BNT 基礎劑施打情形，總預約數 3,057 人，實際施打人數 2,738 人，施打率達 90%。而國高中施打 BNT 基礎劑與追加劑的成果，共有 2,973 人預約，實際施打人數 2,289 人，施打率約 77%。其中 6 月 3 日設站的和平高中施打率最低，預約 1,400 人，實際施打人數 948 人，施打率僅 68%。經瞭解，有學生是在造冊後另外預約到醫療院所先行施打、自己確診或同住家人確診居家隔離中，也可能原因是端午假期緣故。

藉此篇文章記錄下難得的校園接種經驗，也藉此致上我的謝忱，謝謝診所同仁們的付出，設站期間有人當後勤維持診所原本的運作，有人去前線顧著接種站大小事。也要再次感謝詹前俊醫師、周賢章醫師、劉漢宗醫師及王建人醫師，以及所有沒有列名的支援護理與行政同仁，百忙之中一起參與完成這項重要的任務。

雖然基層開業的醫師資源有限，但有衛生局、健康服務中心與學校的大力支援，完備了困難的前置作業，透過公私協力又緊急完成一項重要防疫任務。後續這六所國民小學（含幼兒園）學童的第二劑與追加劑，也繼續由我們前往校園設站施打完成。

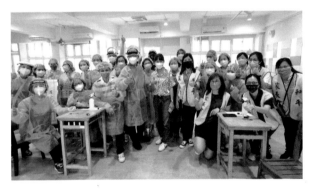

◉ 接種任務完美達成後眾人合影

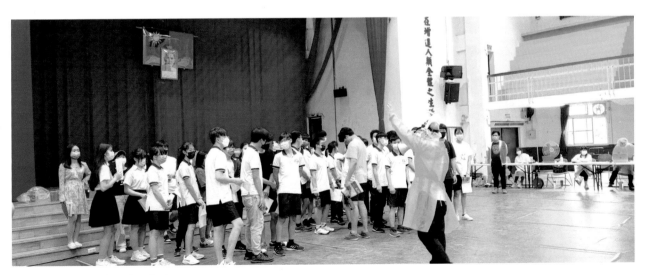

◉ 高中校園疫苗接種站工作實況

4-3 走入校園為莘莘學子提供 COVID-19 疫苗接種服務

車參薇 | 車參薇小兒科診所 院長

COVID-19 校園防疫在全民防疫上占著極關鍵的角色,一位同學的染疫會影響其他的同學,同學又會帶病毒回家。僅僅同學隔離在家,同住家人就必須冒上被感染的極大風險,最麻煩的是家長不能上班賺錢,同學的受教權,家長的工作權受到剝奪及極大程度的影響。

所以校園防疫就佔了全民防疫非常重要的一環,群體接種當然是迅速確實有效的方式,但是面對的是新的 COVID-19 疫苗,有些需要事先泡製,有些需抽取分裝,在整體備藥上確實花不少時間及人力,預計要耗費等於施打流感疫苗的兩倍人力,才能有同樣的施打效率。

在醫師診察及護理師施打注射方面,醫護端也遭受極大的感染風險。醫護人員都是佛心來著的。所幸在全體強力宣導「口罩」要戴好戴滿的情況下,學生較少先前就感染的情況,校園接種結果大多平安,無特殊不良反應。注射完畢最大的反應是疲累、局部紅腫疼痛,偶見發燒,感謝上帝保佑,校園接種平安過關,學生也紛紛回到校園,開始實體的課程。

校園接種的流程與規矩

校園接種是一場群體戰,事先探勘現場,流程模擬不可少,與校方現場良好溝通。另外就是現場泡製疫苗,需在準備前先檢查好自己的疫苗種類,確認疫苗無誤。要先集體重新說明今天的疫苗為何,泡製疫苗方面有什麼重要的步驟須遵守,例如;搖幾下,轉幾下。注意泡製好的疫苗與原液不同,施打時要遵守「三讀五對」的規則,帶著充足睡眠的頭腦,再三的確認,整體運作就不容易出錯,再來就是校護事先衛教好打完疫苗的應注意事項,同學們就能安心的在家裡休息。

天佑臺灣,整體校園接種 COVID-19 疫苗在複雜中見秩序,在忙亂中有規矩可以依循,我們順利完成了校園接種 COVID-19 疫苗,在整體防疫上邁向一大步!

南港高工校園接種影片
醫師需事先評估學生健康狀態

從 SARS 到 COVID-19：
一位基層醫師的抗疫與成長

詹益祥 ｜ 邱耳鼻喉科聯合診所 醫師

2003 年 SARS 疫情爆發時，由於當時對病源、傳染途徑及如何防治皆不清楚，加上在醫院及社區都有疫情發生，以致於無論是在社會大眾還是醫院裡都瀰漫著不安與恐慌的氣氛；當時還在醫院擔任耳鼻喉科醫師的我，主動加入「發燒篩檢站」，一天輪值 12 小時，穿戴著二級防護裝備，戰戰兢兢地擔任發燒患者的鼻咽拭子採檢的工作。所幸不到半年的時間，疫情便平息下來，猶記當時在最後一次「發燒篩檢站」的工作結束時，還衷心期盼今後將不再發生類似的疫情。

就在大家逐漸淡忘 SARS 疫情的 2020 年初，COVID-19 疫情爆發了！面對這來勢洶洶的疫情，由於記取 SARS 慘痛經驗的臺灣醫界及政府應對得宜，本以為這次應該也會如 SARS 疫情一樣，很快就會平息下來。孰料，這一次的疫情波及世界各國並造成慘痛的傷亡，更延燒了三年之久！

接種團隊號召基層診所醫師

這一回，已是基層診所醫師的我，在「士林、北投醫療群聯合執行中心」召集人洪德仁醫師的號召下，加入台北市醫師公會的疫苗接種團隊，利用看診之餘或假日時間，除了曾參與在「中正紀念堂」及「松山機場」的鼻咽拭子採檢之外，也多次參與「學校」、「安養中心」、「失能居家人士」、「教養院」以及「中型接種站」的疫苗接種服務。除了為防疫工作貢獻了一己綿薄之力外，也增長了自己的閱歷。

疫苗接種工作，就醫療本務而言並不困難；但從醫護人員的招募、場地的現勘、流程及動線規劃、接種者造冊、軟、硬體設備的建置、衛材及防護裝備的準備、事先領取疫苗針劑及分裝到事後上傳相關資料，乃至於緊急狀況（如針劑過敏、暈針）處置的事前準備，千絲萬縷的細節，再再都需事先縝密擘畫、事後檢討精進，再加上公、私部門的聯絡協調，戮力合作始得以完成。因此，我萬分感佩洪醫師和他的團隊，在這三年期間的犧牲奉獻，讓來自基層診所的我們，每一次都能圓滿順利地完成任務。這些實務經驗與經實證有效的工作流程，在此建議有關單位可向洪醫師取經並納入日後社區防疫工規劃之中。

建立行政指揮系統
與優化作業流程

此外,這三年來,社區醫療群,從疫情之初的鑑別疑似病例及轉診,接下來的疫苗接種、快篩陽性患者的視訊看診及居家隔離期間的照護,到抗病毒藥物的評估及開立的各式防疫工作都發揮了極大的功效,除了有助於醫院維持正常運作外,也有助於安定社會人心。凡此,在在見證了完善社區醫療群功能及資源的必要性與重要性!例如:建立一條鞭的行政指揮系統、由公部門整備好標準化的檢疫採樣設施、確立各社區的中、大型檢疫和接種場所及完善其相關作業流程,並藉由每年的流感疫苗接種演練來優化之。此外,這次的疫情,雖然驗證了視訊(通訊)診療所帶來的即時性和便利性等好處,但也顯露出商用通訊軟體對於隱私保護的可能不足,建議比照「健保快易通」,由健保署建置專屬專用的通訊診療軟體。

感謝洪醫師的邀約,讓我得以在過去三年的抗「疫」中,憑添無論是因整身穿戴防護裝備造成的渾身汗水淋漓、手指發白起皺,還是冒著風雨或是爬樓梯到失能居家者家中施打疫苗……,等等難得的經驗;而和許許多多認識或不認識的工作夥伴們,並肩完成一次又一次的採檢或疫苗接種,也都成為人生美好的回憶!

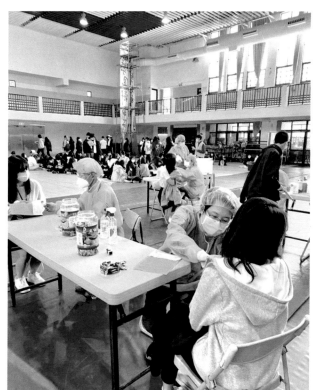 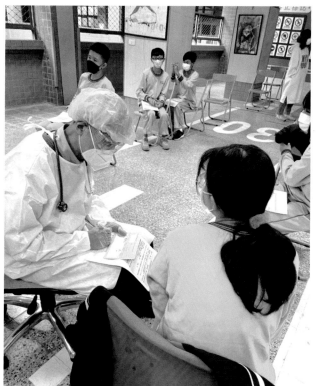

◉ 高中校園疫苗接種站工作實況

4-5 景美國小 COVID-19 疫苗接種服務

洪佑承 | 台北市醫師公會 理事／洪佑承小兒專科診所 院長

在抗擊 COVID-19 疫情的過程中，接種疫苗是我們最有效的武器之一。尤其對於 12 歲以下的兒童，作為高風險對象，保障他們的免疫安全尤為重要。基層診所到校園幫助小朋友接種疫苗，不僅是一個高效的方法，更是能夠有效達到群體免疫的關鍵舉措。在這個合作模式中，學校、家長、醫療團隊的緊密合作，為兒童的健康保護提供了更為全面的保障。

首先，基層診所與學校的緊密合作，為兒童接種疫苗提供了便利性。學校是兒童的主要活動場所，基層診所能夠直接前往學校進行疫苗接種，減少了家長需要帶著孩子前往醫院的不便。這不僅節省了家長的時間，還減少了交通成本和可能的病毒感染風險。此外，學校作為信息傳播的重要渠道，能夠更有效地傳遞接種信息，協助家長及時了解疫苗接種的重要性，從而提高接種率。

其次，學校提前取得家長的接種同意書，是這個合作模式的關鍵步驟之一。這樣的做法不僅簡化了家長到醫院陪同接種的過程，也減少了人群聚集的風險。同意書的提前簽署，使得醫療團隊可以更有針對性地安排接種行程，提高整體接種效率。這種方式同樣能夠讓家長更深入地了解疫苗的重要性和安全性，從而減少對於接種的疑慮。

此外，小朋友對於疫苗接種可能存在恐懼，特別是針頭。基層診所的醫師和護理人員能夠更有耐心地向小朋友解釋接種過程，減少他們的不安情緒。與學校的合作更可以借助老師的力量，通過遊戲、故事等方式，幫助小朋友更好地理解疫苗的重要性，從而降低他們的抵抗情緒，確保接種的順利進行。

總之，基層診所與學校的合作模式在保障 12 歲以下兒童的免疫安全方面具有重要的意義。這種合作不僅提供了便利的接種環境，更能夠通過學校的力量宣傳接種信息，減少家長的不便和風險，同時也更有效地緩解小朋友的恐懼情緒。在這樣的共同努力下，我們能夠更快速、更有效地實現群體免疫，保障孩童的健康與未來。

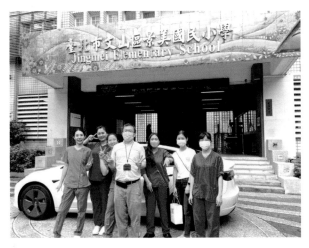

◉ 於景美小學完成接種工作後合影

節次 5 到 宅 接 種

5-1 疫苗到宅接種服務
——凝聚力量，共度難關

黃佳雯 ｜ 張孟源內科診所 醫師

時間回到兩年前，2021 年 5 月開始，臺灣的 COVID-19 疫情真正進入大規模社區感染，然而疫苗尚未普及；直到 6 月中，才開始依年齡提供民眾預約接種疫苗。此時臺北市衛生局也開放讓行動不便的長者家屬能夠登記到宅接種。當時覺得到宅接種的業務離我還很遙遠……到了 7 月初，聽聞醫師公會勇敢接下了任務，再過幾天，服務的診所院長張孟源醫師與車參薇醫師很有魄力的答應了兩個行政區的到宅接種服務，坦白說一開始有點抗拒與惶恐，但兩位院長給了我許多鼓勵與時間的彈性，也有幸找到幾位護理師能夠全力配合，於是硬著頭皮接下挑戰。

▌事前的溝通與困難

七月初收到中正區與松山區的長者資料，都是長照科探視過符合 7、8 級失能的個案，

當時中正區約 30 案，松山區約 50 案，且還在開放申請中。初次看到密密麻麻的資料，我頭腦一片混亂。開始聯絡個案家屬時，我發現困難重重。幾乎每位家屬都會猶豫，但同時也擔心染疫的高風險，每位個案需要多次聯絡，釐清疫苗接種的意願或疑問。而長者本身多有多重慢性疾病，有時即使有意願，仍可能因身體狀況臨時暫緩或取消。因此，每位個案都是由我親自聯絡。而長者本身也大多具有多重慢性疾病，有時即使有意願，仍有可能臨時身體有狀況而需暫緩或取消。因著這些複雜的情況，每位個案都是由我親自聯絡。由於許多長者與家屬是 6 月中旬一開始就申請了，等候許久也相當心急，只能加緊腳步聯絡安排，一邊整理個案排程，一邊與長照科保持聯繫，回報接種情形或取消的個案，還要一邊協調疾管科申請疫苗等等程序。

確認了個案及家屬的意願後，安排時程時需要同時考慮許多事項：

1. 珍貴的人力時間安排：疫情剛爆發期間，醫護人力緊繃，醫師的時間需要診所院長的支援；接送司機由診所同仁提供，花費許多接送和等待的時間。在安排護理師時，初詢問了幾位合作過的兼職護理師，卻遭到拒絕。有些擔心疫情風險，或無法配合時間。幸運的是，找到了 3 位熱情和體力充沛的護理師，願意在忙碌的臨床工作之餘提供支援，甚至有些日子在完成到宅接種工作後，還需趕回醫院上小夜班或大夜班。

2. 路程遠近：必須確保在疫苗開瓶後的 6 小時內完成 10 位長者的接種，酷暑下的冷藏和冷運需要特別注意。接送我們的人是診所同仁而非職業司機，路程事先在 Google 地圖上一一排好，我甚至印出了兩個行政區的紙本地圖，以便實際方向感安排路線。

3. 疫苗的申領：當時疫苗依然稀缺，申領需要提前數天，先向衛生局長照科報告，然後由疾管科核准後將疫苗調撥到各區健康服務中心，再由診所人員取回。一開始我忽略了行政程序的流程，未能在適當時間提前申領疫苗，幸好在各方協調後疫苗得以及時到位。

註：莫德納疫苗在解凍後送至醫療院所時，須保存在 2-8℃。最初仿單載明在疫苗開封後保存在 2-25℃並須在 6 小時用畢，若超過 6 小時未用完須丟棄。爾後仿單已更新為開封後可保存 12-19 小時。AZ、BNT、高端或 Novavax 疫苗，則維持開瓶後須在 6 小時內用畢。

出勤的考驗與默契

如前段所述，在疫苗、時間、交通、人力、和家屬的溝通，都終於完成之後，出勤時還是有許多挑戰。當時仍是疫情三級警戒期間，我們整天戴著 N95 口罩、面罩、每戶都換穿一套拋棄式隔離衣、仔細地酒精消毒，以保護身體狀況較孱弱的臥床長輩，也保護自身的醫護團隊們（在此感謝善心企業慨贈

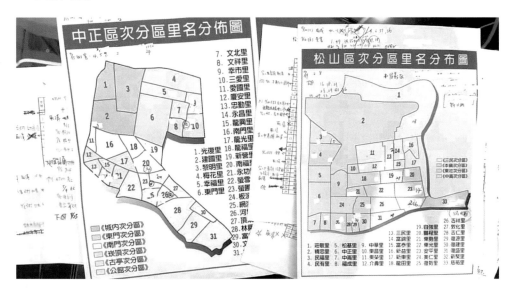

● 圖一 電腦、手機、紙本地圖，三腦並用完成排程與路線

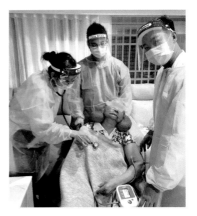

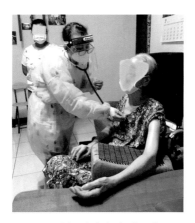

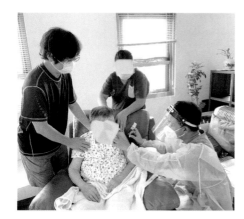

◉ 圖二 接種前醫護團隊量測血壓　　◉ 圖三 醫師聽診與身體評估　　◉ 圖四 護理師注射 COVID-19 疫苗

珍貴的防護裝備）。當時正是酷熱的 7 月，有時有難以預料的午後雷陣雨，有幾天甚至遇到颱風外圍環流的強風豪雨，團隊努力在天氣與體力的考驗中度過。

護理師們都是在校園流感疫苗接種時曾合作過的優秀夥伴。在提前分工之後，到達個案家中時，他們能夠默契流暢地完成一系列工作：包括體溫、血壓和血氧濃度的量測；協助填寫疫苗同意書；評估長者的健康狀況，協助釐清問題，並說明接種後可能的反應等等。這些步驟現在已成為我們的日常流程，然而在兩年多前，當大家對疫苗感到擔憂且充滿不確定性時，我們需要更多耐心去解釋和評估（圖二至圖五）。

疫情下與長照個案與家屬的交流

順利接種疫苗後一樣須在個案家中留觀 30 分鐘。留觀期間除了觀察個案情況，也有機會能夠與個案和家屬稍微放鬆的聊聊近況，聽聽家屬的心路歷程。當時處在疫情三級警戒已兩個多月，許多個案長者原有的長照服務被暫停；醫療照護需求、看護需求、對長者健康與疫情的擔憂、還有照顧者本身經濟也受影響的壓力等等。隨後，還有其他符合失能等級標準的個案提出申請，其中許多是因傷害或疾病導致行動不便，或是帶有呼吸器管路的青壯年個案。每個家庭在長期照護方面都有著自己的困難和故事。

期望在有限的時間裡能傾聽並同理許多家庭的心情。家屬們都很體恤醫護團隊，常常送上冷飲、小點心，每回出勤也都帶回滿滿的心意。後續為這些長者接種第二劑、追加劑疫苗時，彷彿在服務熟悉的長輩一般，一邊關心彼此，也總能感受到家屬的鼓勵與溫暖。

而在 2021 年 7 月，到宅接種莫德納疫苗第一劑的期間，其實仍有遇到高齡長者在我們到宅接種疫苗後，隔日身體狀況有變化，緊急送醫而後離世的消息。因在接種前後都有評估過個案的狀況穩定並做好衛教，後來有再致電向家屬表達關心，家屬很平靜也理解個案的病況，並且向我們致謝。對當時的到宅接種團隊其實是另一種層面的鼓勵，也期

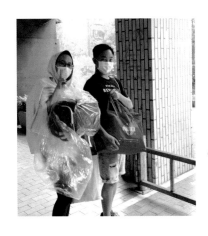

● 圖五 2021 年烟花颱風的強風豪雨中使命必達完成到宅接種

許自己能在完成疫苗接種之餘，細節的執行或居家關懷能夠更細膩。

基層與行政單位之間的反饋與反省

在安排第一劑到宅疫苗接種的期間，如前所述，有許多須同時顧慮安排的細節，也同時承受了心急家屬的催促，聽著他們已等了數週沒有進一步消息等等怨言。當時自己也曾在與長照科的溝通群組當中，來回協助溝通，或是幫忙釐清行政單位的困難。其中也對衛生局有些情緒性的發言，在此需要反省自己，理性上理解當時疫情期間，衛生單位基層人員都陷在無止盡的防疫工作中，但當時對於與衛生局合作的溝通效率還是漸失耐性。

期望在對民眾端開放申請後，能有統一的窗口協助回覆個案家屬大致需要的排程時間，或是定期 1-2 週主動聯繫家屬（例如疫苗意願、廠牌意願、是否已自行帶長者接種疫苗等等，並更新資訊給醫護團隊）。這部分在民政單位、區公所里幹事加入協助之後，也能有更全面的催種安排或後續關懷。而這些

到宅接種疫苗的需求，部分個案其實有醫院居家醫療的定期看診訪視，但起初仍只能透過衛生局長照科申請、等待評估、等待媒合醫護人員到宅接種。若能在一開始就整合居家醫療的醫院團隊，醫院也能盡快協助這些個案完成到宅疫苗接種。

許多時候是行政程序規定、公務決行須由各層級開會決定，或是礙於疫情期間，衛生局、區公所等各個行政單位都已經忙得人仰馬翻。爾後在醫師公會的前輩與工作同仁的協助下，和衛生局單位建立好明確的溝通管道，後續的第二劑、追加劑的到宅接種工作也漸趨順利。因此在 2022 年 4 至 5 月期間，面臨疫情再次擴大，此時雖然到宅疫苗需求再度增加，已能按照建立好的程序與溝通默契逐一完成。

後疫情時代展望未來

回顧這一整段時間，到宅接種 COVID-19 疫苗專案一路延續了約一年半，而在 2022 年底功成身退。許多困難都是在最初的溝通工作：基層診所與衛生局、民政系統的步調不同，有限的人力都在疫情的夾擊下，與民眾的催促中，仍要一步步完成各樣使命。疫苗接種永遠會是傳染病防治的重要一環，自己也學習在各樣的溝通中，不時要換位思考，在遵循必要行政和疫苗接種常規之下，也站在民眾和家屬的角度，精準確實的完成疫苗接種之餘，在短暫的交流中有彼此暖心的關懷。

無障礙疫苗防護：
高風險市民到宅接種服務

劉漢宗 | 台北市醫師公會基層醫療委員會 副召委 ／ 漢宗小兒科診所 院長　高志嘉 | 漢宗小兒科診所 醫師

COVID-19 疫情期間，臺北市政府衛生局考量 75 歲以下有行動不便、無法出門接受 COVID-19 疫苗接種之市民，首創機動接種隊結合醫療院所醫護人員，前進社區提供失能者安心到宅 COVID-19 疫苗施打服務。

這項服務，將納入中央流行疫情指揮中心公告之第八類、第九類（＊感染後容易產生嚴重併發症或導致死亡 /65-74 歲長者；可能增加感染及疾病嚴重風險，如：19-64 歲具有易導致嚴重疾病之高風險疾病者及罕見疾病及重大傷病者）公費疫苗接種對象，提供 19 歲以上長照 2.0 服務失能等級 7、8 級，居住於臺北市之市民，結合居家醫療及基層醫療院所到宅接種 COVID-19 疫苗。

接種對象分為兩類：第一階段規劃是針對公費疫苗接種對象第六類 75 歲以上失能臥床長者，第二階段到宅接種服務，將納入中央流行疫情指揮中心公告之第八類、第九類（如上＊所述）公費疫苗接種對象。

這是 COVID-19 疫情發生後，最人性化的醫療服務，這個措施值得人民為政府喝采，漢宗小兒科診所參與疫苗接種的重任，在診所計注射 50,000 支以上「有溫度的疫苗」。

台北市醫師公會與臺北市政府在此次的防疫工作上可謂合作無間，在防疫工作後期的合作更是絕美。

行動不便長者的溫馨防疫措施

在全國首創由衛生局和社會局結合醫師公會的診所認養的長照機構，照顧內容含所有的防疫業務，例如：預防針注射、染疫患者的治療、視訊門診，均由公會所屬有意願的診所以一條龍的模式提供服務，或一對一，或一對多的認養方式處理機構有關疫情的事務，能迅速而確實地掌握狀況，例如：漢宗兒科診所就認養了 6 家的長照機構處理上述的業務。

更進步、更上一層的到宅注射（更是德政之一，政府有這麼好的措施，漢宗診所本著服務的精神，為全國防疫盡一份心力，同時擔任六種不同的防疫工作，其中最令人感動的就是到宅注射，前往行動不便的老人家裡，不須出門就能享有醫生、護士到宅注射。

基本上無法到診所、衛生所、醫院打針的老人，多數是行動不便臥病在床的患者，本身就伴有其他疾病，加上抵抗力較弱，一旦遭受 COVID-19 的感染，常常因此無法醫治。大量感染的病人住進醫院，幾乎拖垮整個醫院的醫療能量，同時增加死亡人數，初期的 α、β，後期的 Omicron 均是一樣的狀況。如何即時為高危險群者注射預防針，避免重症、塞爆醫院、拖垮醫療量能及避免造成大量患者無法妥善照顧，以至死亡率增加的狀況，這才是整個防疫工作的重中之重。

派遣醫生、護士進入患者家中注射預防針，這是非常人道的措施，但是醫生、護士在外奔波，穿著緊密的隔離衣揮汗如雨、一家接著一家，每到新的點就更換隔離衣，無論颱風下雨、天氣冷熱都得前行，部分市區停車不易，有時停車與住家遙遠，還是背著保溫箱，長途步行才能抵達，有些要爬好幾層樓梯疲憊不堪，但在大家被疫情蹂躪的情況下，還是使命必達。

從對家屬的說明、經家屬同意、醫生評估狀況、準備針劑、注射前量血壓、注射後觀察 15 分鐘以上，每位注射者至少要花上 30 到 60 分鐘的時間，加上轉場的交通及停車時間、更換隔離衣物，一個上午一組的醫護人員也只能完成 5～6 位接種。本診所同時派出了兩組的預防注射人員，一個上午的出勤可以完成 10 位預防注射。

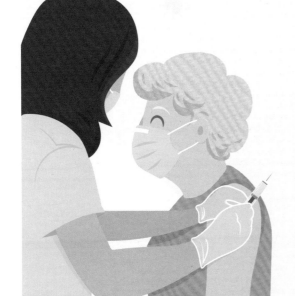

▊到宅疫苗接種服務優化建議

- 可考慮在派遣醫護人員進入患者家中注射預防針時提供交通接送服務，以減少人力在交通上的耗費，增加注射的效率。

- 在執行注射前，建議各單位將患者的病史整理好，測量當天的血壓、體溫、血氧濃度並做好記載，同時提供床邊報告給跟診護士，以便醫生可以迅速掌握注射者的狀況，這可作為未來提升的範例。

- 除了口述交代家屬注意注射後的相關狀況，也務必提供市府印製的注意事項紙本說明書，以便家屬在注射後若有不適現象時可以參考。

▎居家注射的過程中也有一些小故事提供分享

● 有位年紀 90 多歲的老爺爺，臥床好幾年，平時都是 80 多歲的老奶奶在照顧，透過鼻胃管餵食。此次疫情，不論到宅注射或視訊門診中都發現不少相似的狀況，雙老、獨居老人，成為政府需要更多關懷及重視的課題。

● 到達 80 多歲的老奶奶家時，雖然事先已經聯絡妥當，但老奶奶堅持要先到 1 公里外的市場買菜，我們等了大約 1 個小時後，她才推著菜籃車步履蹣跚地回家，然後才願意接受預防針注射。

● 接種者是一位 50 多歲「漸凍症」患者，太太不離不棄細心的照顧，鶼鰈情深委實令人感動，打完預防針希望他能順利地挺過這一波的疫情。

● 80 多歲的老爺爺是一位公司的董事長，漸有失智的狀況，平時非常照顧員工，將每年盈餘發予 6-12 個月的終獎金來慰勞自己的夥伴，他認為把員工照顧好、給他們優厚的條件，他們就能夠在賣力的同時無後顧之憂。

● 一位罹患成骨不全症（玻璃娃娃）的患者，剛開始非常拒絕施打預防針，直到我們跟她聊天、說明以後，她才願意注射，感覺她活得非常辛苦。

● 有一天到了一位老奶奶的家，打開門一看…老奶奶用膠布貼出一條可走的路徑，地面的磁磚都用帆布蓋起來，大概是怕我們污染了家裡的東西，所以做這些防備。

● 疫情已經持續三年，每天都在承受著疫情的疲勞轟炸，許多人可能已經感到精神緊繃或麻木，他們擔心疫情的擴散，很多人都吃不好、睡不著，這種情況在各種人生百態、人生際遇中都有，無奇不有。然而，在這場百年一遇的大疫情中，唯一共同的是我們都需要確保完成預防針的注射，以避免染疫或重症。

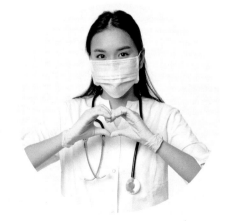

5-3 基層診所協助到宅疫苗接種：齊心抗疫，關懷無限

洪佑承 | 台北市醫師公會 理事 ／ 洪佑承小兒專科診所 院長

自從 COVID-19（新冠病毒）疫情爆發以來，全球各地的醫療體系迅速調整以應對這一嚴重的健康挑戰。疫苗接種成為實現群體免疫的重要一環，然而，我們必須考慮到社會中存在的不同需求，特別是那些失能、行動不便或處於特殊狀況的民眾。在這場合作模式中，基層診所扮演著關鍵的角色，為社區中無法前往醫院的民眾提供疫苗接種服務，以確保每一位人民都能獲得保護。

社區基層診所：守護健康的守門人

基層診所一直是社區中健康照護的基石，因其親近居民、靈活性高的特點，能夠更好地了解當地居民的需求。在疫苗接種的階段，這些診所能夠從更貼近的角度為失能或行動不便的民眾提供服務。診所的醫療團隊了解居民的醫療史和特殊需求，確保他們能夠安全地接受疫苗接種。

協作模式：醫院與基層診所的合力

醫院和基層診所的協作是實現疫苗接種全覆蓋的關鍵。醫院通常負責大規模的疫苗接種活動，能夠迅速完成大量的施打工作，以滿足廣大民眾的需求。然而，對於那些無法到達醫院的民眾，基層診所的服務就變得至關重要。

到宅接種：溫暖關懷的行動

在實施到宅接種的過程中，我們目睹了生動的畫面。診所的醫療團隊穿越社區，走進那些電梯不便、床鋪困難的家庭。這些民眾可能是失能的長者，也可能是需要特別照顧的病患，甚至是無法自主行動的狀況。一次，我們遇到了一對老夫妻，妻子失能臥床，而年邁的丈夫難以協助她移動。我們的醫療團隊進入他們的家中，為他們進行疫苗接種。對於這對老夫妻來說，這不僅是健康的保障，更是一份溫暖的關懷。他們的感謝之情，彰顯了我們這種合作模式的價值。

人性化關懷：疫情中的光芒

在這場嚴峻的疫情中，我們不僅面對著健康挑戰，也面對著心靈層面的考驗。基層診所通過提供到宅接種服務，展現出無私的關懷和人性化的照護。每一次成功完成的到宅接種，都是一個小小的勝利，象徵著我們共同抗疫的努力。讓我們攜手合作，保護每一位社區居民的健康，一起走向明天的曙光。在這場關乎生命安危的戰鬥中，基層診所的到宅疫苗接種不僅僅是一項工作，更是一份關懷的示範。我們將繼續發揮社區服務的功能。

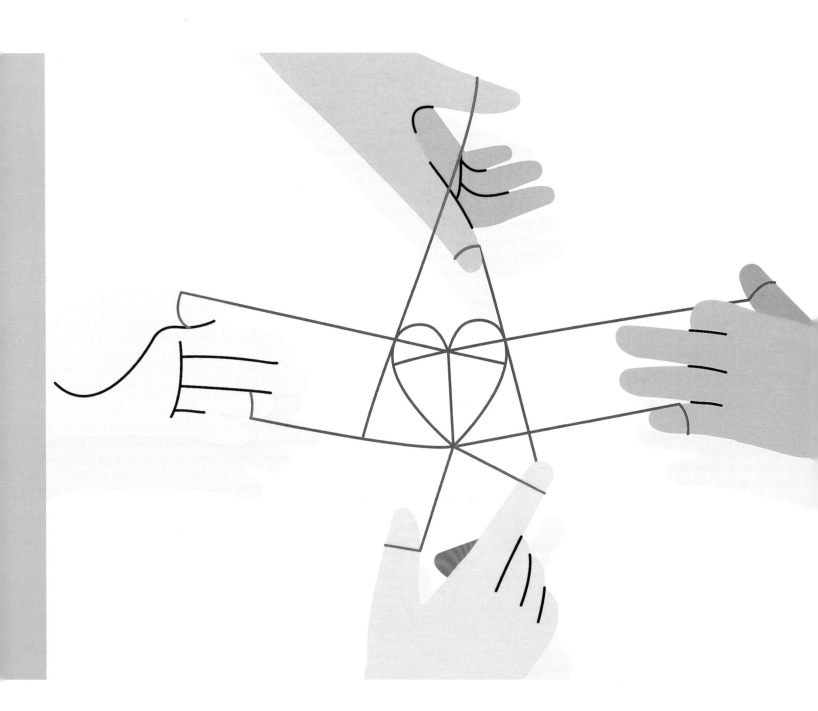

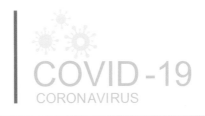

COVID-19
CORONAVIRUS

第 四 章

" PCR 採檢 "

① 中正紀念堂自由廣場車來速防疫急門診 ——看診、領藥、篩檢一條龍

彭家勛 ｜ 臺北榮民總醫院醫務企管部 主任

前言

2022 年 5 月，新冠病毒 Omicron 突變株疫情大爆發，民眾需要 PCR 採檢才能判定確診，接受相關治療。烈日下大排長龍，政府遂指示各大醫院在空曠廣場、體育館提供採檢及輕症症狀治療的車來速一條龍服務，臺北市各級醫院、診所戮力以赴，醫師公會積極調度診所醫師協助，發展出臺灣特色的 PCR 採檢模式。

背景

2019 年 12 月起中國發現不明原因肺炎群聚，此疫情隨後在世界各地擴散。臺灣於 2021 年間 COVID-19 疫情盛行期間，每日本土確診案例最多達 500 多人，自 2022 年 1 月起疫情加劇，5 月初本土疫情甚已日破八萬例，疫情的快速興起，加上每日媒體報導的感染與死亡數激增，更令民眾心生恐懼，擔心被感染的民眾紛紛湧至雙北各大醫院急診室，導致急診室幾乎癱瘓，喪失功能。在這緊急情況下，臺北榮民總醫院（以下簡稱北榮）於 2022 年 5 月 13 日接獲政府指示，

需要自 5 月 17 日起，在臺北市市中心博愛特區的自由廣場內設置「車來速急門診」，提供快篩陽性病人從掛號、看診、計價、給藥、採檢五合一整合式的醫療服務（圖一）。

由於這是全臺規模及量能最大的採檢站規劃，預估每日至少要能提供 1,200 人以上的服務量。面對危急疫情、求醫病人激增與限時完工執行任務的多重壓力，在在都考驗著北榮團隊的緊急應變與執行能力。

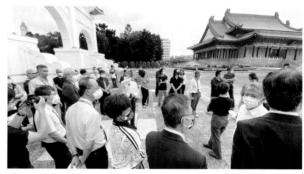

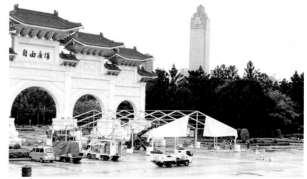

◉ 圖一 2022 年 5 月 13 日赴中正紀念堂自由廣場勘查

執行過程與關鍵成功因素

車來速防疫急門診任務雖然來的既急又快，但北榮在陳威明院長及院部長官的率領下總動員，四天內克服所有困難，以高效率完成動線、物資及人員整備等工作，其中尤以醫企部、資訊室及病理檢驗部通力合作完成之「車來速防疫急門診醫療資訊系統」貢獻最為卓著。在人力方面，北榮醫、藥、護、檢及行政同仁都積極投入此項重要任務，甚至包括體系內的國軍退除役官兵輔導委員會及委託北榮經營的臺北市立關渡醫院醫護人員，與體系外的台北市醫師公會更主動召募基層醫師共襄盛舉主動參與，大家不分彼此，齊心抗疫，全力以赴，達成讓病人快速完成看診、繳費、領藥及 PCR 篩檢，以求在最短時間內確定檢驗結果，及早隔離投藥，避免病人病情情惡化與疫情擴散之目標。

車來速急門診能順利上路並非一蹴可幾，其

乃是北榮累積過往赴苗栗京元電子廠、臺北市三大果菜市場大規模採檢的經驗並持續優化醫療資訊系統的成果。北榮以先前開發的系統為基礎，除原先已整合之看診、藥事、採檢服務流程，可確保看診的服務品質及用藥安全外，更朝快速、穩定、準確三大目標進行改版、並新增功能，優化後的醫療資訊系統在院外自由廣場執行任務時，可同步串聯院內醫務行政、看診、藥事、檢驗四大平台作業（如圖二），這是北榮史上首次將院內完整門診、帳務、藥品及檢驗作業系統移至院外運作的紀錄。

茲介紹北榮成功於自由廣場建置車來速防疫急門診的關鍵與服務特色如下：

［一］人車分道且依自駕車人數高低乘載分流看診

自由廣場緊急搭建的大型採檢帳篷下被規劃成四線道，1 號線道為「行人專用道」、2 號

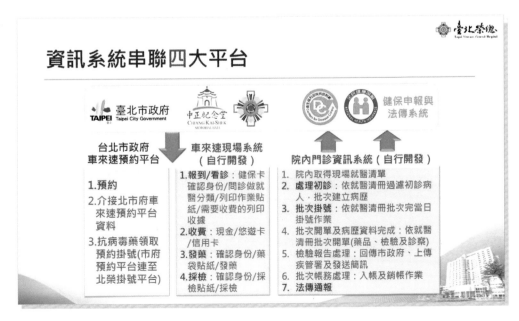

● 圖二 自由廣場車來速醫療資訊系統架構

線道為「機車/腳踏車」、3 號線道為「二人以下汽車道」、4 號線道為「三人以上或有 12 歲以下孩童汽車道」，四線道之間可機動調整分流（如圖三）。第 3、4 車道不同之處在於第 3 道係服務 2 人（含）以下屬低乘載之民眾，第 4 道係服務三人以上或有 12 歲以下兒童共乘之民眾，屬高乘載之車道配置有雙組醫事人力，其中 1 名為兒科醫師，故該車道亦為親子友善車道，當汽車駛入搖下車窗，二組人員可從二側車窗問診、採檢，目的在於確保汽車動線流暢，減少車輛於帳篷內停留時間及車輛怠速造成篷內空氣污染影響工作人員等健康問題。

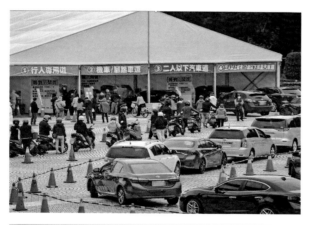

① 行人專用道
② 機車/腳踏車道
③ 二人以下汽車道
④ 三人以上或有12歲以下孩童汽車道

● 圖三 自由廣場車來速實況照

[二]縝密規劃車來速急門診一條龍就醫流程

至車來速急門診的病人需先至「臺北市自主及快篩陽綠色通道健康登錄」預約平台自行填報基本資料及點選不適症狀，如發燒、頭痛、咳嗽、流鼻水等計 30 項，由於現場可能會出現不會使用或沒有 3C 產品者抱怨無法上網預約，因此北榮配置 2 名行政人員及備有二台平板電腦供現場未預約病人使用。任務執行期間約有 75% 為初診病人，北榮於院內安排一組人員同步處理初診資料及批次建立病歷。

為使病人快速完成看診、繳費、領藥及 PCR 篩檢，北榮以隧道式洗車為設計概念，將每一線道規劃三個站（圖四），分述如下：

1. 第一站－報到/問診：

此站配置醫師及行政人員各 1 名，病人繳交健保卡予醫師，當健保卡插入讀卡機，系統即自動與預約平台資料比對並顯示病人資料於螢幕，亦同步回傳醫院雲端系統，透過北榮 API 下載至醫院 HIS 系統，後台據以進行批次建病歷、掛號、批次開單（檢驗、藥品組套）及批次發報告，此操作非常簡易，新手即可上手。確認身分無誤後，接著由醫師問診並於系統選定藥品組套，完成後印表機即自動列印病人「檢驗資訊條碼」貼紙 4 張，採檢編號於此同時自動回傳院內檢驗系統。

2. 第二站－繳費／領藥：

此站設計價收費員及藥師各 1 名，分別負責收費及配發藥物，藥師依據標籤貼紙上標註之藥品組套代號配發藥品給病人。計價收費系統採網頁界面設計，操作簡便，計價人員僅需掃描第一站交予病人之「檢驗資訊條碼」貼紙，電腦即自動顯示病人資訊及應收金額，為提供便民服務，北榮接受悠遊卡、信用卡或現金支付方式。

3. 第三站－採檢：

此站設醫師及護理師各 1 名，醫師負責採檢，護理師從旁協助，病人無須下車，醫師對著車窗旁的病人直接採檢。北榮每小時指派專人及專車將檢體送回實驗室，當送回實驗室，工作人員執行簽收後，檢體簽收資料亦會回傳至點／簽收系統內。

4. 為優化庫存管理及補給機制，系統亦有即時監控現場藥品耗量之功能，從「藥品組套領用數」統計，庫存管理藥師可每小時監控現場耗量，根據各組套前日剩餘量、近三日平均領用量、藥品庫存量，擬定每日處方預配目標份數、藥品進貨量。

［三］制定六組藥品組套，於院內進行藥品配製，簡化流程、提升作業效率及正確性

考量防疫急門診服務量大，且 COVID-19 症狀多樣性，為加速配藥、選藥流程，北榮藥學部與醫療科部依據最新醫療文獻準則與臨床經驗，配合車來速急門診作業模式，共同制訂標準化處方組套。症狀緩解處方組套依成人／兒童與有／無腸胃症狀分別規劃，兒童並加入體重考量，最終設計共 6 種組套：【Ａ】成人無腸胃症狀、【Ｂ】成人有腸胃症狀、【C1】兒童 >20 公斤無腸胃症狀、【C2】兒童 >20 公斤有腸胃症狀、【C3】兒童 ≤20 公斤無腸胃症狀、【C4】兒童 ≤20 公斤有腸胃症狀，其中兒童組套備有藥品劑量指導單，協助發藥藥師指引家長依孩童體重給予正確劑量。

◉ 圖四 北榮車來速防疫急門診以隧道式洗車為設計概念，每一線道規劃三個站

[四] 高通量全自動病毒診斷系統 24 小時不間斷進行 COVID-19 檢驗

每小時以專人專車送回醫院的檢體，實驗室每日早晚班各安排 1-2 名專責人員處理，利用檢體上的流水號直接於實驗室資訊系統內簽收、產生工作號，並依工作號進行檢體標示及排序。實驗室內每日共 10 名醫檢師分三班，在負壓實驗室的生物安全操作櫃中，開蓋進行檢體前處理並上機執行檢驗作業。北榮採用高通量全自動病毒診斷系統 24 小時不間斷進行 COVID-19 檢驗，從核酸萃取、核酸擴增及報告判讀皆由自動化設備執行，並透過實驗室資訊系統自動回傳報告，提昇整體檢驗量能。

執行成果及未來精進作為

自由廣場車來速防疫急門診啟用後，由於整體動線事先規劃妥善、人力配置充足、正、副指揮官均親自坐陣引導分流，更重要是車來速醫療資訊系統的設計非常便於工作人員操作使用，因此作業流程相當順暢，統計第一天服務 1,649 人，雖已超出原訂服務人數甚多，也能順利於期限內完成。現場全體人員士氣高昂，北榮的醫護戰士及行政同仁連續 23 天都站在第一線，從盛夏高溫酷暑到大雨滂沱，恪遵專業的崇高職守，克服許多臨場困難，期間共計服務 26,184 人次；PCR 採檢 25,220 人次，陽性率高達 90% 以上（如圖五），領用一般症狀緩解藥物計

18,046 人，不僅尖峰時刻 (8-10AM) 報到至採檢可在 10 分鐘內完成，病人報到資料、藥師配發藥物、計價收費帳務、檢體動向及檢驗報告發出正確率 100%，且於 24 小時內自動發送 PCR 結果給病人及法傳系統，獲中央、北市府及民眾高度肯定，也在院史上留下一頁傳奇。回顧 2021、2022 年，無論採檢、接種疫苗、專責病房等，只要國家有需要，北榮就會挺身而出，北榮也從每一次防疫任務中累積經驗，相信未來面對任何緊急的狀況，將更能從容而無所畏懼，以守護國人健康為宗旨（如圖六）。本文特別感謝陳威明院長、李偉強副院長等長官指導及簡淑芬組長協助資料整理。

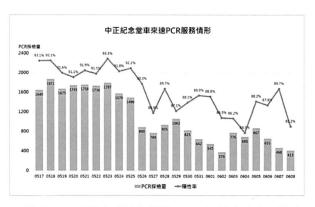

◉ 圖五 自由廣場車來速急門診 PCR 採檢人次與陽性率

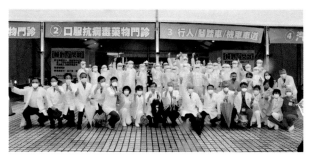

◉ 圖六 北榮陳威明院長、侯明志副院長及李偉強副院長等院部長官到場視察關懷，予支援同仁們加油打氣

② 松山機場社區篩檢暨防疫門診 PCR 給藥 得來速——看診、領藥、篩檢一條龍

三軍總醫院

因應新冠肺炎疫情嚴峻，本院依中央疫情指揮中心防疫政策要求，完成各項防疫整備及專責病房開設，並通過篩檢站、疫苗注射站和綠色通道等設置，早期發現確診個案及匡列密切接觸者，採取檢疫隔離措施，同時積極推動疫苗注射，以有效控制疫情擴散及提升全體免疫力。同時，透過本院防疫門診及衛教宣導，提供諮詢和防疫教育管道，強化民眾對新冠病毒的傳播方式和預防措施的認知，從而加強公眾的防疫意識和能力，降低社區感染的風險。

本土疫情自 2022 年 5 月 1 日起至 5 月 18 日，短短 18 日，新冠肺炎確診人數從 17,858 人急速增加至 90,378 人，顯見疫情傳播快速。臺北市現有的篩檢站，已無法滿足民眾篩檢需求，在疫情持續升溫的情況下，本院於 5 月 18 日接獲中央疫情指揮中心陳時中指揮官要求增開篩檢站之指導，並責請醫福會王必勝執行長會同本院共同前往松山機場評估社區篩檢站開設現勘作業。經評估後選定於松山機場第二航廈前方大客車停車場設置防疫篩檢站，比照自由廣場方式設置大型社區篩檢站開設。

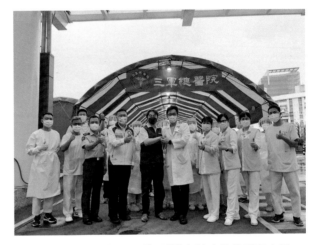

◉ 醫福會王必勝執行長到場慰勉本院辛苦的醫事人員

48 小時快速成立松山機場社區篩檢站

本院依令動員全院醫護能量，為及時提供民眾篩檢及給藥服務，院長王智弘少將即要求於 48 小時內完成社區篩檢站開設。自 2022 年 5 月 20 日起，由企劃室編組護理部、民診處、醫勤室、資訊室、能事室、衛保室、臨床病理科等單位，擬定篩檢站權責分工，同時立即實施緊急架接電力及網路系統並完成測試，並結合空軍松指部支援兵力完成 9 頂帳篷架設，共同協力於 5 月 21 日完成「三總松山機場社區篩檢暨防疫門診專區」開

設，服務時間為每日上午 8 點至晚上 8 點，服務量能達 1800 人／日。

動線設置民眾等候區、報到掛號區、候診區、醫師看診區、批價區、領藥區、檢體領取區及 PCR 採檢區等站，同時不斷檢討篩檢流程，希望讓篩檢路線更加順暢，縮短民眾等候時間、減輕民眾負擔，尤其 65 歲（含）以上長者不僅可在松山機場社區篩檢站直接現場報名篩檢，亦可現場看診領藥。

期間投入 1,782 人次醫護／行政人員（台北市醫師公會支援 40 人次），共完成 PCR 檢測作業 5,324 人次、藥事服務 5,797 人次與診察 10,734 人次。並接受行政院蘇貞昌院長及衛生福利部陳時中部長肯定本院的機動性及執行力，能在短短 48 小時內完成設立松山機場社區篩檢站，並感謝三軍總醫院及醫護人員等相關同仁的協助與辛苦付出。

續因就醫人數持續下降，經中央評估無大型戶外篩檢站開設必要，故於 2022 年 6 月 8 日下午 16 時關閉社區篩檢站，結束本場防疫作戰任務進行撤收作業，期間醫福會王必勝執行長到場慰勉本院辛苦的醫事人員，任務圓滿順遂達成，共同遂行國家防疫任務。

本院以松山機場篩檢站為經驗，隨疫情變化調整設站方式：由篩檢站初始以 PCR 採檢為主，而後隨防疫政策變動轉變為以防疫門診為主，並提供其他戶外篩檢站未曾供給之抗病毒藥與清冠一號等整合醫療服務，實可供後進者作為參考。松山機場社區篩檢站在總統及中央流行疫情指揮中心指導下，提供複合式、多功能的三合一服務，結合全院同仁群策協力下，共同圓滿完成此次任務，承擔起健軍衛國重任，守護全體國民健康福祉。

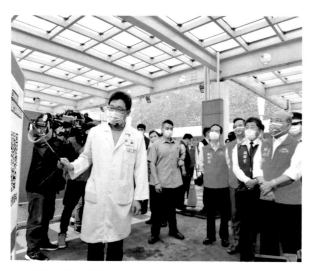

◉ 動員全院醫護能量、結合空軍松指部支援兵力，協力完成松山機場篩檢站開設

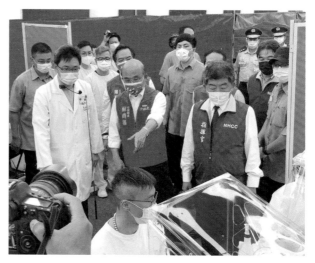

◉ 接受行政院蘇貞昌院長及衛生福利部陳時中部長指導與肯定

PCR 採檢（篩檢站）建置

臺北市立聯合醫院

前言

自從世界衛生組織於民國 2020 年 1 月 30 日公布新冠肺炎為一公共衛生緊急事件，臺灣由於國人的防疫意識、政府發布的防疫措施及邊境嚴格的控管，成功地避免疫情的首波衝擊。臺灣在 2021 年 5 月爆發大規模社區感染，中央於 5 月 19 日宣布全國進入三級警戒，各地方政府建置多處社區篩檢站、醫療院所全力配合防疫政策，疫情也得以順利控制。2021 年底歐美各國陸續因新冠 Omicron 變異株的流行，染疫人數又急速上升，也因此變異株有更高的傳染力及免疫逃脫的能力，迅速成為全球的主流變異株。

自 2022 年 4 月初，臺灣嚴重特殊傳染性肺炎（COVID-19）確診病患人數增加，為因應 PCR 檢測需要，臺北市立聯合醫院社區篩檢站增加時段之 COVID-19 病毒核酸檢測（RT-PCR）來服務地區民眾，以阻絕傳播鏈並避免疫情繼續擴散蔓延。25 日起因確診和匡列人數急劇增加，中央流行疫情指揮中心推動社區加強監測方案，鼓勵有接觸史或相關症狀的民眾先自行購買快篩試劑施行快篩檢驗，再持快篩陽性檢測片至社區篩檢站做 PCR 檢測。本院急診因無法處理大量快篩陽性民眾求診需求，為避免疑似個案進入院區及社區增加感染風險，故 28 日晚間開始於急診內啟動防疫門診服務，以外科部及行政單位派員支援，提供自行快篩陽性民眾看診、篩檢、拿藥之三合一服務，使快篩陽性民眾能快速拿到藥物緩解症狀，並返家自我健康監測，靜候 PCR 報告結果，讓有需求之民眾能夠完成確診通報及進行隔離，以有效斷絕社區內之傳染鏈途徑。

作業準備

［一］空間評估

應設為獨立的範圍，具有良好的空氣流通區域，與醫院旁的住宅區保持適當的距離，並避免與一般看診的民眾及本院員工共用通道，以確保醫護人員在安全的工作環境中進行工作。此外，應明確劃分候診、看診和採檢的空間。

［二］設置原則

依據衛生福利部疾病管制署「各地方政府社區篩檢站設置指引第二版」（2022 年 5 月 4 日）：

社區篩檢站應設置「簡易帳篷」或「移動式戶外採檢站」（如「正壓式檢疫亭」）等設備，以確保醫師及其他醫事人員之安全、降低相關人員受感染風險。其配置如下：

1. 以獨立、密封式隔間，完全隔離採檢區與被採檢區。
2. 採檢區需有正壓設計，避免污染空氣由被採檢區進入採檢區內。
3. 採檢區設有連接式手套、照明燈、對講機、冷氣。
4. 被採檢區設有遮陽候採區、檢體放置架。
5. 救護車。
6. 電腦及網路設備。

過程與成果

為了避免醫院篩檢站與急診人潮過多，增加群聚感染的風險，同時確保急診醫療能力，臺北市政府在 5 月份公布了各行政區防疫急門診專區站點，將各公費篩檢站轉型為快篩陽綠色通道，同時提供篩檢、醫生評估診療以及開立藥物等服務（如圖一所示）。

本院配合將社區篩檢站轉型為防疫急門診之合併作業，有效率地引導民眾從填寫基本資料開始，依序排隊進行掛號繳費手續，接著醫師隔著透明窗口以對講機設備與民眾執行問診及看診、開立醫令單及領取藥物，最後再完成 PCR 檢測，再由出口離開，所有作業皆於戶外空氣流通之天幕帳篷下一條龍式服務完成。

5 月 12 日指揮中心實施了「居家隔離及自主防疫或居家檢疫期間使用家用新型冠狀病毒抗原快篩試劑檢測陽性，且經醫事人員確認」為確定病例條件。本院也開設了快篩陽確診評估視訊門診，提供給居家隔離及自主防疫等民眾遠距視訊服務，並提供相關疾病資訊及協助；18 日指揮中心為提供給藥的即時性，減少高風險個案重症的機率，修訂擴增 COVID-19 病例定義，65 歲（含）以上長者如快篩陽性，經醫事人員確認即為確診，經醫師評估可使用抗病毒藥物治療，同日並於防疫急門診中設立 65 歲（含）以上長者綠色通道，避免年長者久候看診，儘速領藥返家休養的服務；26 日，中央流行疫情指揮中心修訂了病例定義，若民眾使用家用抗原快篩試劑檢測結果為陽性，經醫事人員確認後即可通報確診；而易產生嚴重併發症或死亡之高風險族群，則應儘速給予抗病毒藥物，以降低病情惡化的風險；本院於同日即配合政策開始執行快篩陽性即確診通報業務，並針對高風險族群給予抗病毒藥物的使用。

無論是社篩站、防疫急門診、快篩陽確診評估視訊門診、確診居家個案遠距健康評估照護，本院都為政策的主要執行院所，讓有需求之民眾能夠完成確診通報及進行隔離，並恢復健康，以有效斷絕社區內之傳染鏈途徑。

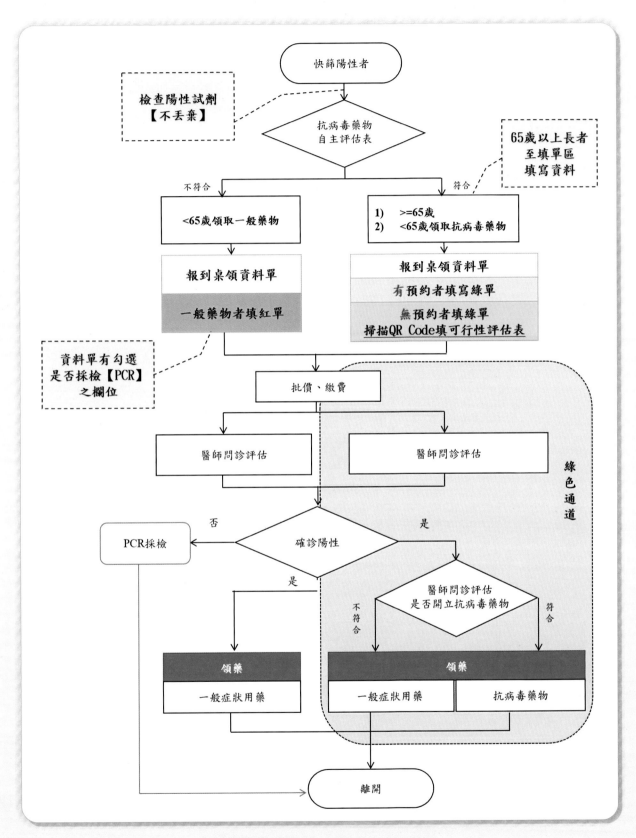

● 圖一 防疫急門診一條龍服務流程示意圖

▋ 檢討改善與後續精進作為

起初本院防疫急門診啟動時,因排隊民眾暴增及民眾不了解看診流程動線等因素,現場派出許多機動人力維持秩序。不過經過動線調整,包括使用改道牌來規劃排隊等候區,張貼指引及提醒海報,以及在排隊等候區發放報到資料單等方式。同時,透過外網,讓有看診需求的民眾在網路掛號時即先填寫風險因子,以便在現場醫師看診時直接帶入電子病歷,並再次確認民眾是否符合使用抗病毒藥物的條件。這些舉措不僅減少了機動人力,也縮短了看診時間,進而減少了人潮壅塞的情況。

我們採用了分流(Diversion)方式開設了「新冠疫情防疫急門診」,專門服務無症狀或輕症的新冠病毒快篩陽性患者,由醫師診治、採檢,並提供預設套餐式藥物,以解決爆量的醫療需求。又隨著 4 月底開放高風險病人開立抗病毒藥物,2022 年 5 月 18 日起新冠快篩陽性即認定新冠確診,「新冠疫情防疫急門診」仍持續運作服務這類民眾,因此能有效率地降低高風險病人就醫的壅塞,亦降低重症的發生,避免醫療機構的過度負荷。

面對未來可能發生的新興傳染病疫情,醫院仍需保持更大的靈活。除了空間動線的靈活調整外,人力需求的靈活運用也同樣重要。空間動線方面,歷經 2003 年 SARS 疫情,大部分的急診已有發燒篩檢站內化的規劃。但是面對這次突如其來且爆量的感染病人,原先內化的空間與動線,遠遠不敷需求。面對可能再次發生的爆量新興傳染病疫情,醫院應規劃更大、更多的空間動線與人力彈性運用;甚至考慮疫災替代醫療場所的規劃與選定。

▋ 結語

臺北市立聯合醫院在 COVID-19 疫情來襲時,主責各式篩檢站、快篩陽性評估門診,而防疫急門診無疑是此過程中重要的站點,在疫情大爆發的時候,能夠提供快篩陽性民眾安心的看診流程及醫療照護。

疫情狀況瞬息萬變,如何快速整備作戰人力、物資、設置流程,以及迅速安裝相關設備等,每一次的經驗都使我們能夠協力同心地完成接踵而來的任務。記錄這份備忘錄時,疫情已漸緩。如果在將來需要因應疫情的變化,防疫急門診欲再次擴大開設,我們相信能夠迅速啟動相關作業,提升防疫急門診的品質,精益求精,為民眾提供更好的服務。

北士科車來速防疫急門診

蔣子鈞 | 新光醫療財團法人新光吳火獅紀念醫院企劃室 醫檢師
陳瓊汝 | 新光醫療財團法人新光吳火獅紀念醫院病理檢驗科 總醫檢師

2022 年初，臺灣看似防疫的模範生，已經控制前一年的 COVID 疫情。開始進行旅遊泡泡、外交泡泡等措施，逐步地恢復國際往來。新光醫院亦協助進行了帛琉旅遊泡泡的推展，以及協助各式各樣的外交泡泡及商務泡泡的採檢。

外交泡泡的採檢就如同企業快篩，由醫護人員前往外國來賓下榻之旅宿，進行採檢。但因為當時國外有確診病史的人不少，所以偶爾還是會出現到臺灣後，因為 CT 值位於臨界值邊緣而依規需要隔離。原本以為沒事，但抵達異國後卻發現需要被隔離，著實會令當事人心存恐懼。本院藉者地利之便，提供士林夜市之美食進行國民外交，降低當事人之擔憂。

隨者變異株的快速出現，傳播速度之迅速，衝擊國人之生活。當時還沒有以快篩陽判定確診的政策，瞬時間急診和社區篩檢站充滿了快篩陽性，等待 PCR 判定確診的國人。而臺北市政府即考慮以車來速的方式，提供民眾便利性，降低對急診緊急醫療的衝擊。

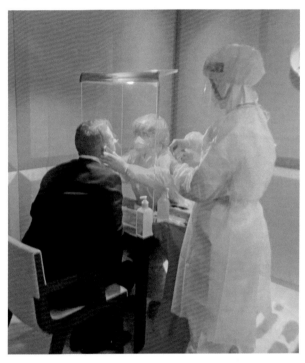

● 新光醫院協助外交部進行外交泡泡採檢外賓

北士科車來速之緣起

北士科車來速是繼大佳河濱公園車來速採檢站後，臺北市政府第二個設立的車來速採檢站。複製大佳河濱公園車來速的經驗，2022 年 5 月 4 日起在北投士林科技園區啟動專案採檢。

本院於 5 月 2 日一接受到市府的請求後，新光醫院及北市聯醫即於 5 月 3 日一早召開籌

備會議。基於公私協力、分流急診壅塞，新光醫院義不容辭動員醫師、護理師、藥師、醫檢師及行政職類協助。

市府及聯醫當日漏夜於北士科預定地，現場架設採檢用的帝王帳、工作人員休息間、臨時浴廁、批掛網路等基礎設施，更旋即於 5 月 4 日開始試營運。新光醫院亦於 5 月 4 日即開始，派遣調度當時最為缺乏之藥師人力，前往支援藥物之發放。而在醫院端，當時亦設有社區篩檢站，病理檢驗科及醫院各後勤單位也同時擴充檢驗量能以因應預估會倍增之 PCR 檢驗量。

北士科車來速的運作模式

北士科車來速提供週一到週日，08:00-20:00 的篩檢、看診、領藥一條龍服務。各院現場人力由現場指揮官統籌調度，行政人力及周邊交管等人力由市聯醫安排。

● **批掛**：因為提供民眾給藥之服務，故需進行批掛。PCR 則申請公費。
使用聯合醫院系統，採單一費率收費。並透過刷悠遊卡支付，減少因為現金等接觸傳播風險。

● **採檢**：由新光醫院及北市聯醫醫護進行採檢及問診，新光醫院負責其中一線。

● **給藥**：由新光醫院及北市聯醫藥師進行分派藥物、用藥諮詢。
提供 A（常見症狀指示用藥，約 95% 病人）和 B（有腹瀉指示用藥，約 5% 病人）套餐。

● **PCR 檢驗**：由市聯醫檢驗，並委託新光醫院代檢。新光醫院除原有檢驗量外，再擴充約 600 件 / 日的代檢量能。

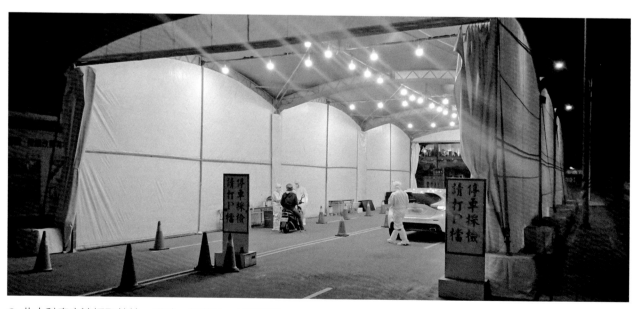

● 北士科車來速採取篩檢、看診、領藥的一條龍服務

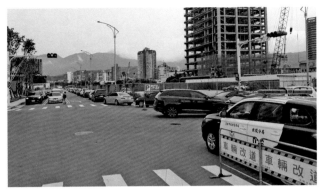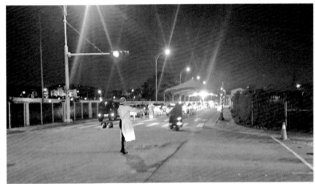

◉ 從白天至深夜大批確診民眾仍不斷湧入

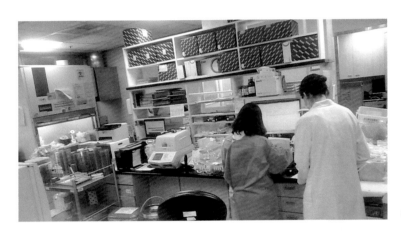

◉ 後線的醫檢師進行大量檢體的檢驗

▋為社會盡一份心力

如前所述,在北士科車來速設置的當下,新光醫院同一時間也有自己的社區篩檢站要應付。確診的民眾增加,新光醫院院內也不斷的擴充 COVID 專責病房和專責加護病房。最高的時候,甚至 35% 的急性一般病床都轉為專責病床。

在蠟燭兩頭燒的狀況下,年輕的醫護大多已經在線應變疫情。現場採檢的醫護也因為採檢線的增加而面臨人力不足,但各個醫療科亦主動請纓協助,其中不乏科主任、教授級的資深醫師,不畏當時的高風險,只因為想為社會盡一份心力,而自願前往 COVID 確診率預估超過 9 成的北士科車來速現場。

以新光醫院負責的夜班檢體來說,雖然北士科表定服務時間到晚上 8 點,但因為確診人數眾多,服務初期採檢到晚上 10 點如同家常便飯。雖然新光醫院緊鄰北士科,但等到檢體清點、打包後送到醫院病理檢驗科,也要晚上 11 點了。大量的檢體,從進行前處理到上機、發報告,往往都忙到天亮才全部消化完。所以本院臨床單位以外,具醫事人員資格的同仁,亦本於為社會盡一份心力的想法加入前述行列,擴充採檢量能,期盼能在大家一同努力下,順利克服疫情挑戰。

⑤ 當我們疫起走過
——萬芳醫院團結支援防疫任務

李明哲 │ 臺北市立萬芳醫院 癌症副院長

時間回推到 2022 年 4 月中旬，本土疫情再度升溫，暴增的確診者癱瘓各家醫院急診室，為緩解醫院服務量能，設置「車來速」篩檢站分流病人成為當務之急。於是 5 月 8 日中午萬芳醫院接獲臺北市政府通知，將開設木柵機廠車來速篩檢站，成為繼北士科車來速後，第二間大型戶外篩檢站與防疫急門診。

高效調度
兩日內開設木柵機廠車來速

5 月 8 日適逢母親節的日子，當所有人都在歡慶母親節，享受與家人相聚的時光，突然間，萬芳醫院收到臺北市政府的通知，因應疫情發展，需要在兩日內參考北士科車來速的運行模式，完成木柵機廠車來速篩檢站。接獲指令的同仁們立即返回工作崗位，犧牲陪伴家人的時間，開始連續兩天和臺北市政府團隊、臺北捷運公司、萬芳醫院陳作孝院長、主責該任務的萬芳醫院李明哲副院長以及秘書室成員們，即馬不停蹄奔走討論網路、機電、照明、車道動線等設備，有賴先前專業人員曾架設過北市科車來速，本次於 5 月 10 日中午即完成整備工作，而木柵機廠的優勢為原先就是一座大型的戶外停車場，只要明確指示車流動線，便能加快整體篩檢

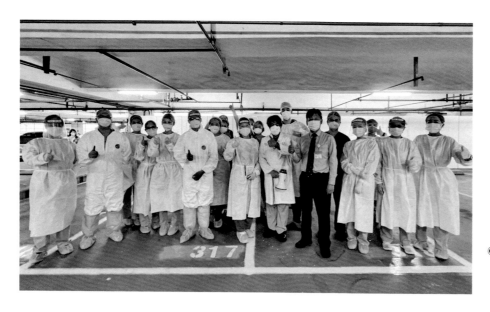

● 萬芳醫院接獲北市府通知協助木柵機廠車速開立，即展開 24 天防疫任務

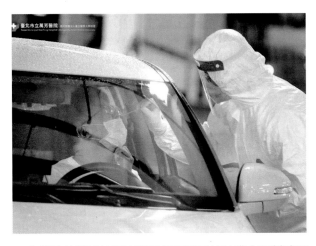

● 在悶熱的篩檢站又穿著三層不透風的防護衣更削減醫護人員的體力，此時迅速遞補人員上陣相當考驗現場指揮官的臨場反應

排兒童車道，由兒科醫師進行診療與開藥。因此，除了 3 歲以下的幼童和懷孕 38 週以上的孕婦，其他年齡層不限於地區的陽性確診民眾，都可以前往木柵機廠車來速進行採檢。這也使得營運的第一天，車陣的方向延伸到深坑方向。車流中有些車載著全家老小，有些則是跨縣市，甚至有人騎著 Ubike 前來等等。面對不斷湧進的車流、炎熱的氣溫，再加上穿戴密不透風的防護衣，無疑加重了第一線人員的壓力和體力消耗。好幾次，有同仁因體力不支，需要後援人員頂替上陣，以消化排隊車潮。

所幸，此時萬芳醫院部分門診與手術降載，騰出了大量醫護人員全力支援前線，順利化解人員調度的危機。令人欣慰的是，長期在醫院內服務的同仁都能無縫接軌上手原先不熟悉的戶外醫療行為，彼此幫忙照應，投入這場戰疫。

速度，在好幾次勘查路線與設備確認無誤後，以及網路設備、醫護行政人力調度就位時，該如何面對壅塞的車潮與未知的突發狀況，木柵機廠車來速的挑戰，才正要開始。

協力合作 全員齊心對抗病毒

木柵機廠車來速的服務流程為掛號、看診、篩檢、領藥一條龍，分為兩個車道同時進行，服務人次從一開始設定上下午各 300 個預約號、100 個現場號；後因應服務需求，持續增加服務量能，擴增至上下午各 500 個預約號與 100 個現場號，每診皆需 40 名醫護人員協助完成。

由於雙北確診人數高漲，尤其是兒童確診數也在節節上升，為了減輕孩童篩檢時的恐懼並能即時判斷病情嚴重性，萬芳醫院特別安

木柵車來速退場 任務圓滿落幕

自 5 月 26 日起政策調整，凡使用家用快篩劑檢測結果陽性，經醫事人員確認即為確診，不需再等候 PCR 結果，萬芳醫院亦配合政府策略，增加開立口服抗病毒藥物門診，提供民眾緩解症狀用，而疫情此時也逐漸趨緩，車來速車流明顯減少，因此，臺北市政府決議宣布木柵機廠車來速於 6 月 3 日退場。

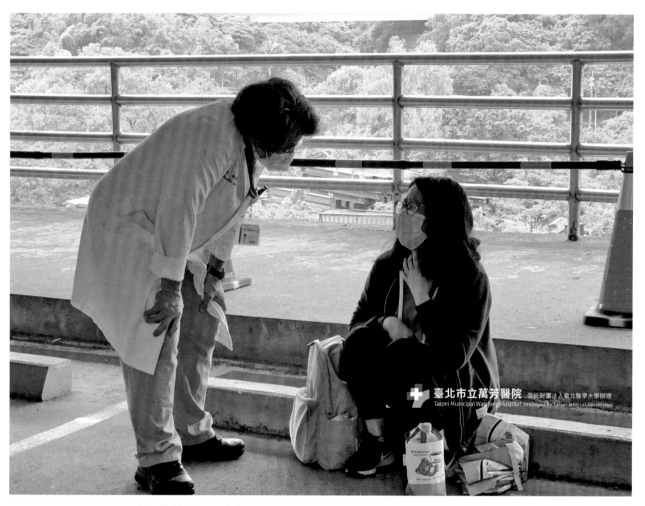

◉ 面對悶熱的氣候與確診引起的不適,部分民眾須現場休息由醫護人員關心狀況

回想這 24 天作戰的日子,這段以為看不到盡頭的日子,已然成為醫師生涯中數一難忘的回憶,與病毒的距離近在咫尺、被汗水浸濕的特單服、被 N95 口罩與護目鏡烙印的壓痕,背負著把同仁帶出來也要確保大家安全回家等責任,這些在疫情還未爆發前的「異常」竟成為當時的日常。

特別感謝民眾配合現場人員指揮,縱使有時等候時間較長也不曾抱怨指責,反倒鼓勵與肯定同仁們,而這段時間也有許多善心人士慷慨捐贈物資,都成為大家持續拚下去的動力,雖然車來速的任務在此告一段落,但相信這份拚戰熱血的心,也會持續守護著市民們的健康。

⑥ 社區 PCR 記事

楊境森 | 台北市醫師公會 監事 ／ 梁耳鼻喉科診所 院長

▌緣起

2022 年 5 月 3 日疫情指揮中心公佈，COVID-19 新冠病毒臺灣本土新增病例，突破每日 2 萬例，電視新聞打出醫學中心急診被擠爆，病房人力不足面臨醫療量能崩潰，還有 10 間診所因確診足跡被停診。指揮中心並提出開放基層診所核酸檢測作業，希望分擔大醫院人潮壓力，安撫人心。

看著民眾排著長長人龍等著做核酸檢測 PCR，還有人不耐等候昏倒，還有其他重症病人擠不進去急診，收治重症的後線醫學中心岌岌可危。當初臺灣從疫情優等生變成本土疫情開始流行，很多朋友問我嚴不嚴重？我都回答，你看醫學中心龍頭有沒有崩潰跡象就可以判斷。當電視標題寫：「台大也失手，急診擠爆」，我就知道疫情嚴重了。

臺灣有著優秀的基層醫療分佈，可以分擔大醫院的急診篩檢。耳鼻喉科又是受過訓練會開刀，PCR 核酸篩檢鼻咽部位最熟悉不過的專業醫師。尤其是台北市醫師公會邱泰源理事長、洪德仁召委長期在推動的分級醫療全人全社區照顧，身為公會幹部開始有挺身而出的念頭。

▌同島一命

2022 年 5 月 17 日臺灣耳鼻喉頭頸外科醫學會陳穆寬理事長及新北帶頭先做 PCR 的周慶明理事長等號召耳鼻喉科醫師投入基層診所社區篩檢站，同島一命，團結防疫。與其診所被確診足跡——關診等死，不如死裡求生，決一死戰。當時的新聞標題：暖哭！耳鼻喉科醫師自願支援上陣社區篩檢站。

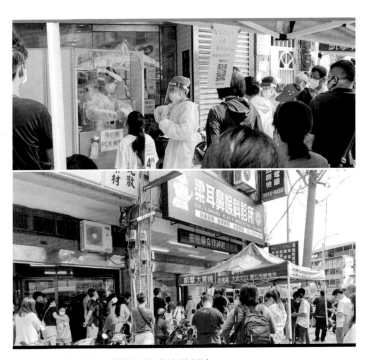

● 梁耳鼻喉科診所（蔡俊林先生拍攝）

前戰

2021 年 6 月苗栗電子廠爆發武漢肺炎，桃園市鄭文燦市長啟動固安計畫，由耳鼻喉科出身的醫師公會莫振東理事長率領快篩團隊進駐電子廠，迅速精準的快篩隔離數千名移工。同時期新北的電子廠也請我幫忙進廠快篩，承蒙莫理事長不吝指點及沈高輝常務理事親手傳授快篩技術，當時快篩陽性必須再做 PCR，莫理事長也教導萬一要做核酸檢測的感染管控動線流程規劃。

管控與裝備

PCR 核酸檢測，取樣的病毒泡在試劑裡還是活的，傳染力超強。不像一般抗原快篩，泡在試劑裡病毒就死了。因此核酸檢測感染管控必須非常嚴格。謝謝顏慕庸教授多次的上課，強調新冠病毒的飛沫、接觸和空氣傳播的可怕傳染力，並考量動線規劃和通風情況。也很感謝羅一鈞副署長在篩檢前即時提供醫護的防疫裝備。

準備開戰

指揮中心於 5 月 3 日宣佈基層診所投入社區篩檢後，民眾依然排隊，醫院一樣擠爆，已經有民代及媒體開始提出質疑：「為何基層尚未開始核酸檢測？」事實上，連篩檢後要送驗的試劑試管以及檢驗所的量能都還沒有準備足夠，因為平時哪有這麼多核酸檢測呢？我預估一開始一定會湧來百名以上大量人群，但詢問檢驗所，他們平時準備的只有個位數試劑，根本沒有這麼多量的試劑。

醫師端動線規劃技術人力已經準備好，篩檢亭也經由善心人士購買 CDC 醫院用最高級設備。眼看媒體、民代每天緊盯防疫會議，想知道何時基層開始進行 PCR 檢測，民眾又殷殷期盼，開辦迫在眉睫，電話也被打爆到隨時無法接聽，就決定 5 月 7 日開放民眾網路預約準備開戰。事實上，到篩檢前一個小時檢驗試劑還在高速公路。前一晚桃園莫理事長親自去買還被車撞，檢驗所去桃園借試劑。

診所社區篩檢站開立

2022 年 5 月 7 日週六下午邱泰源理事長親臨診所指導，醫護全數換裝，這輩子第一次看到那麼多媒體鎂光燈，邱理事長致詞後，記者問我，我說：國家有難，站出來而已。開始按動線註冊掛號等候篩檢隔離，依耳鼻喉科技術每個人不到 1 分鐘，背後的護理人員協助，行政人員規劃動線，檢驗所快遞，結果上傳，申報作業，病人準時收到篩檢結果簡訊，才是背後耗盡腦汁勞心勞力的工作。感謝診所所有員工的同心幫忙，當天處理眾多病人，經媒體檢視，找不到太多缺點，順利完成當天下午首批 50 個篩檢任務，當天想預約的病人還有 10 倍以上。

有人問我會不會怕，哪有不怕的。武漢株重症死亡率3-4％可不是現在的 Omicron。但是我們自己是耳鼻喉科，已經接種疫苗，又穿上防疫裝備，並規劃感控動線，即使這樣仍然被感染，也算求仁得仁、為國捐軀。後來我的員工醫師、藥師、護理師、行政都陸續感染隔離，特此謝謝他們的犧牲奉獻，還好都有痊癒，感謝主。最後只剩下我跟一位護理師，只好把老婆小孩拉出來做行政工作，完成基層社區篩檢站的歷史戰役。

▌後記

從「我是社子人」臉書中，看到民眾留言：「我們是最幸福的，有楊醫師，我們不用去擠大醫院排隊。」，覺得真的有幫到人就值得了。也要感謝鄰居、里長、議員的配合幫忙搭帳篷，忍受排隊人潮，還每天幫忙通風消毒，社區臉書也發揮聯繫通知注意事項，如何得知篩檢結果細節，臺灣人還是蠻可愛的。過程每天沒換裝、沒喝水，加班的肉體辛苦已經忘記，只記得最痛苦的是忙到三更半夜的申報作業。感謝主給我勇氣，能在國家有難時站出來，是我一生作為醫生的榮幸，願神賜福大家！

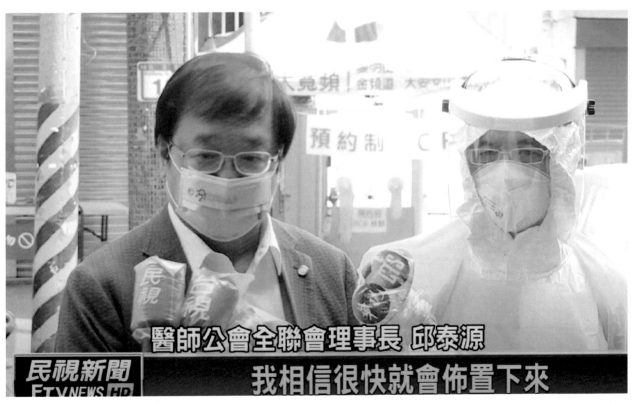

醫師公會全聯會理事長 邱泰源
我相信很快就會佈置下來
民視新聞 FTV NEWS HD

● 2022年5月7日邱泰源理事長前往了解診所提供PCR檢查的實務狀況，並感謝楊境森醫師及同仁們的用心及辛勞。（照片翻攝自民視新聞）

7 基層診所支援中正紀念堂車來速

何叔芳 | 何叔芳小兒科診所 院長

初次在 2019 年 12 月 31 日從網路得知，中國發現了一種新興病毒，這種病毒感染者迅速出現呼吸困難，甚至需要進行插管治療。電腦斷層掃描顯示患者的雙側肺葉呈現泛白情況，更令人擔憂的是，這種病毒的傳染性非常強，不僅傳播至身邊的親友，甚至連照顧病患的醫護人員也容易受到感染。初期它的致死率很高，看到各國死亡人數一直增加中。最早是六名中國人，在網路媒體上批露出現新的似 SARS -COV 病毒，提醒大家小心防範。但這六位疫情吹哨者都被中共下達禁口令。2020 年 2 月 6 日六人之一的李文亮醫師，因感染新冠病毒去世的消息傳出，讓全球醫護人員心頭一驚，喚起各國的醫護人員想起在 2002 年遭遇 SARS-COV 感染的惡夢。緊接著世界各國因為這種病毒（新冠病毒）蔓延快速，造成大量患者出現，醫療資源嚴重不足，讓醫療體系一夕崩潰的畫面一直在媒體上播出，讓全球都意識到一場世紀大災難正威脅著全人類。

初期看到其他國家的醫護人員在極簡陋的裝備下，沒有足夠的防護就上場救治病人；換來的是醫護人員一個個倒下來的慘狀，看到這些怵目驚心的狀況，才真正了解醫師

誓辭當中沉重的一段話：「准許我進入醫業時，我鄭重地保證自己要奉獻一切為人類服務……，病人的健康應為我首要的顧念。」

臺灣在指揮中心、各級醫療院所和民眾共同努力下，除了在 2021 年 1 月 11 日發生部桃群聚感染事件外，守住臺灣不被新冠病毒肆虐攻擊，長達一年五個月。但隨著國際往來漸漸頻繁，臺灣在 2021 年 5 月中旬出現了第一波較大規模的社區傳播挑戰，指揮中心採取第二級到第三級疫情警戒措施，讓全民漸漸養成外出即戴口罩、不聚餐、不聚會和認真確實洗手的生活習慣，終於讓疫情控制下來。第二波社區疫情大爆發則發生在 2022 年 4 月，當時具有更高傳染力的 Omicron 變異株成為臺灣流行的主流株，每日確診數開始上升至萬例以上。初期為了慎重，指揮中心要求民眾必須到醫院做新冠病毒 PCR 核酸檢查與治療，造成各大醫院急診湧入大批等待 PCR 確認感染的患者，幾乎癱瘓所有急診的運作，急診室外圍的戶外篩檢站也無力招架，醫護人員忙得人仰馬翻。在 2022 年 5 月中旬，蔡英文總統關心兒童確診病例數增加，為了提供兒童優先照顧舒緩醫院兒科急診的負擔，指揮中心在

2022 年 5 月 13 日請四大公立醫療體系，盡速配合成立學齡前兒童就醫的綠色通道（防疫急門診）。臺北榮總在自由廣場，三軍總醫院在松山機場前廣場設置篩檢站，供兒童迅速採檢、疾病評估和藥物治療。

當時在電視上看到世界各國醫療資源逐漸補足時，醫護人員身穿密不透風的連身防護衣，帶著 N95 口罩和防護面罩，冒險進入隔離病房照顧新冠重症患者。同為醫療人員的我，總會忍不住想著如果今天自己處在他們的情境下，是否能夠像他們一樣冒著被感染的風險，勇敢地去照顧這些重症患者？也看到臺灣各家醫院年輕醫師全副武裝地在快篩採檢站冒險地執行新冠快篩的任務，當時心中興起是否自己也能夠像他們一樣在國家防堵疫情擴散上多做一點事情呢！

勇敢面對風險，捍衛國家健康

在 2022 年 5 月 16 日正在看診時，接到洪德仁常務理事的電話，洪常務理事提到蔡總統希望設置兒童綠色通道的初心，醫師公會負責召集基層醫師來協助各醫院綠色通道的執行，目前比較缺少的是兒科醫師來執行新冠病毒快篩。為了想要為疫情的控制多盡一份心力，所以就答應參與這項活動。

第一次出勤是在 2022 年端午節前三天（6 月 3 日）。當天，我們按照護理長的指示，逐一穿戴了所需的裝備。對於臺北榮總提供嚴密的防護裝備，很是感動，鞋套和防護衣褲都用寬膠帶一層層地貼牢，將我們全身上下嚴密地保護著。更佩服的是在場的醫護人員動作熟練迅速地穿好防護裝備，就往採檢棚區前進，好似這是他們的日常。初次穿戴這麼專業的防護裝備，還是忍不住拍了幾張照片，留下自己參與這項工作的紀錄。

或許是端午連假的第一天，前來做 PCR 採檢的人很多，在工作人員的引導下，爸爸媽媽循序開著車，像得來速一樣方便，全員不必下車，就可以完成全部的檢查與治療。最前頭是北榮兒科醫師的

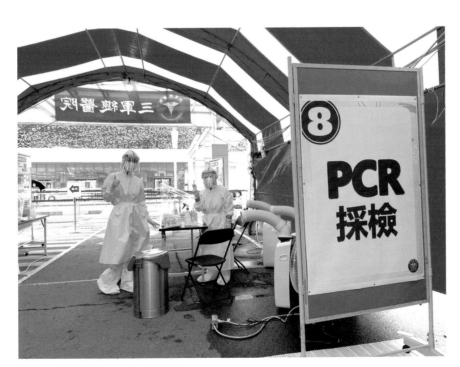

● 三軍總醫院 PCR 採檢區，尚未開始作業前

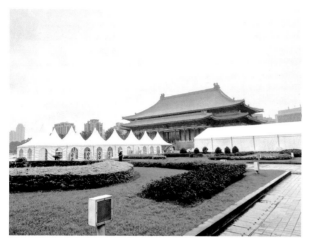

● 北榮在自由廣場架設整齊畫一的帳篷（著裝區與休息區）

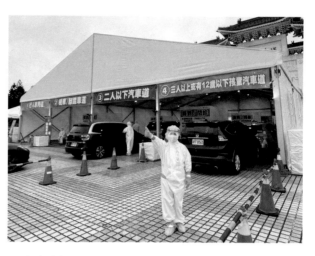

● 自由廣場上，車來速兒童綠色通道前景；臺北榮總專業而清楚的規劃現場

問診與開藥，接著是藥師發藥與解說服用方式，最後一關是我們的採檢作業，然後爸爸媽媽就開著車離開。整個過程非常流暢。採檢區還有兩位醫檢師和一位護理長幫忙，所以每位採檢工作只需要幾分鐘就完成。當時帳篷內還有大風扇吹著，趕走悶熱，不知不覺地過了兩個鐘頭。之後護理長請我下去休息，因怕我們在炎熱夏天裡穿著全套防護裝備會中暑，真是設想周到。

走到戶外除污區，每一個污染桶上都有清楚的標示。第一關先脫除手套，執行手部消毒。再脫去面罩和護目鏡，之後再解除鞋套。接著消毒雙手，再脫下防護衣。然後再次消毒雙手後，再脫下 N95 手術口罩。最後再徹底將手部清洗消毒後，才能夠進入休息區。在除污區裡，最令人印象深刻的是有位醫護同仁脫下防護衣時，身上飛濺出一地的汗水。

在休息區裡提供各式各樣的飲品，護理長細心地提醒我們多喝水。不久送來可口的便當。大家一面吃便當，一面輕鬆地聊天，完全忘記剛剛還在採檢區工作呢！非常感謝臺北榮總陳威明院長帶領這些優秀的醫療團隊設置順暢的流程，提供我們這麼專業暖心的篩檢歷程。之後幾天又到三軍總醫院在松山機場前執行 PCR 採檢工作。三軍總醫院也安排了嚴謹的防護措施，讓我們安心執行快篩任務。後來指揮中心宣布兒童可採用新冠病毒抗原快篩來做為確診依據，兒童綠色通道也完成了它的歷史使命。

防疫前線的使命與奉獻

經過這三年疫情的考驗，自己成長很多。從未想過在醫師生涯中，繼 SARS 疫情威脅後，在 2020 年起這三年，臺灣會再次面對

更具傳染力，致死率高的新冠病毒威脅。截至 2023 年 7 月 20 日衛福部疾管署的統計，全球已經有 6 億多人感染病毒。由於很多國家的人民已經將新冠病毒感染當作是比一般感冒稍微嚴重的傳染病，不再刻意做抗原或核酸篩檢，所以全球真正感染的人數應該遠遠超過這個統計數字。臺灣截至今年 7 月 20 日，確診人數達 10,241,507 人，死亡人數也達到 17,668 人。在這場疫情考驗下，我們看到了全民的團結，指揮中心各專家沉著地帶領大家面對一項項考驗的智慧，還有醫界各個醫療人員為了防止臺灣淪陷所付出的心力。從每個階段自己要負起的工作中，知道原來自己喜愛醫師這份工作遠遠超過之前的認知，也知道自己在遇到感染威脅下，會選擇如何去執行醫師所應負的責任。

感謝醫師公會全聯會和台北市醫師公會在基層診所於疫情期間遇到各項困難與挑戰時，為我們爭取權益，解決困境。感謝臺北榮總和三軍總醫院提供嚴謹的專業防護，讓我們安全無虞地執行工作。也感謝我診所同仁們，在疫情嚴峻下，不顧危險地站在自己的崗位上努力完成各項工作。即使是全新的挑戰，如穿戴防護裝備、執行診所全面消毒工作、教導民眾各項新的防疫措施、為民眾安排新冠疫苗注射、還有視訊判定確診和對染病民眾的電話關懷，這些都是全新且複雜的挑戰，他們也都一一突破困難，盡力做好守

護患者健康和安撫民心的工作。這是一段充滿感謝與挑戰學習的過程，希望接下來的日子裡能夠逐漸擺脫新冠病毒的威脅，大家都能自由無所懼地互相往來聚會，到世界各處旅遊，讓臺灣和世界各國恢復疫情前安全而穩定的生活。

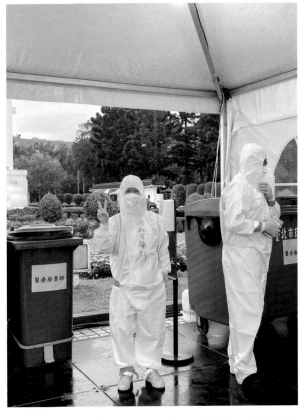

● 來到北榮設置的除汙區，總共有六道關卡，五次手部清潔與消毒，避免醫療人員在解除防護裝備時被感染

⑧ 緊急情況下的防疫動員
——長照機構「愛愛院」PCR 採檢任務

陳建業 | 陳建業耳鼻喉科診所 院長　　　　採訪撰稿：**顧家祈**

新冠肺炎 COVID-19 從 2019 年底爆發以來，對全球各地帶來極大的影響。2021 年 5 月，位於萬華區的知名長照機構 – 財團法人臺北市私立愛愛院，無預警出現了確診病例，瞬間不管是政府、社會、民眾都對於長照機構內的防疫措施和住民的安全感到擔憂。

長照機構的住民大多是老年人，他們的免疫系統相對較弱，一旦被感染，會面臨更大的健康風險，長照機構的密閉環境也使得病毒傳播的風險增加。因此當消息傳出時，如何可以在最快的時間完成院內住民的 PCR 採檢，知道院內是否有傳染、傳播，是防疫網路的挑戰跟社會關注的事件。

志願奉獻與專業擔當：醫師自願前往愛愛院進行新冠病毒篩檢

我們採訪到當時自願前往愛愛院進行採檢的陳建業醫師，在訪談中他回憶當時的情況：「醫師公會希望找到已完成疫苗接種的醫生，志願前往愛愛院進行採檢。但當時疫苗剛進來，很多人都不打，即使是醫療人員，也有許多選擇不接種，我是當時少數完成接種 AZ 疫苗的醫護人員之一。」

因此，當愛愛院需要進行新冠病毒的 PCR 篩檢醫師時，陳醫師主動站出來參與，他表示，他過去在長照機構工作的經驗，使他對於該任務更具信心。此外，陳醫師表示，當時只有接種疫苗的醫生才能進入篩檢，所以他自然成為了採檢團隊的一員。

應變中的創新：採檢方式的即時調整

回想當時到愛愛院進行採檢的情境，陳醫師分享了他所觀察到的問題和所作的改變：「原本的採檢方式非常慢，且在頂樓進行。雖然頂樓通風良好，比較沒有傳染的風險，但那天豔陽高照，高溫下醫生跟護理人員穿著三級防護衣，真的非常炎熱，所有人防護衣裡面的內衣都濕透了，病患也都要在陽光下排隊，非常不友善。於是，我提議將採檢地點改到病房，這樣病患就無需移動，也能加速採檢的速度。」

因為在愛愛院之前，都沒有大型長照機構集體採檢的經驗，所以很多流程跟應變，都是現場的醫生、醫護人員即時發現、調整，讓過程越來越順利。當採檢改為在房間執行後，大家發現這樣的方式，不只讓醫護不用在大

太陽下面忍受高溫，住民們也都因此不會到處行走，反而減少了傳染的風險。而院內房間跟走廊都有冷氣，所以醫護人員穿著防護衣也不會太過悶熱。

「其實很多時候都是隨機應變，一開始認為頂樓比較通風，但住民走上樓的過程反而容易互相傳染，後來改到房間去採檢，大家都覺得更合理了。」

面對感染風險的防護意識與專業素養

談到市政府和醫師公會在此次快速應變中的角色，陳醫師提到，市府和公會都非常重視此次採檢任務，並且提供了相關的支援。他強調，新冠病毒在長照機構中的感染率是非常令人擔憂的，因為長照機構中的居民大都是老弱病殘，感染後的死亡率相對較高。所以在爆發出確診案例後，即時對所有住民進行採檢是非常必要的。

陳醫師表示，像這樣臨時的徵召很不容易找到自願者，許多醫師可能正好有事情要忙，也有可能擔心進行採檢時遭到感染。但問到醫師是否會擔心感染，陳醫師淡定地表示：「我們有足夠的防護措施，所以並不會太過擔心。這個病毒根據國外的數據，對年紀較大的人比較有威脅性，了解資訊後比較不會這麼擔心，而且我們的防護非常的確實。」他著重於醫護人員在進行任務時的專業性和防護意識，表示只要做好防護、了解最新資訊，就能夠確保自己和他人的安全，也不會過度緊張。

專業與同理心的完美結合

除了資訊跟技術上的專業，陳醫師也分享了他在鼻咽腔採樣中的經驗。他提及，雖然都是採檢，但正確的採樣方式不僅可以增加準確率，還可以降低病人的不適感。「我當時看到有些醫護人員，會在兩邊鼻孔都進行採檢，但其實只需在一邊的鼻孔中轉兩圈即可完成。這樣不僅更為迅速，也可以減少病人的不舒服。事實上，鼻咽腔兩側是相通的，所以沒有必要在兩邊都採樣。」陳醫師解釋。「另外，在採樣時，其實站在病人的右側比正前方好，這樣姿勢上比較自然，又不會被病人的飛沫噴到，安全又衛生。」

事實上，不管是將採檢從頂樓改到房間，或是在採檢時注意到舒適度，這些細節都是因為醫師考慮到了其他人的感受跟心情，不斷地秉持專業跟技巧做調整，才能夠即時的做出改變。這些細微的地方都表現出陳醫師不只專業，還有非常強大的同理心跟勇氣，才會在第一時間自願前往有確診案例的機構進行採檢，而且在採檢時不只完成任務，還能同時考慮到其他醫護跟被採檢人的舒適與否。

最後，陳醫師分享了他的期望，認為這次的疫情臺灣有參考過去 SARS 經驗，而且在每個環節中的每一位專業人士，都有奉獻的精神、隨機應變的能力，他相信未來就算再遇到類似的危機，也一定可以在所有人的努力跟韌性之下順利度過。

⑨ 無名的英雄
——自願執行臨時任務的醫師們

施鴻鳴 ｜ 施耳鼻喉科診所 院長　　　　採訪撰稿：顧家祈

在「愛愛院」出現確診者時，施鴻鳴醫師同樣自願接受了緊急任務、前往進行 PCR 篩檢。採檢是在禮拜天進行，從早上七點多一直到下午五點多。在這期間，他們總共對四百多名院內的老人和工作人員進行了採檢。當被問到是否擔心自己會被感染時，施醫師表示，當時對 COVID-19 的了解還不多，但他們做好了所有防護措施，而且如果不及時進行採檢，後果可能會很嚴重。

採檢最初是在愛愛院的頂樓進行，由於當時太熱，加上醫護人員穿著防護衣，施醫師回想，當時防護衣內有水滴在裡面，原本還以為防護衣進水，後來發現其實是醫師的汗水多到滴下來。後來在陳醫師的應變之下，他們改到院內的房間裡進行採檢，降低了暴露在高溫下的時間，也減少了院內人員在缺少防護下移動的感染風險。

儘管過程中非常辛苦，但為了確保公眾的健康，他們仍然毫不退縮，將整個採檢過程順利完成。結束時，他們得到了許多人的感謝，這也證明了他們在這次緊急情況中所做的一切都是值得的。

▌未被注意的角落：
　防疫的特殊戰場

在疫情蔓延的最高峰，許多醫師都積極參與於疫苗的接種工作。但有個地方在初期未沒被注意到 – 遊民與街友。

施醫師回憶起，當他看到報紙報導遊民被發現確診的新聞，這消息讓他感到震驚，因為這些遊民可能會將病毒傳播給經過的路人。這個情況也引起了柯文哲市長的注意，市長提議將遊民全部接種疫苗。

於是，台北市醫師公會常務理事洪德仁醫師馬上聯繫了施醫師，詢問他是否有意願去為遊民注射疫苗，施醫師沒有太多的猶豫就答應下來，雖然太太非常擔心害怕，但她一樣鼓勵施醫師站出來，盡一份醫生的義務，她對施醫師說：「醫生如果都待在診所裏，臺灣就沒有希望了。」

跟在醫院、診所或是大型接種場地中相比，在遊民中心確實會遇到比較多元的接種者，他們的身體、精神狀況都不同，接種過程中，需要更謹慎地確認是否適合施打疫苗，

但最後仍然非常順利地全部完成。施醫師可以理解有些醫師擔心環境太複雜、增加風險，但實際上不管是規劃、整合、醫護人員的協助都很到位，不會像憑空想像一樣，好像需要在馬路邊注射疫苗。

施醫師感性地說：「從小到大，我所做的一切，包括讀書、考試、當醫生都是為了自己。但這次，我感到自己真正為台灣做了一件事。」

那個幫助人民、幫助國家一起奮戰的感覺是非常真實的，施醫師認為有時候大家面對緊急任務的時候，會擔心風險、覺得麻煩，但他希望呼籲未來醫生可以更積極回應公會的任務跟需求，大家一起站出來對抗疫情，不只更容易成功，而且這些付出最後都會覺得非常值得。

從 SARS 到 COVID-19 的防疫之路

施醫師提到，SARS 時期的防疫經驗，如隔離措施、使用負壓病房、清潔和消毒等，為我們這次的 COVID-19 防疫指引提供了方向。然而，負壓病房的價值卻經常被忽視。在平日，這些特殊設備常常空置，導致某些醫院為了資源調配，將其轉為一般病房使用。但當疫情來臨，負壓病房的重要性顯而易見。

於徵召醫師志工方面，施醫師也提及一個觀察：每次疫情爆發，願意投身前線的往往是同一批人，而其他人或許出於自身因素選擇保持距離。這也是未來防疫策略中值得深思的部分。

訪談最後，施醫師語重心長表示，這次的疫情工作不僅僅是為了個別病患，更是為了國家和整體民眾的健康安全。他認為，作為醫師的使命不僅是治療病患，更在於為社會、為國家奉獻自己的專業。我們感謝施醫師的分享，這次的訪談不僅記錄了防疫經驗，更是一份對於未來的倡議。希望這些經驗能夠被妥善保留，為未來可能的疫情提供參考。

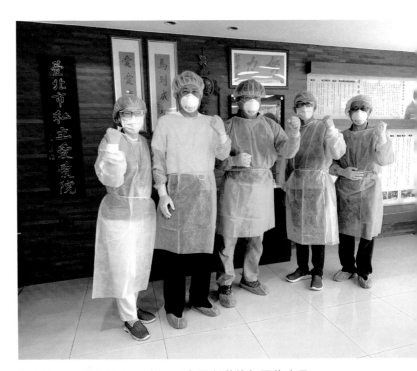

● 2021 年 5 月 23 日邱泰源理事長與洪德仁召集人及市聯醫許家禎副總院長等人員前往萬華愛愛院了解機構篩檢狀況，並勉勵工作同仁的辛勞。

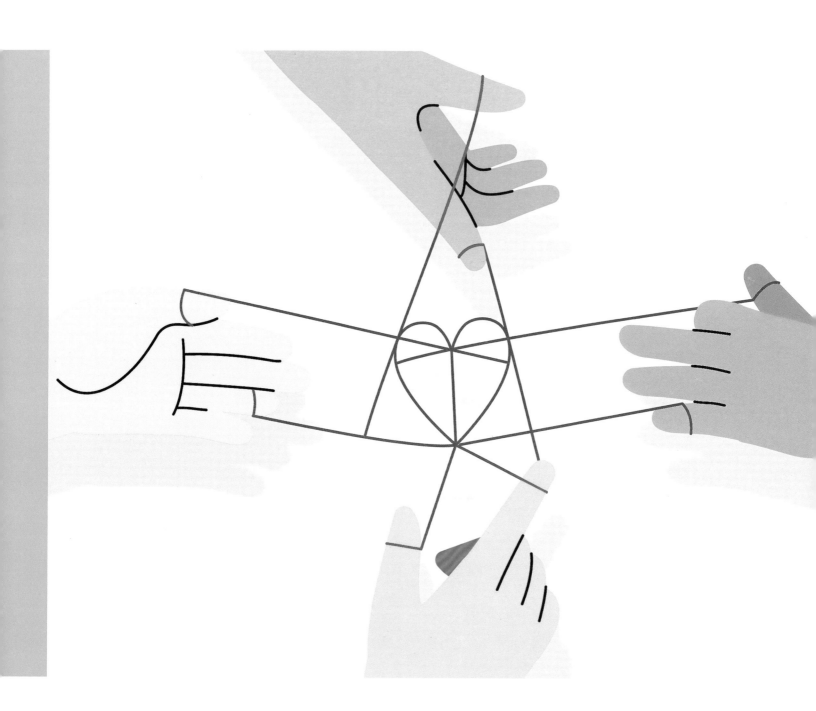

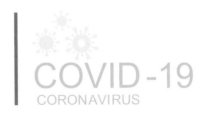

COVID-19
CORONAVIRUS

第 五 章

"防疫旅館的規劃與經驗"

臺北市防疫旅館建置與管理
——政府規劃角度

臺北市政府觀光傳播局

▌防疫旅館首部曲：源起

［一］新冠病毒橫空出世，打亂民眾生活步調

2020 年初以來，新型冠狀病毒（下稱 COVID-19）不斷在全球升溫，由於疫情初期，世界衛生組織（WHO）對 COVID-19 傳播事件尚不清楚，且相關資訊不透明狀況下，臺灣為避免境外移入個案造成疫情擴散，制定邊境檢疫政策，阻絕病毒於境外。嗣後，中央流行疫情指揮中心（下稱中央）宣布自 2020 年 2 月 6 日起，國人如有中港澳旅遊史，需居家檢疫 14 天，並自 2 月 11 日起，全面禁止中國人士入境。[註1] 然因，市民對感染的恐慌，加上部分旅館業者擔憂館內防疫設施與防護措施不健全，拒絕入境者入住，致當時發生民眾無處可住事件，經市府主動居中協調下，順利完成安置。然隨著北市入境檢疫列管人數逐漸增加，安置量能如何有效提升，儼然成為亟待處理之公衛事件。其後，臺北市政府（下稱北市府）於 2 月 12 日召開緊急應變會議討論，決議籌建類似收容中心制度，規劃將受疫情影響之閒置旅館資源轉型為「防疫旅館」。

［二］規劃檢疫空間刻不容緩，籌組防疫旅館從零開始

有鑒於防疫旅館是全新的概念，尚無往例可循，加上當時外界對於該政策亦多抱持懷疑態度，北市幾乎是在內外壓力下逐步執行。起初由觀光傳播局（下稱觀傳局）逐一徵詢業者意願，惟徵詢過程中，業者多在自保與社會公義之間拔河，僅獲少數業者共鳴。然而，即使業者有意願，防疫旅館設立亦非一蹴可幾，包括旅館硬體標準、動線控制、用餐管理、人員訓練，都需要有相對應 SOP。

然就長遠規劃著眼，籌建防疫旅館體系，不僅是解決現況安置問題，若爆發大型社區感染，現有醫療院所、各縣市隔離檢疫地點恐不敷使用，臺北市若能提早建立一套防疫旅館機制，日後就能及時救援，這是北市府在防疫政策上的超前部署。

▌防疫旅館二部曲：成長

［一］公布旅館防疫手冊及申請防疫旅館 SOP

隨著北市需居家檢疫人數逐步上升，對防疫

旅館需求益發強烈，自觀傳局於 2020 年 2 月 17 日受命啟動籌組防疫旅館任務以來，在與衛生局合作下，於 2020 年 2 月 21 日催生首家防疫旅館正式上線服務，也是全國第 1 家，相較中央宣佈 3 月 19 日起，限制非本國籍人士入境（持居留證及特殊許可者除外），所有入境者居家檢疫 14 天，[註2] 北市提早 1 個月完成部署。另鑒於防疫資訊散見各機關網頁，未加以整合，市府亦展開系統化統整作業，於 3 月 6 日領先全國發佈「旅館防疫手冊」，內容詳述旅館防疫措施，透過目錄章節索引與分類，讓業者都能按圖索驥，並隨時更新內容資訊，成為當時各界防疫參考重要範本。

另一方面，為持續擴充檢疫空間量能，在觀傳局與衛生局及臺北市立聯合醫院（下稱聯醫）合作下，從推動首家防疫旅館上線過程中汲取經驗，規劃將防疫旅館設立申請方式予以制度化，於 4 月 8 日發佈「申請成為防疫旅館 SOP」，流程包含：

1. **第一階段：**旅館經營者與員工之間必須達成共識，另業者應提交供檢疫使用房間數及是否願公布旅館等防疫資訊。

2. **第二階段：**業者應參考「臺北市因應傳染性疾病──旅館防疫手冊」，針對自身旅館特性、動線、樓層房間設備設施分佈等現況，編寫申請成為防疫旅館標準作業程序書面資料（包含確認旅客接待、動線規劃、防疫措施、餐飲服務、廢棄物清運及

消毒程序皆符合防疫要求），再向觀傳局提交申請資料，另旅館亦需落實人員教育訓練或舉辦防疫講座。

3. **第三階段：**由「防疫旅館醫護輔導團」進行書面審查，通過書審後，由觀傳局、衛生局及醫護輔導團等單位共同辦理現場會勘，經確認旅館提出的 SOP 完成修正，且確認現場已完成準備工作後，業者才能上線服務。

其後，在不到 1 年期間內，市府已順利輔導 100 家防疫旅館上線，並在將近 3 年防疫期

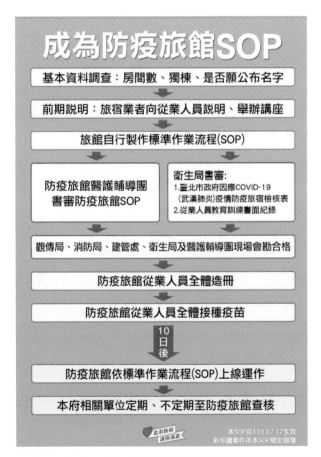

● 圖一 北市府公布申請成為防疫旅館標準作業程序（SOP）

間，協助 165 家大小旅館業者成為防疫旅館，提供 11,547 間房間，其家數及提供房間數高居全國之冠，且家數及房間數始終持續遙遙領先各縣市，佔全國 1/3 量能，成為全臺社區防疫重要堡壘，並獲時任行政院長蘇貞昌前往本市防疫旅館視察與肯定。

［二］優化防疫旅館管理

1. 科技防疫，卓越管理

在防疫旅館管理上，臺北市以公開透明為原則，將相關資訊整合於「臺北市防疫旅館查詢平台」，入境者可以透過該平台，依照入住日期及需求房價等條件篩選，迅速媒合防疫旅館空房資訊，並可依平台上旅館提供聯繫方式即時完成訂房。另一方面，為保障旅館人員健康，觀傳局也鼓勵業者導入無接觸旅客接待服務，包含運用 LINE 通訊軟體提供旅客預訂房間、線上訂餐服務與防疫關懷等，並推動以多元支付服務辦理無紙化線上付款交易。

2. 服務品質，持續精進

為持續精進防疫旅館人員服務品質，市府也邀請感染管制專業人員不定期辦理講座或安排課程，回訓旅館人員防疫知能，並請聯醫製作教學影片，放置雲端協助業者教育訓練新進人員；此外，市府更請聯醫籌組「關懷天使團」，協助每月最少一次不定期查核所轄防疫旅館，除了嚴格要求各防疫旅館針對查核結果做出改善，也會針對各個防疫旅館不同條件，提出實務上執行工作的微調建

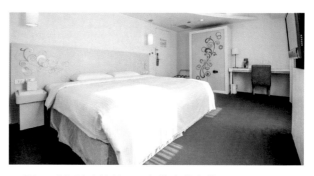

● 圖二 時為防疫旅館──台北馥華商旅

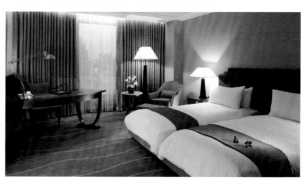

● 圖三 時為防疫旅館──美麗信花園酒店

議。透過持續性教育輔導，不但確保旅館資深員工防疫 SOP 更加熟練，也能讓新進員工快速理解防疫旅館的執行重點。

3. 政府資源，適時挹注

為保障防疫旅館從業人員安全，市府統一採購防疫旅館物資如口罩、隔離衣及防護衣等物提供業者使用，並要求防疫旅館人員應完成相關疫苗施打後，方可於防疫旅館服務；另針對居住防疫旅館期間，民眾如有轉陽性確診，於民眾退房後，由觀傳局派遣專業病媒防治業人員到旅館客房提供公費消毒作業，確保旅館人員的健康安全。

4. 防疫旅館升級，成立加強版防疫專責旅館

因應雙北地區自 2021 年 5 月 15 日提升三級

警戒，考量當時本土病例暴增、集中檢疫所一位難求，市府為將醫療量能留給中、重症病患使用，臺北市當時也推出「加強版防疫專責旅館」，提供專門收住至快篩站篩檢出陽性且為無症狀或輕症的民眾，以降低民眾直接返家後造成社區傳播的風險，由衛生局辦理徵用，並偕同聯醫及觀傳局輔導業者上線，其不僅有專業醫護團隊進駐，市府也協調國軍化學兵支援消毒作業，並由警力進駐旅館確保人員安全無虞，同時也安排旅館人員施打公費疫苗。在 2021 年疫情嚴峻時，於短短 1 週內迅速成立 6 家，成為防疫最堅強後盾，總計 2021 年共成立 8 家，2022 年因應疫情需求成立 5 家，完善防疫體系。

防疫旅館三部曲：回歸

隨著國內外疫情逐漸趨緩，中央也宣布自 2022 年 10 月 13 日起入境旅客免隔離，改為 7 天自主防疫，隨著新制上路，意味原先擔任社區第一道防線的臺北市百家防疫旅館需要陸續退場，為此，北市府亦訂定防疫旅館退場 SOP 供業者遵循（包含要求業者需請具病媒防治業許可執照專業廠商到旅館執行清消工作等）。直到 2022 年 10 月 20 日，臺北市所有防疫旅館已全數功成身退，並悉數遵照退場作業完成清消程序，回歸一般市場常態經營。

未來精進作為

COVID-19 疫情，讓市府與旅館業深刻體認到，面對不確定的事物，必須加強危機管理能力，從平時就要做好準備，以確保危機來臨時能夠迅速回應與應對。北市做為全國第一完整建立防疫旅館體系之縣市，為當時眾縣市與旅館業者效法對象，其超前部署的防疫旅館政策，不僅為全國典範，更有效紓解中央開設集中檢疫所與減緩醫療院所日益備增的壓力。而在這場抗疫的過程中，也看見企業實踐社會責任的用心，當觀光產業遭逢疫情嚴重打擊同時，旅館業仍願意投身防疫旅館或加強版防疫專責旅館行列，成為政府防疫的有力後盾。

時值今日，疫情已經解封，回顧過去疫情期間，北市在完善防疫旅館制度下，完成接待檢疫／隔離民眾超過 34 萬人次，成功阻絕社區傳播，維護城市安全。曾經，那些許多受到防疫旅館照顧的檢疫者或隔離者，在出關後留下感謝卡片與小紙條，除了是對於相關人員最溫暖的認同，也是對於北市防疫旅館制度的肯定。防疫旅館雖已隨著疫情解封而退場，但所建立的制度不會消失，未來北市將會持續精進該制度，以最好的準備，迎接日後挑戰。

（資料來源：由臺北市政府觀光傳播局提供）

參考文獻：
註 1.、2. 參考自中華民國衛生福利部官網，https://covid19.mohw.gov.tw/ch/cp-4838-53625-205.html

防疫旅館建置與管理
——醫院執行角度

臺北市立聯合醫院

成立第一家防疫旅館

2019 年底全球新冠病毒疫情爆發以來，「無處可去的無症狀檢疫旅客」成為社區傳播的隱憂，如何藉由利用閒置空間解決這一公共衛生問題成為疫情期間的首要任務。臺北市於 2020 年 2 月 21 日領先全臺成立第 1 家防疫旅館，隨著疫情的發展，集中檢疫所 / 加強版防疫旅館因應各種檢疫需求，如國際郵輪、軍艦、撤僑包機等特殊專案，建立了完整的防疫體系架構，提供檢疫、醫療服務、採檢、遠距通訊診療、人文關懷以及防疫資訊系統等功能。量能最大時達 165 家，提供 11,547 間房間，其家數及提供房間數高居全國之冠。儘管其他縣市相繼仿效，然而臺北市防疫旅館的家數與房間數仍然持續遙遙領先各縣市，佔全臺 1/3 的量能，成為全臺社區防疫的重要堡壘。

另為提供民眾更友善便利之查詢系統，臺北市政府整合防疫旅館相關資訊於「臺北市防疫旅館查詢平台」，包含房價、空房數、旅館提供之服務等，並可透過行政區及日期篩選，有效提升使用率。也因為臺北市防疫旅館選擇性高、資訊透明，外籍旅客及全國民眾皆可依公開資訊洽住，量能尚可支援鄰近縣市，中央指揮中心及各級長官多次訪視，是全臺防疫旅館的領先標竿，業者貢獻備受肯定。

首設臺北市集中檢疫所 / 加強版防疫專責旅館

［一］首設臺北市集中檢疫所

隨著 COVID-19 疫情全球延燒，為防止病毒入侵國界，邊境嚴守為國際公認有效的策略，針對入境旅客進行檢疫隔離，阻絕發病潛伏期形成的防疫漏洞。集中檢疫可將自入境後的人員流動控制在最低程度，同時進行健康監測，避免疫情擴散，但考量人權及人性，應提供符合隔離需求的檢疫環境，並由專業醫療團隊提供醫療協助。隨著疫情發展，集中檢疫所 / 加強版防疫專責旅館因應各種檢疫需求，如：國際郵輪、軍艦、撤僑

包機等特殊專案，發展完整防疫體系架構，臺北市率先其他縣市，徵用安心、關懷及關愛檢疫所，以能安置在臺北市有特殊需求的居家檢疫、居家隔離和確診者。臺北市集中檢疫所及專責防疫旅館提供入境旅客安心檢疫的暫居之處，同時成功守護社區民眾的健康安全。

當國內疫情大爆發時，集中檢疫所及時轉型並運用於收治無症狀或輕症之 COVID-19 確診個案，在國內疫情控制措施中，擔任起第一線的任務，同時降低醫療機構的衝擊，保存醫療量能並使醫療機構得以發揮其原有醫療功能，對於 COVID-19 重症患者及原有一般的醫療需求，能夠繼續維持正常運轉。集中檢疫所與加強版防疫專責旅館除了強大收容量能，還能與專責醫院組成醫療整合網絡、實施分級醫療和區域聯防計畫，有效率地調度醫療資源，儲備醫療院所重症治療量能的同時，藉由完善醫療網路的運作，讓確診民眾得到相對應的醫療照護，達成集中檢疫所及加強版防疫專責旅館重大醫療任務，與此同時團隊於實務中發現問

題、改善流程以推展醫療網絡再精進及開展智慧防疫 (圖一)。

〔二〕開設加強版防疫專責旅館

集中檢疫模式自 2020 年 2 月起針對入境散客提供檢疫服務，隨著 2021 年 5 月 15 日國內疫情爆發，雙北地區提升為三級警戒，運用集中隔離概念，阻斷社區感染源，促成了檢疫模式的轉型運用，臺北市政府觀光傳播局、衛生局及臺北市立聯合醫院共同輔導「加強版防疫專責旅館」上線，在短短 1 週內成立 6 家，不但有專業醫護團隊和警力進駐，並協調化學兵支援完整清消，建構完整的防疫體系，加強版防疫專責旅館經過一年發展，已建置成熟服務機制和熟練的服務流

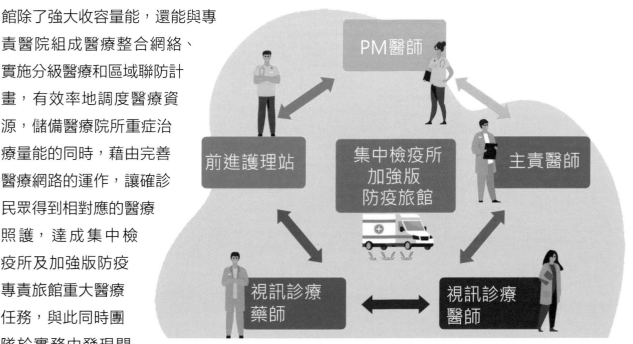

● 圖一 集中檢疫所 / 加強版防疫專責旅館任務架構

程，並擁有靈活的指揮架構，可於短時間內招募離退護理人力和房務人員並完成訓練，迅速進駐旅館完成加強版防疫旅館設置，成為醫療量能不足時最堅強的備援。

執行過程與成果

［一］區域聯防

隨著臺灣疫情迅速爆發、臺北市大量確診病人入住加強版防疫旅館，防疫旅館合作間數及床位數迅速擴張、且分佈越來越廣。原先由臺北市立聯合醫院陽明院區主導及運作之模式，經由線上醫療行政諮詢、視訊診療、藥事服務乃至後勤支援，漸感吃力而力有未逮。此外，物資運送包括衛材、醫材等 N95、氧氣偵測儀、尤其氧氣鋼瓶等重大物資出現運補空缺。

為提供染病市民更好的醫療服務，經上級長官指示依照加強版防疫旅館與北市聯醫各綜合院區的地理位置，初步分組由各院區支援加強版防疫旅館醫療服務。另思考醫療嚴重度及量能需求，以醫療上中下游提供重症、中症、輕症及無症狀的不同等級，醫療服務予以相對應不同疾病嚴重度之病人，加入醫學中心，整合成上游醫學中心「重症」、中游聯合醫院「中症」、下游加強版防疫專責旅館收治「輕症」及「無症狀」的區域聯防架構。而醫療、護理團隊之人力進駐，由北市聯醫各院區和各家醫院主責同仁完美銜接，達成任務不中斷、連續性的醫療照護。

［二］現場醫療

隨著疫情爆發大量確診個案入住集中檢疫所／加強版防疫專責旅館，原本集中檢疫所之任務為檢疫，以找出可能確診者為主要任務，住民多為健康或單純慢性疾病患者，醫療上較不緊急且需求量較低，但確診病人的醫療照顧需求高且因受治個案數眾，於現場設置前進護理站有醫療上之需求，為因應醫療需求之變化，由北市聯醫提出主責醫師架構，作為各區域聯防體系中集中檢疫所／加強版防疫專責旅館的運作參考。

［三］通訊診療

在集中檢疫所接受隔離的個案，可能有醫療方面的需求。在陽明山集中檢疫所設立之初，即由臺北市立聯合醫院陽明院區主責集中檢疫所的醫療業務，由院區家醫科主任擔任主責醫師，以通訊方式提供集中檢疫所隔離個案相關醫療諮詢，而後由於有需要開立藥物的需求，便固定時間由家醫科一診的主治醫師至院區通訊診療診間提供通訊看診服務。

2021 年 5 月 15 日臺北市萬華區疫情升溫，指揮中心宣布臺北市、新北市提升疫情警戒至第三級。由於大量新增確診個案湧入集中

檢疫所接受隔離，通訊診療服務需求暴增。原本時段提供的通訊診療已不敷需求。隨著不斷增設收治確診個案的加強版防疫專責旅館遍佈整個臺北市，臺北市立聯合醫院採取區域聯防策略，原由陽明院區獨立負責通訊診療，依地利之便加入各綜合院區投入專責負擔集中檢疫所／加強版防疫專責旅館的通訊診療業務。

檢討改善與後續精進作為

［一］防疫量能不足

臺灣集中檢疫所床位仍是有限，為因應檢疫隔離者之人數遽增，雖然 2021 年 5 月 14 日~7 月 26 日三級警戒期間有很多旅館轉型為加強版防疫專責旅館可以增加檢疫場域，但是旅館防疫居住品質和隔離動線管理，仍需再多蒐集和了解其防疫成效。

［二］通訊診療個資保護問題

因應疫情持續延燒，未來使用通訊診療的需求將會越來越多，但是檢疫者接受通訊診療時會涉及醫療健康資料的蒐集、管理和利用，即涉及醫療機構與病人對於資料的控制權及個人隱私權保護的問題。未來除應在通訊診療時符合個資法有關規定外，更應制訂個人資料安全維護計畫，定期監測，以確保醫療資訊安全。

結語

在病毒快速傳播、長時間的治療週期特性下，全民皆是防疫尖兵，後疫情時期的新常態，唯一不變的是初心，惟有團結合作、持續精進團隊能力，「窮則變、變則通」，為了挽救國人健康與生命，我們必須擁有更有效率的執行力，跑得比病毒傳播的速度更快，妥善運用醫療量能來化解百年大疫危機。

③ 加強型防疫旅館建置與管理 ——國泰綜合醫院執行經驗

黃鈺茹 ｜ 國泰綜合醫院護理部 督導

緣起

2021 年 5 月份 COVID-19 疫情導致全台感染人數逐漸失控攀升，在國家政策的號角下，各大醫療院所如火如荼進入戰備狀態，全面降載床數、擴增負壓隔離病房、調整人力，且為避免醫療量能耗盡，政府徵召各大飯店業者洽談改建為「加強型防疫旅館」，收治無症狀或輕症需隔離病人；臺北市政府邀請國泰醫院協助加強型防疫旅館相關業務，本院義不容辭允諾承接任務，共同為國家貢獻心力，帶著守護百姓生命健康的使命，我們當仁不讓地邁進一級戰場！

國泰醫院立即啟動前置作業，同仁們得知後迅速加入行列，總計醫師 6 名及護理師 12 名派送至劍潭活動中心集體訓練，支援三間旅館：大安防疫旅館、洛碁大飯店新仕界、豪麗沐舍旅館。這一路上承蒙臺北市立聯合醫院護理科團隊協助指導及經驗分享，我們一起關關難過關關過。期間因旅館業者陸續退出，僅剩洛碁大飯店新仕界願意配合收治確診個案，我們全力轉戰洛碁大飯店新仕界，5 月 24 日由簡志誠副院長帶領護理部黃鈺茹督導及感管師們前往旅館進行場勘，評估旅館現況並提供建置護理站、備物區、防護隔離區之動線規劃、環境消防動線等，指令下達後工務整頓工程如火如荼施工，簡副院長於醫院高層防疫會議中擴編增置醫療照護設備、安排人力資源、成立後援中心，讓加強型防疫旅館－洛碁大飯店新仕界於 5 月 26 日正式啟動收治確診個案。

◉ 圖一 防疫旅館醫師採檢畫面

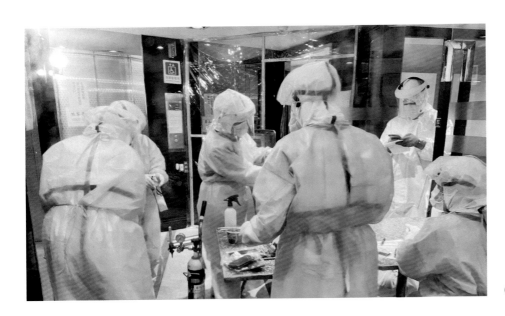

● 防疫旅館醫護工作照

加強型防疫旅館──本院組織架構

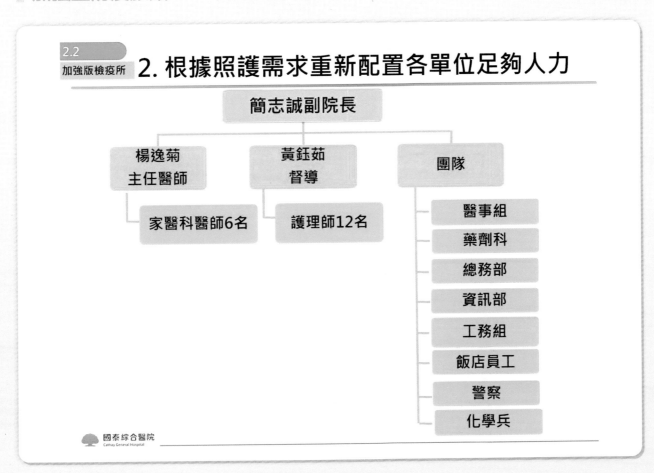

● 國泰綜合醫院 組織架構圖

加強型防疫旅館總房間數共 86 間，樓層規劃 B1：用餐區、盥洗區、物資出入口。1 樓大廳：隔間 – 外圍 – 防護區 – 接送病人 – 內圍 – 護理站 – 工作及著裝區。2 樓工作人員宿舍；3-9 樓：確診個案收治區，原則一人一間，若有小孩 / 無法自理老人可一室兩人。

[一] 職務分工

1. **副院長：** 臺北市政府衛生局及疫情指揮中心之聯繫窗口、統籌分配資源並調度醫院各部門、進行每日防疫會務報告。

2. **督導：** 與臺北市立聯合醫院聯繫物資窗口、協助處理旅館問題並協調各部門作業流程、定期回報副院長、協助申報醫護藥人員各項費用、院方 / 聯醫 / 旅館三方聯繫窗口。

3. **醫師：** 每日電話診療、依病況開立處方、評估症狀判定住院需求、與病人及家屬進行溝通、聯繫急診開立住院通知單安排住院手續及死亡診斷書。

4. **護理師：** 每日照護病人 (給藥 / 測量生命徵象並紀錄 / 回報異常狀態)、聯繫各窗口、協助通報並開立解隔通知書、醫材點班並網路線上申請物資。

5. **藥師：** 依醫囑進行每日調劑配藥、藥物交接對點、藥物諮詢。

6. **醫事組：** 每日電話診療掛號、建置雲端病歷權限、批價收費。

7. **資訊部：** 支援電腦、協助資訊權限設定。

8. **總務部：** 製作採檢防護箱、安排醫療廢棄物及床單污物回收流程。

9. **庶務組：** 每日安排專人物資運送、提供手機以利醫護病三方進行視訊溝通。

10. **警察：** 每日巡檢維護治安、預防逃跑 / 情緒暴動。

11. **軍人 (化學兵)：** 協助定期 / 出院後消毒房間。

[二] 醫護人員食衣住規劃

1. 派班：值班醫師 24 小時 / 人；護理師 12 小時 / 人。

2. 旅館供應 3 餐及夜間點心。

3. 院方每周撥補及回收清洗工作服。

4. 旅館提供住宿房間。

5. 旅館空間區分 – 工作區、休息區、住宿區。

[三] 儀器及相關物資設備規劃

1. 儀器：血氧機 40 個、血壓計 22 台、血糖機 1 台、連線型血氧機 15 個。

2. 防護物資：消耗性 N95 口罩、不同型號防護衣、手套、氧氣筒、酒精等物資，定期向臺北市聯醫仁愛院區及陽明院區申請撥補作業流程。

3. 設置電腦、網路設備，以供人員記錄，過

程中需維護病人個資之安全性。

4. 確診個案之飲食三餐服務。

[四]旅館個案入住來源

1. 臺北市各地區篩檢站之確診個案。

2. 各醫院輕症病人下轉之個案：須完成【加強版防疫專責旅館床位申請】google 表單，登記預排床位順序。

制定旅館工作規範

為確保醫療工作照護之一致性，進行制定加強型防疫旅館工作規範，與醫療科醫師共同討論如下：

[一]醫師判定高風險族群準則

1. 年紀大（>55 歲：1分，>65 歲：2分）。

2. 抽菸。

3. 心血管疾病：高血壓、心臟病等。

4. 肺部疾病：慢性肺部疾病 (COPD…等)。

5. 慢性腎臟病。

6. 代謝疾病：糖尿病、肥胖。

7. 免疫異常：接受過移植、免疫系統疾病。

8. 癌症：血液方面癌症、肺癌、轉移性癌症。

9. 神經／精神：腦中風、失智、身心疾病。

10. 自理能力差。

每個項目算 1 分，計算總分（0 分低風險、1-2 分中度風險、>3 分高度風險）；洗腎、懷孕 (高風險，建議直接住院)。

[二]醫師評估送醫標準

1. 很喘 (RR>30)。

2. Sp02 <94%(room air 情況或發紺)。

3. 意識改變（譫妄、昏迷、呆滯等）。

4. 休克前兆（跌倒、低血壓、心跳快、少尿）。

5. 發燒超過 3 天（體溫大於 38.3 度）。

6. 其他醫師認為有需要後送之特殊因素。

[三]護理每日常規工作規範

1. 每日輪值 12 小時班，每班至少 2 人，依照護病數 1：20 派班。

2. 新個案入住流程：個案 + 身分證、健保卡 + 床號照相建檔，發房間鑰匙。

3. 新病人收治入住第 3~9 樓獨立空調房間。

4. 每日進行交班 + 醫材清點作業：8AM、20PM。

5. 一天至少 3 次電話確認體溫：護理紀錄各班 2 次，每日評估心情紀錄表。有不適個案及高危者：65 歲以上多重病史、咳嗽、發燒須更謹慎。

6. 上樓探視並電話告知醫師結果。

7. 聯絡醫師電話診療。

［四］每日電話診療流程

與醫師、醫事組、病歷組、藥劑科、總務組共同研擬制定。由護理師評估病人看診需求，通知醫院掛號、醫師電話診療開藥、醫事組批價單、藥師配藥、專人送藥至防疫旅館、隨餐發送。

［五］病人就醫流程

由護理師評估不適症狀：意識、生命徵象、血氧濃度、緊急處置：氧氣使用、協助服用藥物、電話聯繫醫師回報病人症狀、電話聯繫家屬、1922、119 調度救護車，安排後送醫院。

［六］病人轉出清潔消毒流程

遵守市立聯合醫院規範執行

1. 衛生組化學兵聯絡人。
2. 請告知要清潔消毒房間地點，派人指引。
3. 化學兵會準備漂白水跟酒精。
4. 各檢疫所自行準備，並人員協助泡製——四級銨。
5. 【快篩陽 /PCR(+) 房間清潔消毒】個案離房需靜置 24 小時。【一般居檢、居隔房間清消】個案離房需靜置 3 小時。化學兵消毒後再靜置至少 1 小時即可進入房間整理房務。
6. 各檢疫所請紀錄通知化學兵次數，每日回報，以利國軍適度調度人力。

7. 解隔離流程－依中央流行疫情指揮中心流程辦理。

▍結論

建置加強型防疫旅館為國泰醫院臨時受命之任務，飯店業者也是臨時徵召配合，一邊裝潢改建並同時收治確診病人，彼此雙方都為了國家防疫努力付出一份心力，大家的配合度都非常高，旅館建置要準備人員、物資、動線、照護規範、風險預防工作等，方能啟動收治。因疫情急切需求簡化所有程序，就像在開著小貨車佯裝成大型消防車進行救火工作，其壓力無法言語。

期間有發生飯店房務人員確診，擔心旅館因疫情淪陷，醫院積極調度資源協助人員全面採檢，盡快產出報告，所幸無群聚感染發生，當下立即再檢視人員健康狀態、隔離動線全面再消毒並提供營養保健食品增強免疫力，降低人員及家人們焦慮，讓人員安心工作！

醫院與旅館硬體設置、物品流動、感染動線、管理流程、支援性不足、對外部各機關部門（包括：市聯醫、警察局、衛生所、EMT) 聯繫、對內部 (醫護、旅館人員) 人心穩定等，都是急迫性要處理的問題。主管積極協調各部門快速滿足物資需求、制訂工作規範、24 小時隨時待命協調處理，讓人員有問題時能立即獲得回應處理；後續申報經費包括：

醫護藥師相關人員薪資、旅館費用申請清冊、物資使用清冊等，需逐月申報，但政府撥補費用行政程序冗長，院方及旅館需自行代墊，所幸院方高層無條件支持，過程中感受極佳，讓人員每月薪資無後顧之憂！

任務結束後安排人員休假讓其放鬆壓力，身心調養再返院上班，事後邀請人員將防疫旅館工作心情以文章抒發當時感受，重新梳理面臨工作時的生離死別壓力及其間獲得成就感，以國泰護理雜誌製作成專刊分享給更多人員。

任務成果

2021 年 5 月 27 日~6 月 16 日加強型防疫旅館總入住 109 人，個案轉診醫院急診救治 7 人，電話診療人數：共 113 人／次。6 月 16 日疫情趨緩，政府政策調整確診個案可居家隔離照護，進行解隔時間縮短，待個案歸零後結束階段性任務。

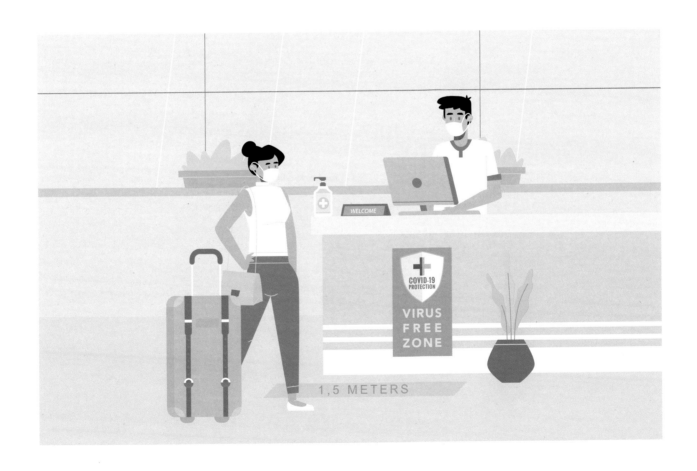

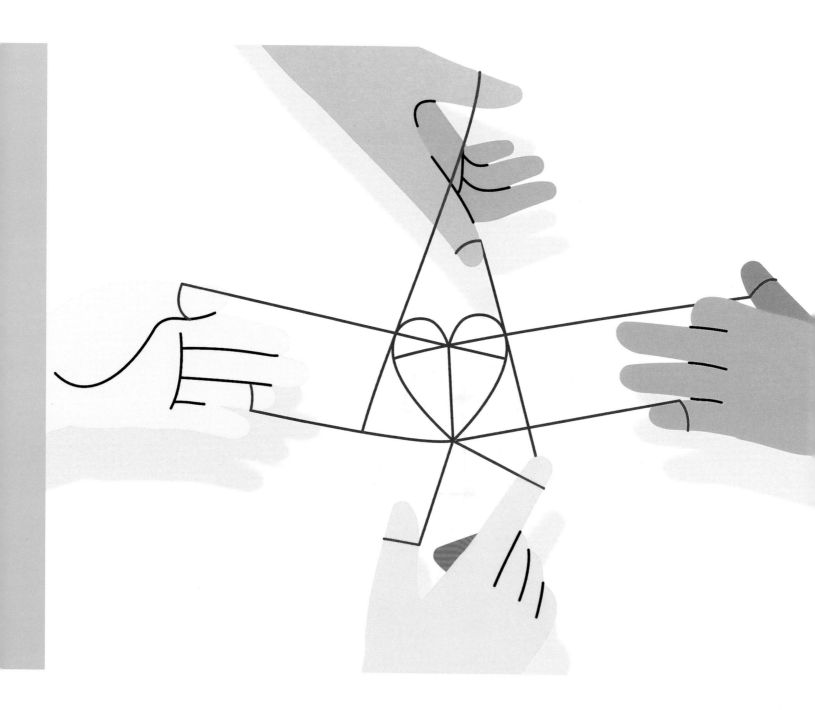

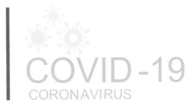

COVID-19
CORONAVIRUS

第 六 章

"醫院總動員

——分流、急診、負壓病房"

① 新冠疫情大流行期間急診應變與分流動線規劃實務──臺大醫院急診經驗

曾文斌 | 國立臺灣大學醫學院附設醫院急診醫學部 主治醫師

前言

2019 新型冠狀病毒（SARS-CoV-2）擴散全球，確診病例已超過 7 億人，死亡數超過 600 萬人。臺灣在全球疫情大流行初期由於合宜的防疫政策使得疫情得到良好的控制，然而自 2021 年 5 月以來始爆發本土案例大流行，全國第一線的急診首當其衝，除了持續提供緊急醫療服務之外，更同時擔任醫院保淨的第一線。本文分享臺大醫院急診醫學部在面臨本土疫情爆發時的相關緊急應變與分流措施，包含前端 (Front-end) 的硬體建置、風險病人的分流與後端 (Back-end) 的分區感控措施。最後，視訊診療 (Telemedicine) 的應用在疫情期間往往僅運用於輕症病人，我們更分享視訊診療使用於重症與急救團隊合作的情境，以降低醫療人員暴露風險與兼顧急救品質。

前端（急診外部）設施與分流機制機構

增加急診診療與病人等候區的空間，特別是建立戶外的傳染病診療區，是維護醫院內部

環境不受汙染、保障醫護人員和非感染病人、確保正常急診醫療進行的關鍵措施，更有利於病人分流與運送動線的規劃。在疫情初期的緊急應變時，可以利用醫院現有的外部建築或搭建臨時帳棚等方式來快速擴張診療與等候區域，例如本院急診即利用建置急診檢傷外之類流感診間與臨時帳棚（圖一）。

然而在社區爆發大流行時，則必須及早考慮建置能夠中長期運作的硬體設備，例如組合屋等。本院急診則利用外部區域建置貨櫃

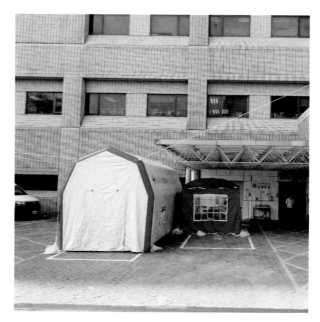

● 圖一 疫情初期緊急建置戶外帳棚區作為戶外傳染病診療區

屋來作為高度感染風險病人的延伸處置區域（圖二）來整合搭配內部重症負壓急救區域作為高度傳染診治急救區，因為戶外診療區的病人在等候診療與處置的過程中可能產生快速的病情變化，進行急救也有多重侷限；此一配置可以讓病情不穩定的高風險病人迅速轉移至內部負壓重症急救區接受及時照護與復甦處置，可以讓人力的運用更為靈活同時節省防護資源、維護病人安全。

此外，建置延伸區域的同時也必須考慮到醫療設備（如快速檢驗與影像、超音波設備與看診、護理照護與暫留空間的建置等）、安全消防與天候問題（如酷熱與寒冷天氣、颱風等）、病人的生理需求（如飲水、如廁等）的配套措施，才能發揮戶外傳染病診療區的最大功能。

風險病人的分流

為了早期分隔可能感染的病人，以避免因不同疾病的急診病人於同一空間交互傳染甚至引起大量院內群聚，急診必須做好入口管制、病人分流與門禁管制限制進出人數，醫院必須關閉平時入口並引導病人至急診檢傷處接受疫調與檢傷分流。在大流行期間為因應大量湧入的風險病人，急診部設立「雙重檢傷」制度，外檢傷根據臨床症狀、旅遊史、職業史、接觸史與群聚史 (TOCC)、病毒相關檢驗結果與檢傷級數來區分高風險病人，並引導至相對應的等候看診區域。由於疫調條件的變化非常快速且需要滾動式調整，因此我們利用手機即時通訊軟體與每日線上文件更新公告，可操作的檢傷疫調分流條件。經由外檢傷疫調為低風險病人可進入

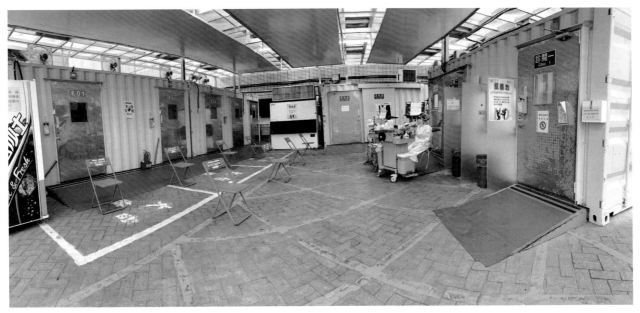

● 圖二 社區大流行期建置貨櫃屋做為戶外傳染病診療區，具有移動式 X 光機、隔離式看診與採檢診間以及獨立暫留區域

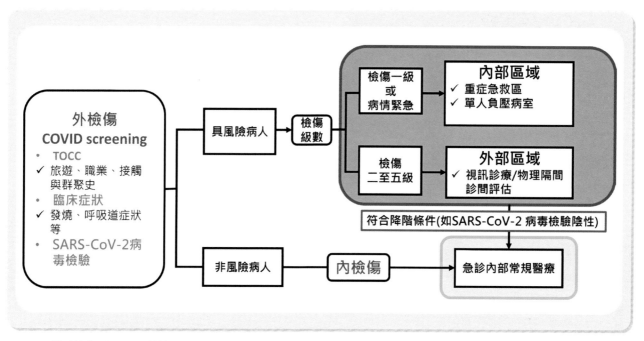

● 圖三 雙重檢傷流程圖。外檢傷依疫調、病毒檢驗報告與檢傷級數分流高度感染風險病人至紅區（外部傳染病診療區與內部重症負壓急救區），內檢傷進行低傳染風險病人之常規醫療

內檢傷進行常規急診看診模式（圖三）。規劃動線時必須注意避免交錯以外，也張貼告示宣導入內之病人及陪病者正確配戴口罩、執行手部衛生、呼吸道衛生及咳嗽禮節。檢傷醫護人員也須配戴相對應的個人防護裝備。病人等候空間也須注意通風良好、加大間距以避免交互傳染。

大量社區疫情時期，單靠疫調並不足以進一步分流高風險病人。因此醫院必須提供迅速且立即的診斷工具來協助急診病人的分流與後續的治療決策，這包括針對病毒核酸、抗原等具時效性的快速檢測工具。

後端（急診內部）規劃

［一］診療分區

急診內部的空間規劃，依病人感染風險的不同來分別規劃相關區域進行醫療照護與穿著相對應之個人防護裝備，並依疫情變化做滾動式調整（圖四）。綠色為低風險區（為非病人照護區域，主要為醫療人員休息區）；黃色中度風險區域（又稱暖區，此區病人屬於低 COVID-19 感染風險，例如非 COVID-19 相關症狀病人或病毒檢驗陰性病人）；紅色高度風險區（又稱紅區，歸屬於確診病人、符合疾病通報條件或視病情危急需先進行緊急

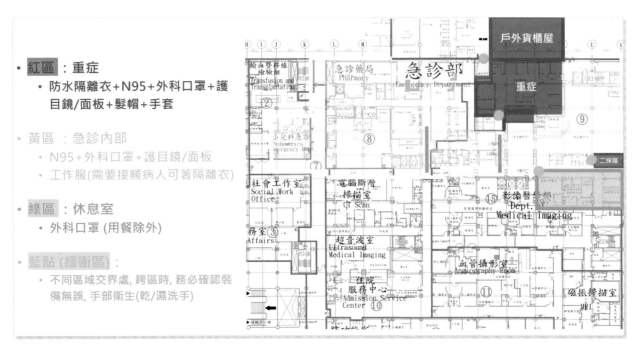

- 紅區：重症
  - 防水隔離衣＋N95＋外科口罩＋護目鏡/面板＋髮帽＋手套
- 黃區：急診內部
  - N95＋外科口罩＋護目鏡/面板
  - 工作服(需要接觸病人可著隔離衣)
- 綠區：休息室
  - 外科口罩 (用餐除外)
- 藍點 (緩衝區)：
  - 不同區域交界處, 跨區時, 務必確認裝備無誤, 手部衛生(乾/濕洗手)

● 圖四 臺大醫院急診部疫情期間的診療分區，劃分為紅色高度風險區、黃色中度風險區與綠色低風險區與進出不同交界區域的緩衝區

處置但未有相關病毒檢驗結果者，或是風險病人需進行產生霧化的醫療程序時，需在此區，戶外傳染病診療區亦屬於紅區）。同時在不同區域的轉換處設立緩衝區，在進出不同區域時，務必確保手部衛生與再次確認個人防護裝備的正確性。在不同診療區的醫護人員，在人力足夠的情況下，應該避免跨區執行醫療作業，每一個診療區也必須定時進行清潔消毒以減少環境的污染負擔。

〔二〕視訊診療在急重症病人的應用

因應疫情變化所需，希望能減少風險病人接觸，避免個人防護裝備的快速耗竭及兼顧醫病溝通，視訊診療模式隨之快速被應用於急診醫療。以往視訊診療模式僅運用於輕症病人的看診與病情解釋，然而在疫情之下的急救情境，本院急診發展創新的「iACLS 團隊合作急救模式 (isolation Airway-Circulation-Leadership-Support teamwork)」，基於急診的復甦團隊合作模式，需要 7 人小組的運作與面對面溝通，在疫情之下參與急救醫護團隊的暴露風險大增，因此我們利用醫護團隊間的視訊溝通，來達到減少暴露風險與兼顧急救品質的狀態下執行急救任務（圖五）。

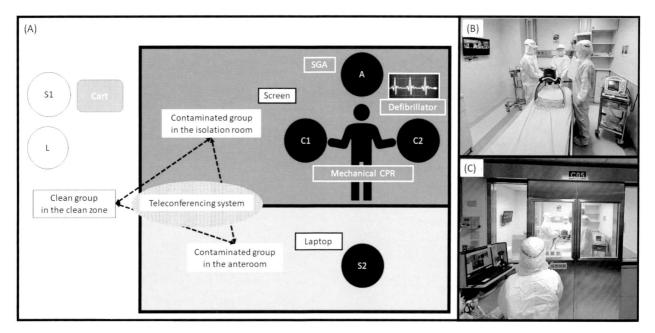

● 圖五 iACLS(isolation Airway-Circulation-Leadership-Support teamwork) 急救照護模式。A=Airway,
C=circulation (有兩位 , C1/C2)，S=support (有兩位 , S1/S2), L=leader。(A) 圖代表運作模式 (B) 圖代表負壓隔離
室內的實況。(C) 為前室實況

結語與未來精進作為

即使臺灣經歷過 2003 年 SARS 的疫情
後，在面對 2019 年新冠疫情大流行的過
程，我們發現作為急重症醫療大門的急診，
流程與動線的規劃與感控措施仍有許多待精
進與優化之處。在新興傳染病發生時，高度
感染風險病人的快速分流能夠最大程度的
減少交叉感染以及院內群聚的風險，同時也
能夠確保疫情期間其他醫療需求的正常運
轉。另外，在急診中建置與應用視訊診療，
能夠有效地減少接觸高風險病人的機會，從
而保障醫護人員的健康與安全。透過分享
COVID 急診的經驗，讓我們有信心能夠建
立更強韌、更有效的急診體系，以應對未來
新興傳染病的再現。

參考文獻：

1. American College of Emergency Physicians. ACEP COVID-19 Field Guide. https://www.acep.org/corona/
covid-19-field-guide/cover-page

2. Lin CH, Tseng WP, Wu JL, et al. A Double Triage and Telemedicine Protocol to Optimize Infection Control
in an Emergency Department in Taiwan During the COVID-19 Pandemic: Retrospective Feasibility Study. J
Med Internet Res. 2020;22(6):e20586. Published 2020 Jun 23. doi:10.2196/20586

3. Lin CH, Lin HY, Tseng WP, et al. Resuscitation teamwork during the COVID-19 pandemic in the emergency
department: Challenges and solutions. Resuscitation. 2021;160:18-19. doi:10.1016/j.resuscitatio

振興醫院急診分流經驗分享

田知學 | 振興醫療財團法人振興醫院急診部 代理部主任

以振興醫院急診重症醫學部為例，在 2021 年 5 月 23 日，2 位急診護理師確診之後，急診總部關閉一週，另外開闢第二急診區（利用已關閉的護理之家），由其他部門醫護協助營運，也趁那一週急診夥伴隔離及急診總部全面環境清消期間，迅速打造急診檢傷組合屋。

將急診分為三大區塊
（圖片請於電子書觀看）：

[一] 檢傷站（戶外組合屋）：

在急診外部搭建一組合屋，由醫師檢傷，此區迅速檢傷，處理不需要進入急診內部的病人。胸部 X 光直接架設在檢傷區，快速排除肺炎等疑似個案。篩檢及多數輕症等待報告也在此區完成。此區另闢一間可容納五床病人的空間，用以做緊急處理使用。

[二] 急診本部：

A. **紅區**（位於急診本部外圍）

- 主要接收第 1、2 級危急、且無法在檢傷區外圍等待篩檢報告出之病人和高感染風險重症病人。

- 最高可同一時間容納 12 床臥床病人。

B. **綠區**（位於急診本部深部）

- 相對安全區。倘若爆發院內感染，也期望是最後一各被攻破的區塊。

- 所有進綠區病人都要有 PCR(-) 報告出，方可進入。但，若病人 PCR(-)，仍有感染風險或是強烈懷疑 TOCC，則仍不得入綠區。

- 綠區也有急救能量與空間。

- 最高可同一時間容納 22 床臥床病人。

[三] 臨觀區（利用已關閉之護理之家當作臨時觀察區，位於非急診大樓）

- 主要接收第 3、4、5 級相對輕症、需要等待報告或進一步處置的病人和確診或是高感染風險之輕症病人。

- 由檢傷移至臨觀區，須由救護車運送。

以感染分區來看，總體急診流程及分區防護裝備如下：

其中非常重要的「守護綠區」，讓病人不要進入急診深部，甚至醫院內部瓦解醫療體系，用 PCR(-) 來把關。所以此流程並非隨機，而是有很多人為的影響因素。

2021 年 06 月 01 日，除了確診夥伴之外，所有急診夥伴重新回歸崗位，急診本部重啟。當時因應降載，所以其他科的醫護也輪流協助急診分區值班。

在此，本院急診做了前所未有的改變：讓醫師做檢傷。檢傷醫師可以直接決定是否可以迅速將讓眼前的病人離開急診。和 2019 年的 6、7 月比較，2021 年平均急診掛號到醫師看診時間減少了將近一半（約 5 分鐘），遠小於急診檢傷五級分類公告之時間。此點值得未來進一步去分析：比較台灣和其他國家的急診的可近性與效率。

經過二週的新急診分區，發現重要的現象 /困擾：在 PCR 尚未出來之前，除了重症病人，其他病人和家屬都卡在檢傷區外圍等待 PCR 結果，無法有下一步，且當時死亡率較高，依據政府規定，所有確診者都需要住院，還沒有像 2022 年後續政策：確診者未必一定要住院及輕症採檢可以直接回家等報告；人力的重點還是在護理師。總結以上，速率決定步驟在於：「PCR 報告出來的時間」和「護理人力」。

故，在 PCR 的報告上，購入快速檢測的機器（院部須承擔額外試劑費用）、增加醫檢師人力及加速檢體送到檢驗科的時間，所有急診採檢的 PCR 都由新機器處理，除了00:00~06:00AM 相對病人較少時段，除急重症，其餘改成舊機操作，減少夜班醫檢師的工作負荷，此一政策從 2021 年 6 月 18 日開始

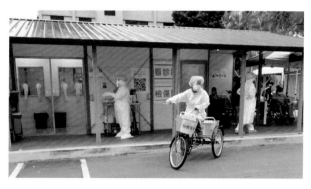

● 用腳踏車運送及增加運送頻次可縮短檢體到檢驗室時間

執行。而護理人力方面，則滾動式調整調度。

雖然經過不斷的滾動式調整，振興急診從 2021 年 7 月 1 日開始，隨著疫情降溫、疫情嚴重度及死黃率下降，一直到 2021 年 11 月 15 日執行紅黃綠分區的大原則之下，沒有一個確診者進入綠區，一直到 2021 年底，振興醫院也沒有再爆發院內感染。

從振興急診經驗分享可以總結很重要的基本原則：

1. 沒有所謂最好的、絕對的、唯一的動線。每一家醫療院所都需要依照自己基礎的空間與人力去創新、去守護自己的醫療堡壘。

2. 面對病人的四個重要思考方向：

   ① 病人是躺著的還是可以走的？

   ② 病人是輕症還是重症？

   ③ 病人有沒有留在急診甚至住院的可能？

   ④ 醫師可能會需要去接觸病人二次以上嗎？

3. 當病人越深入急診內部，表示他要直接由急診出院的機會越小。

③ 負壓病房的經驗——馬偕 40 病房

張暐弘 | 馬偕紀念醫院胸腔內科 主治醫師

2022 年 5 月，當台灣深深地陷入新冠病毒疫情的猖獗中，我則是身處在淡水馬偕醫院，每日與死神進行緊張且充滿挑戰的角力。在那個月，我成為了 "40 病房 " 的一員，這是一個專門照護重症新冠病毒患者的負壓隔離病房（圖一），由我們的胸腔暨重症科、重症科組成的，全由一支專業醫師與護理人員組成的團隊精心照護。

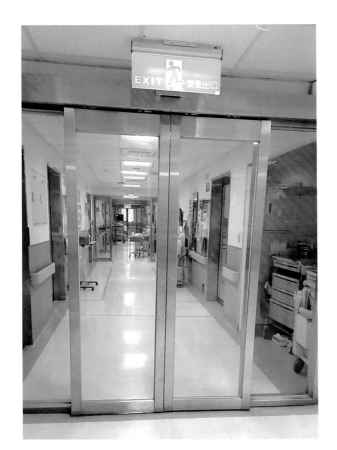

● 圖一 負壓隔離病房

我們的工作日始於早晨的交班會議，我們會通過病患狀況的摘要，來制定當天的照護計畫。病人的情況經常變化無常，我們必須隨時保持警覺，即使在日常照護中也需要提高警覺。例如，進行「換藥」時，我們必須在緊密的時間內完成，以防止病毒透過開放的傷口傳播；每次「翻身」時，我們都要全力以赴，因為這對於促進病人肺部通氣是至關重要的。

穿越負壓隔離病房：醫護專業與人性的交融

在疫情猛烈的 5 月中，恩師王玠仁醫師的穩健領導，即便我們心中充滿了不安與擔憂，他與護理長的冷靜和堅定，讓我們能抱著必勝的決心，面對這場生死大挑戰。然而這一次，我們不能像以往那樣直接接觸病人，我們必須全副武裝、身穿乙級防護裝備，透過病房內的攝影機與麥克風和病人進行溝通，讓他們了解自身的病情發展（圖二）。

新冠病毒疫情爆發時，讓許多病人與他們的家人處在恐慌和焦慮之中，我們身為醫護人員，在這個時刻要更顯現專業和堅韌，透過

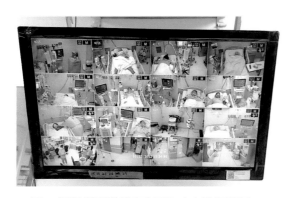

● 圖二 透過攝影機與麥克風和病人進行溝通

緊密和有效的溝通來安撫他們的憂慮。而在這段時間，我們也得到許多善心人士的物資捐贈，這些物資是對我們每日穿梭於負壓隔離病房的醫護人員的巨大心靈支持。

那時，我們每次進入負壓隔離病房，都需要穿上一整套防護裝備，包括防護衣、口罩、護目鏡和頭罩。每一次穿著這套防護裝備進入病房，都像是步入了另一個與世隔絕的世界，在這裡，我們就如同準備與病魔戰鬥的士兵，身穿盔甲，進入戰場（圖三）。

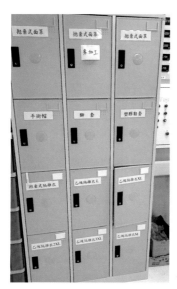

● 圖三 完整的防護裝備

在這種情況下，每次為病人進行治療都需要耗費至少半小時到一小時的時間，那是一段如同在沙漠中漫長而又炙熱的時間，每一秒鐘都像是一個小時那麼漫長，我們的全身都會被汗水浸濕，這是我們為了與這場無形的疫情戰鬥所付出的代價。而我們的護理師同事們，他們的工作時間更長，他們的付出更大，我們對他們深深的敬佩，並且由衷的感謝他們為病人所做的一切。

抗疫前線的生死考驗與掙扎

我們在與疾病的鬥爭中，病人的生命常常繃緊在危急的邊緣，這讓我們不能有絲毫的猶豫。當我們為重症 COVID-19 的病人插管後，我們必須立即完成兩項重要的任務：首先是放置中央靜脈導管 (Central Venous Pressure line)，然後是放置動脈線 (Arterial line)。有時候，病人的狀況會突然變得非常危急，需要緊急進行連續性腹膜透析 (Continuous Veno-Venous Hemofiltration)，在這種情況下，我們會為病人放入雙腔導管 (Double lumen)，以便進行透析。

曾有一次，為了使病人能盡快接受治療，我們三位醫師同時進入病房，從不同位置進行手術。那是我們生命中首次進行這種緊密合作的手術，我們感到前所未有的壓力與緊張（圖四）。然而，當我們成功完成手術並看到病人狀況逐漸穩定時，我們內心湧現前所未有的滿足感與快樂。我們的團隊實力超乎想

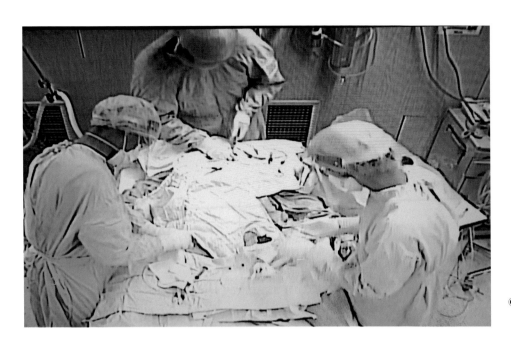

◉ 圖四 三位醫師同時進行
手術

像,共同應對看似不可逾越的疫情挑戰,找尋並實施新的醫療方法和策略。那一刻,我們深切地體會到團隊合作的力量,以及我們作為醫療工作者所肩負的重大使命。

在這場戰役中,我們見證了無數家庭的痛苦與哀傷。有些病患的家屬只能透過視訊與他們的親人交流,有些人甚至無法與即將離世的親人見上最後一面。我們儘可能地提供協助,讓他們能透過視訊方式與病患交談,儘可能地減輕他們的心痛。在此過程中,我們深感生命的脆弱與無常,也更加明白我們的工作的重要性。

那段時間,每一天都充滿了挑戰與壓力。我們不停地尋找新的醫療方法,盡力提高我們的醫療效能,並且時常需要做出艱難的決定。我們的團隊緊密合作,每一個人全力以赴,病人的病情變化常常使我們需要召開緊急會議,我們的專業能力和專注力被持續地挑戰。

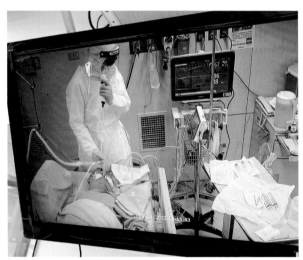

◉ 圖五 拋棄式支氣管鏡的操作

後來經過幾次的討論,我們也進行拋棄式支氣管鏡的操作。初期,由於流汗過多,鏡面常常會起霧,視線模糊,手術進行困難。但隨著經驗的積累,我們的心變得越來越鎮定,也更懂得如何操作。為了減少進出病房的人員,我們學會了如何準備物品,掌握整個機器的操作(圖五)。在這個過程中,護理師和醫師共同協助完成支氣管鏡的操作。

經過無數的艱難時刻，終於在 2023 年，疫情開始緩和。我們為此感到慶幸，也感到疲態盡現。在這個過程中，我們失去了許多生命，但也成功救回了許多病患。每一次走出重症病房時，心中充滿了各種情緒——哀傷、疲累、滿足、成就，以及對未來的希望。

見證台灣醫療團隊的堅韌與勇氣

回首這一段回憶，那是我們生命中最困難，但也最具意義的一段時間。我們對於那些無法存活下來的病人感到痛心疾首，但我們也為能夠拯救的生命感到欣慰。我們見證了人性的光輝，也見證了生命的堅韌。我們為每一位在這場戰役中作出貢獻的團隊成員感到自豪，並對他們深感敬佩。

SARS 的爆發為我們提供了寶貴的經驗，使我們在這次新冠肺炎的防疫工作中有所準備。在我看來，台灣的防疫表現是相當成功的，我們有效地控制了疫情的擴散，最大程度地保護了人民的生命安全。這次的疫情挑戰，更加深我們對醫療工作的認識，這不僅僅是一份職業，而是一種使命和責任。

每一次成功的治療，每一次病患的康復，都讓我們感到無比的自豪。那是對我們使命的堅持和貢獻的最好回報。每一個病患的微笑，每一個家屬的感謝，都是我們努力工作的動力。在這場疫情的戰鬥中，每一個醫護人員都發揮了他們的專業技能和人道關懷，展現了無比的勇氣和決心。

未來的挑戰是無法預測的。我們不知道什麼時候又會有新的疾病威脅到我們的生命安全，我們不知道我們將如何面對這些挑戰。然而，我們確信，由於這次疫情的經驗，未來面臨類似的疫情挑戰時，我們將能夠更迅速、更有效地提供醫療服務給需要的病人。我們已經見證了我們的能力，我們已經證明了我們可以戰勝這樣的挑戰。

我們將繼續努力，繼續學習，繼續提高我們的專業技能和服務水平。我們將盡我們所能，為我們的病患提供最好的照顧，實現我們的使命，保護我們的人民。我們將努力將臺灣的醫療服務提升到更高的層次，成為全球公認的醫療卓越中心。

這場疫情是一次試煉，但也是一次機會。我們的努力並沒有白費，我們的犧牲並沒有浪費。我們從中學到了寶貴的經驗和教訓，這將使我們在未來更加強大，更加有信心地面對各種挑戰。我們已經看到了曙光，我們已經看到了希望，我們相信，只要我們持續努力，我們將能夠戰勝任何挑戰，我們將能夠為我們的病患和人民創造更美好的未來。

④ 急診負壓隔離病房

李承勳 | 馬偕紀念醫院急診醫學部 主治醫師

▍緊急 Emergency

馬偕紀念醫院急診醫學部最引以為豪的特色與創舉，就是自 2003 年 SARS 疫情之後，一直持續運作至今的「急診發燒篩檢站」和「急診負壓隔離病房」。一旦在檢傷站發現患者體溫大於 38 度，我們會馬上讓患者進入獨立看診空間，如果懷疑是特殊傳染性疾病，更會讓患者直接進入負壓病房。這樣的看診機制，讓多年來的各式傳染疾病都在急診被防守下來，而我們天真地以為這樣的好日子可以永遠持續下去，完美的作法已被找到。

急診科身為一家醫院的「山海關」，我們對每位患者的動向決定，其實也直接地影響了醫院的命運。若是防守得當，醫院裡就不會出現院內的群聚感染，也能保持醫療量能，反之亦然。於是馬偕醫院自從 SARS 時期就啟用至今的兩間急診負壓隔離室，在新冠病毒 COVID-19 疫情初期，便起到了極大的保護醫院作用。每個疑似 COVID-19 的患者，除了在戶外的急診候診區等待之外，多了一個室內休息與檢查的選擇。如果是新冠重症患者，更是優先送入急診負壓室，進行密集的生命徵象監控和治療。

無奈好景不長，2021 年 5 月 15 日隨著疫情嚴峻確診人數持續增加，臺北市與新北市雙雙進入三級警戒。一時之間人心惶惶，看著確診者人數逐步上升，在疫苗普及率仍不到三成的時刻，身體症狀上的一點風吹草動，都讓人驚慌失措。每個來到急診的患者，來診主訴從單純的「與確診者有明確接觸史」開始，慢慢變得荒謬。「昨天有出門買東西」、「聽說多年未見的朋友確診」、「感覺鄰居有偷偷出國」。一群又一群不符合感染高風險定義的民眾，因著心裡的恐慌，開始淹沒臺北市各醫院的急診室或戶外篩檢站。

各位急診科醫師無不使出渾身解術，除了要安撫廣大民眾的恐慌、教育民眾正確醫學知識外，還要在健康的民眾裡定位出 COVID-19 的感染者，給予這些病患快速且正確的治療。而馬偕醫院「急診負壓病房」、「發燒患者分流」等等創舉與十幾年來的堅持，面對 COVID-19 這世紀病毒的高傳染力與每天數百人的來診量，還是顯得不堪一擊。

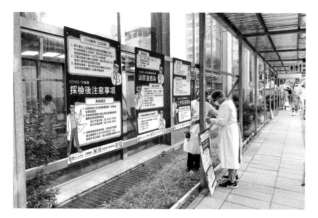
● 馬偕醫院架設戶外篩檢站的衛教文宣

建立 Establish

在紊亂又焦躁的社會氛圍下，馬偕急診部扛下了全力避免院內感染的責任，而我們第一時間的反應便是定下心來，穩住陣腳。科部主管們密集與醫院各部門還有廠商開會，仔細評估了急診的通風管路、患者動線，以及一切可以改變的牆面、電動門等等。雖然這樣的統計和梳理很耗費精神，但我們都知道如果慢了一步，就可能讓同仁們與患者陷入感染風險。

在各方齊心協力下，即使當時是三級警戒，我們還是維持急診的合理量能，讓舊有的兩間負壓隔離室持續運作。同時經過兩週多的工程後，馬偕急診的負壓病床數，直接從兩間上升到二十三間。超過十倍數的增長，足見院方對疫情的重視，也足見急診以萬變應萬變的彈性能力。

隨著越來越多的急診負壓隔離病房投入使用，馬偕急診在臺灣防堵疫情的這場戰役

中，開始發揮極大的戰略價值，也成功與各家醫院並肩作戰，度過疫情緊張的這幾年。

堅持 Endurance

在疫情大爆發、持續每日確診者破百例的半個月後，2021 年 5 月 31 日一早，全台醫護迎來的不是疫情受控的好消息，而是從媒體獲知了一個令人難過的事件：新北市某醫院的確診者，持刀砍傷三位護理師並逃離醫院。一夕間人人自危，提心吊膽。

當時的 COVID-19 的確診者在臺灣，只有兩個地方可以去：一個是防疫旅館，另一個就是醫院裡的負壓隔離病房。因著這「社交相對剝奪」的隔離環境，很多確診者除了有「加護病房症候群」難以分清日夜之外，有的人甚至會開始有精神錯亂、恐慌等情形。有的以自殘表現，有的人可能更激烈，對醫護人員的安全造成威脅。

防疫第一線的醫護人員當然早已注意到這些現象，所以我們在忙碌的臨床工作之餘，還是選擇多做一些、多說一些，盡可能讓患者維持與真人互動的感覺，提供心靈上的支持或言語安慰。

事隔三天，依然是個全體急診醫護穿起防護裝，認真上班對抗疫情的日子。 一位馬偕急診的護理師穿起全套裝備，一手拿著點滴藥物，另一手拿起患者的早餐餐盤，準備步入位在急診的負壓隔離病室。那名確診患者

是個中年伯伯，在感染新冠病毒後因症狀明顯，需要使用 NRM（Non Rebreathing Mask 非再吸入型面罩），所以被留在本院的急診治療，同時等待病房住院。

在護理師進入病室後，護理師先幫忙患者把早餐餐盤架在病床上，讓伯伯可以開始用餐，接著才開始調整點滴藥物、量測體溫、血壓等。護理師邊忙著手邊的事，邊關心伯伯有沒有哪裡不舒服，或有什麼需要幫忙的地方。但在這過程中，伯伯只一直以點頭搖頭來回應，一聲都不吭。護理師感覺伯伯可能因為心情不好才拒絕講話，甚至問了伯伯是不是有什麼心事，但伯伯依然只以搖頭回應，不發一語。

這時護理師注意到一件事，伯伯遲遲沒動筷子。「是早餐不合胃口嗎？」護理師雖然一直吃閉門羹，但還是持續關心伯伯，「我只是…%#%…&*@…」伯伯總算出聲，但聲音小到聽不見，「伯伯你說什麼？」護理師不放棄繼續追問著，「我怕講話或吃飯時，

會讓病毒噴出來傳染給妳。我等妳離開再吃。」伯伯總算把心裡話表達出來。護理師這才發覺，原以為是伯伯比較冷漠，但想不到其實是伯伯的貼心，怕把病毒噴出來傳染給醫護人員，所以選擇了減少說話、不說話。

在護理師處理完點滴藥物後，她便退到負壓病房的前室，脫除防護衣準備離開。在隔離門關上的瞬間，便聽見伯伯一陣瘋狂的咳嗽。原來伯伯剛剛一直想咳嗽，但是努力忍著，硬是等到護理師離開後，才敢放心咳出來。

一樣米養百樣人，三天前發生震撼人心的新聞，但三天後一位患者的貼心舉動，不但溫暖了在場的所有醫護人員，消息漸漸傳開後，新聞台開始報導，更替全臺灣的防疫人員打了一劑強心針。絕大多數的臺灣人，其實都像這個伯伯一樣善良、替人著想。

臺灣要倒下的時候，有我們醫護來撐；而醫護要倒下的時候，是社會大眾們的貼心和善良來撐住我們。

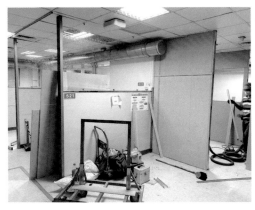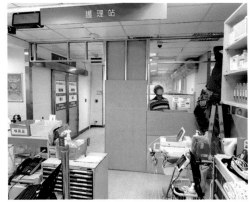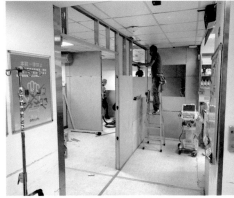

◉ 馬偕醫院增設急診負壓病房

院內感控
——醫院總動員：從無到有

陳立羣 | 國泰綜合醫院 內科部副部主任兼感染管制室主任

前言

2020 年初中國傳出武漢肺炎疫情，依據過去 SARS 之經驗，本院於最短時間內提升防疫等級於 2020 年 1 月 22 日起設立新冠肺炎（時稱武漢肺炎）防疫應變小組，於會議中訂定緊急應變計畫及應變營運計畫，針對收治及營運降載定期討論。全院各單位訂定分艙分流與減災計畫並落實執行，並逐步提升檢驗與收治量能，於疫情最高峰時，專責病床數達 156 床（包含 2 個重症加護病房及 3 個一般病房）及負壓隔離病房 2 間 2 床。同時為落實照護專責病房之工作人員分艙分流，亦由院方提供專責同仁免費安心住宿方案（於院外四星級飯店設專區專層供同仁住宿）。

專責病房設置

2021 年 5 月間本國陸續爆發嚴重特殊傳染性肺炎群聚感染事件，以致於陸續提升疫情警戒，於 2021 年 5 月 19 日起，全國疫情警戒升級為第三級，並發布四大醫療應變策略，包含醫療營運降載、加強社區監測通報

採檢、國際醫療暫停（特殊及緊急採專案許可除外），及加強員工健康監測。

本院為北區醫學中心之一，同時亦擔任「重度收治醫院」之防疫角色，於 2021 年爆發社區感染期間，負壓隔離病房持續收治疑似／確診病人外，因應嚴重特殊傳染性肺炎，依規範開設專責病房及專責加護病房，將原先之加護病房負壓設備改裝，並將病房打通，已達成微負壓之環境，為擴大醫療應變量能，本院最高峰時設有 20 床微負壓專責加護病房。針對人員及軟硬體設備介紹如下：

［一］病房配置

1. 影像及生理監視器：為減少醫護接觸時間降低感染風險，專責加護病房內需設置監視器，可由護理站進行監控。

2. 對講機設備：設有對講機，以便醫護與病人連絡。

［二］工作人員

1. 由固定成員專責照護，工作人員擔負專責病房及隔離病房照護任務期間，不跨區值

班，不執行如門診、社區服務等其他醫療業務。

2. 照護 COVID-19 確定病例的工作人員皆有列冊，每日落實健康通報，員工健康異常單位主管關心追蹤，感管小組業務負責人後續追蹤工作人員健康狀態。疫情中啟動資訊系統，使用 APP 及 HIS 系統落實追蹤。

專責病房之病患收治初期以收治於 1 人 1 室之負壓隔離病室，同時為加強病人轉送之安全，於 2020 年 1 月訂定「新興傳染病與特殊不明原因肺炎收治及運送流程」，自 2020 年 1 月 21 日初訂後至 2021 年 5 月 24 日共修訂 8 版，轉送動線分為：1. 門診區轉急診 2. 急診轉本館專責加護單位 3. 急診轉分館專責病房 4. 分館專責病房轉專責本館加護病房 5. 本館專責加護病房轉分館專責病房，共計 11 條轉送動線，皆以最快速、影響正常運作最小之動線安排轉送。

2020 年初期僅 2 間負壓病房；2020 年 3 月為擴大醫療應變量能，維護院內安全依分艙分流原則，疑似 / 確定病人採集中照護，於分館六樓病房設立 9 間 9 床具內循環空調之專責病房，同時為減少醫護接觸時間降低感染風險，專責病房內皆設置監視器由護理站進行監控，且每間病房皆設有電話方便病人與醫護人員連絡；2021 年 5 月因應疫情升溫、配合指揮中心要求，擴增 COVID-19 專責病房至 15 間 28 床；2021 年 6 月整建另一病房為 COVID-19 專責病房共 17 間 32 床，並增加 2 室 4 床具血液透析功能之病室，以服務許多具洗腎需求之病患；2021 年 9 月整建新增 6 間病室改為微負壓病室；2022 年 1 月於病房增設移動式 HEPA 空氣清淨機；2022 年 2 月因血液透析病人人數增加，又增建 2 間具血液透析功能之病室；2022 年 5 月因應國內疫情配合主管機關之要求增設 COVID-19 專責病床，整建另 2 層病房為 COVID-19 專責病房，全院一般專責病房數達 133 床，以本院有限之床數與人力實已盡全力完成醫學中心之防疫角色。

急診整建與動線規劃

2020 年 2 月在急診外搭設第一期戶外防疫篩檢站，以提供急診醫師能第一時間於急診封閉空間外，診視發燒並有旅遊史之病人。2021 年 3 月急診戶外發燒篩檢站二期工程完工，增設正壓採檢艙及有社交距離之病人候診區，一方面讓急診醫師可在正壓艙內為病人採檢，降低醫護人員感染風險；另一方面提供急診病人及準備住院病人進行 PCR 採檢，讓病人在有「社交距離」的情況下等待就醫治療或住院，減少交叉感染。2021 年 6 月於本院本館西側設置戶外採檢站，將有採檢需求之病人或出國民眾，分時段採檢，

避免壅塞在同一時段並與急診病人達成分流。同年 7 月將急診戶外篩檢站再增設一個採檢窗口，降低病人等待時間。10 月底完成急診室內發燒篩檢診間空調重整，將原先設置發燒等待專區改建為微負壓空調之發燒篩檢專區，以提供病人在安全舒適的環境中，等待治療或住院。

2022 年擴大急診戶外篩檢站 (三期工程)，設置戶外看診診間及 X 光室，讓有就醫需求之確診輕症民眾可在戶外篩檢站完成就醫，讓真正有住院需求之中重症病人再進入急診，避免病人在急診交互感染。

經過多次動線調整及施工，將急診分為紅、黃、綠區 (如圖一)，根據感染分險收治病人，同時將工作人員分區分組照護，依感染風險使用不同之防護裝備，落實分艙分流。

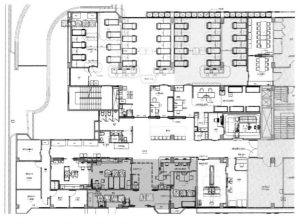

● 圖一 急診紅、黃、綠區

▌兒科防疫特色

本院兒科同仁防疫亦不落人後，在防疫與兒童醫療上皆盡心力，疫情期間加入「HiDoc」網路系統進行遠距醫療諮詢服務，為不方便到醫院就醫的民眾，初步進行諮詢及兒童照護衛教，造福眾多兒童，並持續提供 1 歲半 -3 歲語言及認知發展遲緩幼兒親子工作坊活動，調整成線上網路進行，使家長孩童都能在安心防疫下接受服務。早療親職講座也以網路線上課程方式進行，疫情期間，因應家長親職需求，辦理線上親職增能講座。

2020 年疫情爆發使許多醫學中心暫緩新生兒外接服務，本院於 COVID-19 疫情下勇於承擔社會醫療責任，確保新生兒轉診醫療品質，提供安全友善服務，故積極執行重症新生兒外接轉診專案：導入擬真訓練、團隊資源管理 (TRM) 、制定「COVID-19 疫情期間高危險新生兒外接轉診流程」、加購輸送型呼吸器等各項外接升級配備，建立轉診網絡、發展檢疫綠色通道，2019-2022 年重症新生兒外接轉診人數優於同業，非預期性低體溫發生率由 2020 年 35% 降至 2022 年 16.1%，2019-2022 年外接轉診個案病房佔床率維持在 60-65% 以上，此專案榮獲 2022 年國家醫療品質獎銀獎、醫品協會品質改善成果發表競賽進階組金品獎及 2023 年臺灣永續行動獎金獎，此外持續進行創

新。2023 年使用遠距視訊裝置進行新生兒外接，將治療及評估提早到團隊到達外接地點時，為臺灣首創，持續進行外接醫療品質的優化。

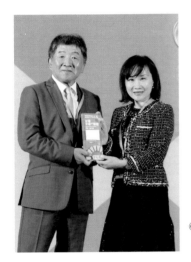

●「臺灣永續行動獎」
　金獎

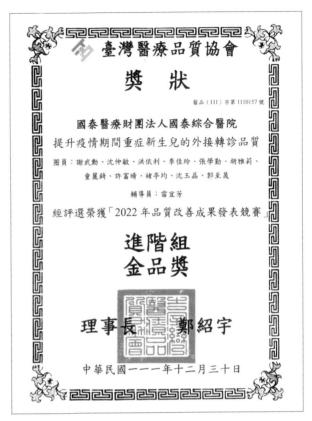

● 醫品協會品質改善成果發表競賽進階組金品獎

COVID-19 檢驗量能之提升

本院為配合國家政策強化傳染病檢驗網之應變能力，落實檢驗在地化，在 2020 年初成立 P2 plus 負壓實驗室並於當年 5 月 11 日由嚴重特殊傳染性肺炎中央疫情指揮中心來函指定本院成為嚴重特殊傳染性肺炎通報個案之檢驗機構。在 2020 年國內疫情初期時，本院所能提供新冠病毒之每日檢驗量能為 120 件。在 2021 年上半年度超前部署引進 2 套高通量自動化 PCR 檢驗設備以提升檢驗量能，配合國家政策滾動式調整，並因應國際間 COVID-19 疫情爆發，使新冠病毒之每日檢驗量能由原有 120 件提升至每日 1300 件。於 2022 年初，由於國內疫情持續維持第 2 級警戒且國際間流行變異株已由 Delta 轉變成更具傳染力的 Omicron 變異株，為防範疫情嚴峻而再次引發社區感染、院內感染，再多引進 1 套高通量自動化 PCR 檢驗設備，將每日檢驗量能由 2021 年的 1300 件提升至 2000 件，也因超前部署得以因應 4 月份及 8 月份國內大規模的社區感

染疫情。截至目前為止本院執行 COVID-19 PCR 檢驗至今已超過 13 萬人次。目前疫情雖已暫時緩解，倘若往後有突如其來的疫情爆發，本院除了有小型快速 PCR 檢測儀器可應用於須緊急處置的病人外，也可利用高通量的自動化 PCR 檢驗設備大幅提升的檢驗量能面對大量的社區性篩檢，讓本院可以用醫療服務回饋社會，成為民眾信賴的醫學中心。

未來與展望

面對未來可能的新疫情，我們到底學到了什麼？我們又該如何預備？我們看到團隊合作是戰勝疫情最為重要之事，並學習珍惜我們的團隊，為團隊做好準備，這些都是我們在這個後疫情時代的當務之急。

在疫情尚未來臨之前，我們有兩個方面要加強準備，第一是教育訓練，舉辦各樣的課程，在各單位訓練防疫小尖兵，從手部衛生到人員健康通報平時就落實進行。第二是沙盤推演的演習，多一些平時的流汗才可以避免將來的流淚甚至流血。

此外在防疫戰爭一旦開始啟動後，我們要更加珍惜我們的所有團隊，在前方打仗的臨床醫護團隊要更多在住宿、在金錢、也在心理層面被支持，好讓團隊能專心也能有向心力。同時也要與行政團隊、總務、工務團隊以及資訊團隊保持良好的溝通，讓整個指揮體系的通訊保持順暢，才能更有效率地執行防疫工作。經過這次疫情的洗禮，我們真的不敢說我們已經準備好了，可是我們要學習謙卑地面對大自然。在每次上課中都學好功課，相信好事、壞事都會為我們效力，讓我們一次會比一次更好。

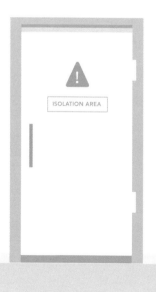
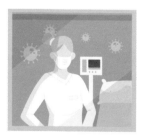
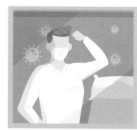

❻ 防疫總動員與指揮中心功能

劉昌邦 | 馬偕紀念醫院感染管制中心 主任

▍醫院總動員——從無到有

來勢洶洶的新冠疫情衝擊全球的醫療、政治、經濟、公衛和民生，臺灣也陸續進入防疫總動員。

2019 年 12 月當中國武漢發現不明原因肺炎群聚，感染管制委員會主席總院副院長即指示於 2020 年 1 月 22 日召開第一次「因應嚴重特殊傳染性肺炎之應變會議」，由總院副院長主持，總院院長每次均列席指導。2020 年 3 月上旬國內疫情逐漸升溫，3 月12 日馬偕醫院收治首例確診病人，總院院長指示應變會議正式提升為「新冠肺炎防疫應變指揮中心會議」，且依 HICS 公告架構執行。會議由防疫總指揮總院院長主持，副總指揮總院副院長擔任執行秘書，三年中防疫應變中心會議共舉行 80 次；危害控制組會議共 354 次。

院長領導主持及跨領域團隊合作，整合院內資源，導入因應新冠肺炎的跨部門行政管理。如門禁管制、陪探病管理、手部衛生、COVID-19 檢驗儀器設備、環境清消、醫療廢棄物處理、檢體處理、員工新冠疫苗完整接種……等。應變計畫訂有各階段性收治計畫，專責病房和加護病房開設均達標，在疫情高峰營運降載，門診診次減至 50%、人次降至 55%、住院降載至 64.4%。並有因應災害機制，如人員調度落實分艙分流，固定團隊輪值，專責病房床位調度開設達標；專責加護病房調度 72 小時達 49 床。

儀器設備有充足呼吸器、葉克膜等，防疫物資整備皆有供給與調度機制。照護團隊也導入支持機制，管理策略獲 SNQ 認證，榮獲戰疫有功獎，「院牧部」統籌支持關懷，三年防疫演習共執行 134 場演練，檢討動線及實務改善。隨著 COVID-19 疫情升溫及降溫，配合中央指示滾動式調整防疫，在疫調時就像與時間賽跑，深怕有遺漏匡列或未盡事宜，即使下班時間，也會擔心是否又有陽性個案發生等。感染管制中心配合防疫應變指揮中心會議之防疫政策，由昌邦及北淡馬偕醫院及兒童醫院院區危害控制組組長齊心共同防疫。

急診動線規劃

2020 年 1 月 25 日在急診室旁邊的醫院室外區域設置發燒和 COVID-19 篩檢站作為 "決戰境外" 預防感染的措施。急診規劃具負壓或通風良好之診間與檢查室，並妥善安排病人就診動線，作為分流看診區域。同時在正門兩側設置管理站，對來院民眾進行健保卡核對和分類，插卡後根據新冠風險類別將他們引導到不同的區域進行醫療服務。3 月 12 日馬偕醫院急診部收治首例確診病人，確診首例為非典型症狀之外籍機師，在全體馬偕同仁全心全力投入防疫努力之下，該時皆無任何群聚之發生。

負壓隔離病房與專責病房設置
（從沒有抽風排氣系統到有抽風排氣系統）

2022 年 2 月全力配合國家防疫政策，設立「負壓前室之正壓手術室」為新興傳染病病人做手術，2022 年執行總人次為 111 人次；其他專責負壓病室執行總人次為 51 人次。專責病房皆有裝抽風排氣系統之設備。病患由醫護人員專責輪班，家屬和訪客都依當時防疫規範限制進入。在專責病房檢驗後，無傳染之虞的病人再移到一般的病室。全院醫院工作人員依據動線規範，且分艙規劃人員工作範圍，並細分不同小組，同一組人一起上班，不跨規定部門工作，並固定活動區域，避免全院跑透透。醫事人員分艙分流固定樓層或一區，原來在哪一區，就不要去別區，就是專艙管理。服務的工作區域區塊化，工作人員只在某一個病房區域工作。強化分流，杜絕交叉感染。馬偕醫院設立防疫專責病房（住院最大照護能量：專責病房 445 床、專責加護病床 49 床），接受衛生局 / 所轉診之居家隔離、檢疫病人就醫；通報送驗檢體 2020~2022 年共 195,526 件。收治新冠確診 / 疑似個案在 2020~2022 年共 4,972 人。收治病人照護執行優良，且有具體成效，新冠肺炎防疫應變疫情期間總照護能量：急診 13,218 人次、住院收治 5,384 人次。

重症病患治療

收治新冠確診 / 疑似個案在 2020~2022 年照護能量重症收治共 848 人次。病人照護成效亦反映於臨床指標當中，如 2021 年疫情高峰期，本院重症病人插管存活率，優於臺灣專責醫院之平均值，可謂全力救治之成效顯著。

落實防疫期間的分級醫療服務

主動協助社區醫院及人口密集機構之防疫工作及新興傳染病之病人收治：(1) 協助社區醫院（如耕莘醫院）及衛生局辦理教學活動；2021~2022 年間，協助社區民眾疫苗施打，共計 436 場次 / 服務 247,400 人次。2022 年啟動家護服務；總派案量 61,059 人、居家總收案數 47,896 人。(2) 因應嚴重特殊傳

染性肺炎疫情，2020 年 2~7 月共計派 99 名醫護人員支援桃園機場防疫工作。2020 年 5 月承接疫情指揮中心委任，草創新北市第一所沐舍集中檢疫所，至 2022 年 6 月收治 1,247 名確診；2022 年 5~6 月承接北市洛碁防疫旅館防疫業務，共計收治 351 位確診。2020~2022 年防疫期間，共收治 22 個國家之外籍人士 (如：日本、越南、美國、埃及、帛琉、法國及英國等) 共計 336 位。(3) 協助處理群聚事件並緊急收治社區醫院及人口密集機構病人，如：金山醫院、中興醫院、北新醫院、板橋國泰醫院呼吸照護病房等至本院治療，並榮獲新北市防疫卓越獎及貢獻獎。

馬偕醫療團隊的創新防疫管理

特別要分享的是馬偕 COVID-19 防疫新管理策略的特色，如門禁管制、分艙分流、戶外篩檢、戶外門診、戶外藥局等，藉由這些新策略改變的流程來降低的院內傳播；創新的防疫管理，將不同風險的病人分區、分流、分治，讓所有病患依風險分流後，都能受到適當的醫療照護。

關於疫苗接種，早在 2021 年 3 月即針對醫護人員進行疫苗接種，最初只有 AZ 疫苗可用，由於擔心 AZ 疫苗嚴重的副作用，以及比 mRNA 疫苗療效低，因此早期醫護人員接種疫苗意願較低。後來戰疫團隊應用 Rogers 理論，由醫院提供快捷的疫苗注射服務；疫苗追加劑亦適時加以完成。

三年來，全臺在疫情風暴中全民攜手抗疫，適逢今年為馬偕牧師來臺宣教 151 週年，馬偕戰疫團隊效法馬偕博士終其一生將愛奉獻給臺灣的理念，馬偕人積極完成抗疫使命，並且獲得 2021-2023 年 SNQ 國家品質標章，以及「戰疫有功獎」的肯定。在新興傳染病戰疫中完全投入並全力配合國家防疫政策，用最創新嚴謹的策略來執行戶外篩檢站及戶外門診的各項業務，依病人風險高低不同，予於分區分流分治，不斷落實演練與提昇卓越的醫療品質與病人安全，不僅能完成防疫任務的目標，且有具體優良的成效。

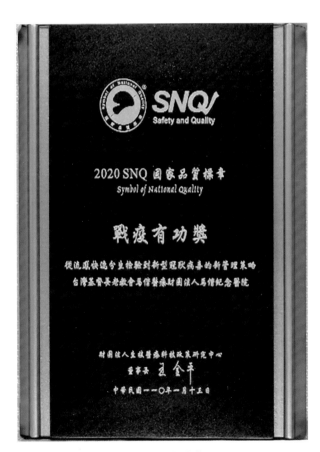

● SNQ 國家品質標章「戰疫有功獎」

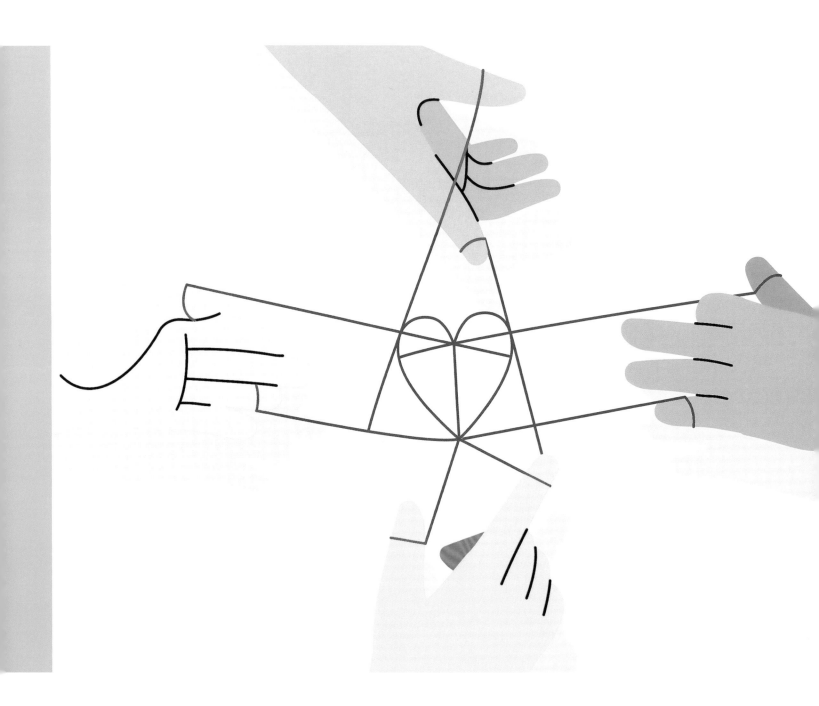

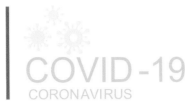

第七章

" 居家照護及
通訊診療服務 "

臺北市運用通訊
診療在居家照護的經驗

洪德仁 | 台北市醫師公會常務理事暨 COVID-19 緊急醫療防疫應變小組 召集人 ／ 洪耳鼻喉科診所 院長

臺灣在 2020 年 1 月 15 日將「嚴重特殊傳染性肺炎 (COVID-19)」列為第五類法定傳染病，迅速成立了「嚴重特殊傳染性肺炎中央流行疫情指揮中心」（以下簡稱指揮中心）。三年多來，臺灣歷經幾波疫情高峰，2021 年 7 月疫情嚴峻，衛生福利部於該年 7 月 23 日衛部醫字第 1101665037 號函，指出：考量國內嚴重特殊傳染性肺炎疫情之發展，雖已於嚴峻狀況轉為控制中，惟仍有感染事件發生，為維護防疫工作持續運行，有關全國醫療機構，經各縣市衛生局指定後，得免提報通訊診察治療實施計畫，以通訊方式診察治療門診病人之期間，自即日起延長至中央流行疫情指揮中心公告全國二級警戒降級或解除為止。

而後在 2022 年 4 月 Omicron 變種株更加肆虐全臺灣，5 月及 6 月上旬的高原期，每日 8、9 萬人確診，造成全國醫療量能很大的負擔，無論病床（專責＋負壓）、中央集中檢疫所、防疫旅館等，皆造成很大的衝擊。我們建立「以社區為基礎分級分流防疫模式」。

因此，指揮中心 2022 年 4 月 22 日發文字號：肺中指字第 1113800166 號函，指出：為強化疫情危機應變能力，保全醫療收治量能，自即日起至指揮中心解散日止，全國之全民健康保險特約醫療機構，得報經各縣市衛生局備查並副知健保署，免提報通訊診察治療實施計畫，以通訊方式診察治療門診病人，並得不受通訊診察治療辦法第 2 條第 2 款特殊情形及第 3 條第 2 項不得開給方劑之限制，且不限於複診病人[1]。加上中央健康保險署在 2021 年 5 月公布「全民健康保險特約醫事服務機構因 COVID-19（嚴重特殊傳染性肺炎）疫情提供保險對象居家醫療作業須知」，在疫情期間，跨出「通訊診察治療辦法[2]」規定的計畫書審核機制，全面啟動疫情期間通訊診療運用在居家照護的模式。

到 2023 年 3 月底，全臺灣確診超過 1,000 萬人，輕症（包含無症狀）確診者占 99.5%，留在家裡隔離和療養，社區診所運用通訊診療，提供居家照護；中重症佔 0.5%，才會安排至醫院、集中檢疫所、防疫旅館治療和隔離療養，以達到分艙分流、保存醫療量能。通訊診療的運用，是其中最重要關鍵。

通訊診療運用在 COVID-19 疫情期間居家照護

2022 年 5 月 26 日起，居家個案可自行使用快篩試劑篩檢，經由醫師判定即認定為陽性，大幅度改善確診判定的友善性。6 月 24 日起，臺北市政府與台北市醫師公會合作，招募社區醫師，每位醫師認養 2 個里，整合居家照護及後端照顧，鞏固社區醫療。醫師公會全國聯合會積極邀請各縣市醫師公會交流分享執行的經驗和窒礙難行之處，進行整體的規劃協調。而後，參加的居家照護診所逐步增加，總共有 513 家診所參加。台北市醫師公會和臺北市衛生局不定期舉辦「新型冠狀病毒（COVID-19） 緊急應變小組會議」，迄今已達 59 次，規劃協調 COVID-19 確診者居家照護 SOP（圖一）。

輕症居家照護模式有二，其一為衛生局每日派案，其二為診所自行快篩陽性判定個案。

衛生局每日早上 10 時，於法定傳染病通報系統，下載前一日全市各醫療院所通報名冊，派案給台北市醫師公會，公會再分案給各居家照護診所，一般輕症個案，診所醫護同仁要在 24 小時內，以視訊或電話通訊方式，進行健康評估、開立症狀治療或口服抗病毒藥物、提供診所聯絡方式，在居家隔離期間至少追蹤 1 次，並且回報到臺北市政府衛生局公共衛生平台。屬於高風險因子的個案，則需要在 8 小時內完成上述服務，開立口服抗病毒藥物，進行每日追蹤關懷及健康評估。

診所也可以自行快篩陽性個案判定，並且完成臺北市政府衛生局公共衛生平台通報，則視為臺北市政府衛生局派案，完成收案程序。

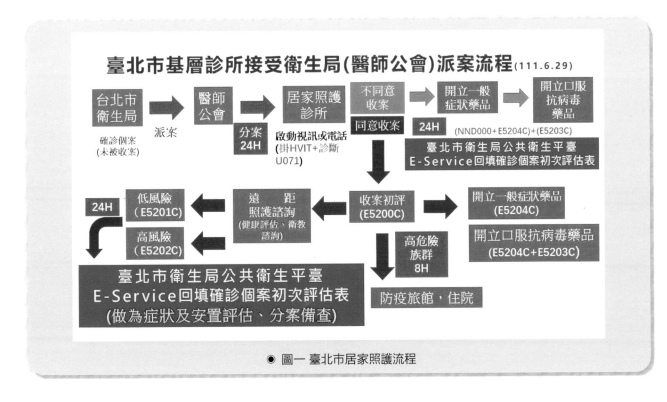

● 圖一 臺北市居家照護流程

以本診所為例,首先設定 LINE App(圖二),下述分享規劃通訊診療流程 SOP。包括:

1. 視訊前準備事項:

   ① 個案加入洪耳鼻喉科診所官方 LINE App。

   ② 快篩陽後,請在檢測卡匣上面寫姓名及檢測日期。

   ③ 請將快篩陽檢測卡匣及健保卡放在一起拍照,上傳到 LINE App,告知診所手機號碼(一定要正確,以便收到疾病管制署確診的簡訊)、身高、體重與居隔地址。

   ④ 請準備好健保卡或身分證件,約定啟動視訊診療時間。

2. 診所會發送出通話邀請,啟動雙方視訊。

3. 開始視訊時,請將身分證件(或健保卡)及陽性快篩卡匣放在下巴,診所會按規定截圖存檔。

4. 醫師和確診者視訊診療(圖三),我們會提供幾項服務:

   ① 快篩陽判斷及上傳通報,確診者會在 3 天內收到簡訊,或是在健保快易通看到確診資料。如果超過 3 天沒有收到通知,請告訴診所,以利查詢。

   ② 醫師評估之後開藥。

5. 請身邊無確診者攜帶健保掛號費 150 元(免部分負擔 50 元)至診所櫃檯告知患者姓名,拿到收據並至窗口領藥。

6. 如果有領取口服抗病毒藥物,請特別注意藥師說明並於櫃檯簽署切結書。公費抗病毒藥物非常有效,非常昂貴,請珍惜使用。

7. 政府提供居家照護服務,診所取得您的同意會收案,請利用 LINE App 或以電話和我們進行後續的諮詢,也就是在居家隔離期間,診所就是您的家庭醫師,請不用客氣,利用 LINE App 或是電話聯絡。

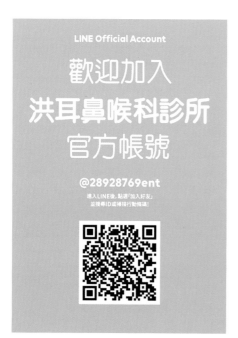

● 圖二 診所 LINE App

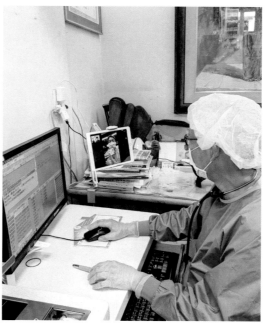

● 圖三 居家照護視訊評估

8. 後續一般個案在居隔期間，會以通訊診療方式至少聯絡一次，使用口服病毒藥物者，每天會以電話或 LINE App 方式關懷聯絡一次。

臺北市推動的結果

台北市醫師公會從 2022 年 6 月 24 日起 12 行政區全面施行居家照護全派案服務，台北市醫師公會積極辦理多場次說明及教育課程，讓診所醫師了解操作的流程。6 月 29 日開始，特別把高危險的民眾分別造冊，請診所在 8 小時內完成電話或視訊關懷，填寫回傳到臺北市政府公共衛生平台，讓高危民眾盡速得到醫師的居家合適性評估結果，安心在家裡隔離安置。

我們鼓勵臺北市基層診所加入新冠肺炎確診者居家照護之服務。自 2022 年 6 月 17 日起由北投區先行試辦居家照護全派案服務。6 月 23 日，參與居家照護基層診所有 325 家，視訊診療基層診所有 477 家。截至 12 月 29 日為止，參與居家照護基層診所增加為 353 家、加入視訊診療基層診所有 513 家，足以滿足市民居家照護需求。

自 2022 年 7 月 7 日至 12 月 29 日，臺北市確診判定數總共為 506,685 人，診所確診判定數總共為 310,946 人，診所確診判定佔比為 61.36%（表一）。經由衛生局派案或是診所快篩陽判定的自行收案，提供居家照護，全臺北市居家照護人數為 432,055 人，扣除居家隔離地點在外縣市個案，無法派案給臺北市轄區內診所居家照護，診所居家照護人數為 211,826 人，診所居家照護佔比為 49.03%（表一），都是使用通訊診療方式提供服務。

居家照護實務

這些居家照護的個案，大多各自有個別的故事。第一個案例：有一位 94 歲王奶奶，是金門戰地時期女兵，十幾年前兒子把她接到臺灣，就成為本診所老病人，我都叫她女將軍，老人家整天笑咪咪。有一天，兒子主訴老人家在家裡快篩陽性，本診所使用通訊診療，發現老人家已經有一點呼吸急促、發燒、身體倦怠，因擔心有肺部浸潤現象，請兒子將媽媽送醫，媽媽拒絕，要留在家裡療養。因此除了開立口服抗病毒藥物、症狀治療藥物之外，請他要注意媽媽的病情變化，去藥局購買血氧機，如果呼吸更加急促、嘴唇或手指發紺，血氧低於 94%，那就要緊急送醫治療。

第二天一大早，本診所再進行視訊診療追蹤，老人家的狀況更加嚴重，四肢末端已經有明顯的發紺，血氧值是 89%，老人家還不想到醫院，這時候我就告訴這一位女兵：「我是醫官，命令妳馬上到醫院急診」。

兩個禮拜後，兒子特別到診所，感謝本診所救了媽媽，媽媽聽從「醫官」的命令，一到醫院，直接到加護病房，肺部嚴重浸潤，在加護病房住了 10 天，才轉到普通病房，現在還在住院中，特別過來謝謝我們。

第二個案例是一個腦性麻痺患者住宿型機構，在 2022 年 5 月，30 名院民有 28 人快篩陽性感染，加上 15 位照顧工作人員，也有 11 位感染，連護理師也確診，只能留在機構內療養，同時繼續照顧院民。機構護理師和我討論，使用視訊診療，護理師逐室更換防護裝備，逐一診察每一位院民和工作人員，開立處方，因為這是腦性麻痺機構，每一位院民都需要使用口服抗病毒及症狀治療藥物，算是疫情指揮中心定義的高危險個案，本診所每天利用視訊診療的方式，確認每一位院民和工作人員健康狀況，相當於住院時的主治醫師查房。我們應用視訊診療，讓這一家機構安然度過這一次的院內感染。

親自診療是醫師的倫常，雖然急迫情況會有例外，COVID-19 疫情應該是一種公共衛生的緊急狀況，中央疫情指揮中心、衛生福利部及中央健康保險署進行相關法令鬆綁，允許通訊診療運用在 COVID-19 疫情期間居家照護，加上 1,000 萬名確診個案及家屬，代表全民不分老少都已經熟悉通訊工具、視訊診療的操作，在後疫情時期，研擬視訊診療如何妥適的開放，服務民眾健康，提升健康照護品質，發展健康 AI 產業，更奠定臺灣成為健康永續大國的基礎。

（原文發表於醫療品質雜誌，17(3)：36-41。2023 年。經修改）

▌表一 台北市新冠肺炎 (COVID-19) 確診，居家照護個案數 (台北市醫師公會提供)

項目	7/7~7/31	8/1~8/31	9/1~9/30	10/1~10/31	11/1~11/30	12/1~12/29	合計
台北市參與診所家數	486	494	504	510	510	513	**513**
全市確診判定數	61,028	82,825	137,395	127,444	52,688	45,305	**506,685**
診所確診判定數	32,903	49,272	91,111	79,576	34,408	12/1~12/23 23,676	**310,946**
診所確診判定佔比	53.91%	59.48%	66.31%	62.43%	65.3%	52.25%	**61.36%**
全市居家照護人數	50,302	70,559	120,147	112,650	47,438	12/1~12/25 30,959	**432,055**
診所居家照護人數	34,292	36,139	56,397	50,241	18,761	15,996	**211,826**
診所居家照護佔比	68.17%	51.22%	47%	44.60%	39.55%	51.67%	**49.03%**

參考文獻：

1. 全國法規資料庫。通訊診察治療辦法：https://law.moj.gov.tw/LawClass/LawAll.aspx?pcode=L0020197. Accessed April 1, 2023.

2. 衛生福利部中央健康保險署。因應 COVID-19 疫情全民健康保險特約醫事服務機構提供保險對象視訊診療作業須知：https://www.nhi.gov.tw/Law_Detail.aspx?n=5597495EEC8219A1&sms=36A0BB334ECB4011&s=09E0067E0D01063D. Accessed April 4, 2023.

住宿型安養機構的
居家照護認養機制

洪德仁 │ 台北市醫師公會常務理事暨 COVID-19 緊急醫療防疫應變小組 召集人／洪耳鼻喉科診所 院長

老人機構染疫高風險場域

美國政府問責署（Government Account-ability Office，簡稱 GAO）是立法部門的政府機構，為美國國會提供審計、評估和調查服務，是美國聯邦政府最高的審計與監督機構。該署在 2021 年 5 月發布報告指出：從 2020 年 5 月到 2021 年 1 月，全美國 13,380 家合法老人院，發生新冠病毒（COVID-19) 感染率高達 99.5%，只有 0.5% 的老人院未傳出新冠感染，94% 發生過 1 次以上疫情，44% 發生過 4 次以上疫情。由於老人家感染 COVID-19 疫病，有非常高的重症率、住院率和死亡率，新冠病毒對於老人院院民，造成嚴重的健康影響。

該報告也指出：老人院所以會容易成為 COVID-19 感染的破口，主要是因為：老人院人與人的居住距離太近、共同用餐、休憩活動、物理治療等，員工可能在多家機構任職，缺乏相關快篩、PCR 等健康評估檢測，而且很多老人院缺乏足夠的個人防護用品和檢測試劑，加上政府對於老人弱勢群體長年的忽視，讓老人院淪為疫情重災區。

中央疫情指揮中心醫療應變組羅一鈞副組長表示，截至 2022 年 5 月 26 日為止，全臺灣共有 919 家住宿型長照機構發生染疫確診事件，工作人員確診人數為 3,560 人、住民為 8,912 人。過去 6 天至 5 月 25 日，累計的死亡個案中有 26% 是長照機構住民。這些資訊告訴我們，長照機構住民高的感染率、死亡率是一項非常嚴峻議題。

疫苗機動接種隊進入機構

兩年來，全臺灣不時爆發老人及養護機構 COVID-19 群聚事件，政府進行疫調、採檢、匡列接觸者、環境清消，2022 年前，防疫單位針對機構確診院民，大多採取移出安置確診者、機構淨空及環境清消。

自 2021 年 6 月開始，臺北市政府和台北市醫師公會合作，組成疫苗機動接種隊，逐一進入 200 多家機構，已經全部完成住宿型老人機構 3 劑疫苗接種。但是由於需要有個案或家屬的同意書，有的案家要選擇特定品項的疫苗、接種時正在住院中或是接種時醫師評估不適合接種，都是需要尊重，暫時不宜疫苗接種，造成事後補行接種的困難度，只

能仰賴與新院民一起另行安排補接種，或是下一劑接種時，這些未接種老人補接種前一劑疫苗。歷程雖然艱難，不過也因為這樣，建立了基礎的群體免疫力。

安養機構的社區照護認養機制

2022 年 4 月，臺北市衛生局和醫師公會都很有警覺的認為，這一波 Omicron 疫情，國內外經驗都告訴我們：老人及相關住宿型安養機構是高風險場域，安養的老人家和身心障礙朋友大多是健康衰弱、伴隨多重慢性疾病，又多有失能狀況，一旦感染，非常容易蔓延到整個安養機構，更會影響輕症適時得到醫療，產生非常高的罹病率、住院率和死亡率，值得大家重視。

因此，我們預先媒合一家社區在地的居家照護診所，做為醫療防疫支援單位，並且經過市政府核定後，把認養名單轉知衛生局、社會局、聯合醫院、各安養機構、認養診所及醫師公會，隨時支援。

適時的機構醫療防疫照護

沒想到，媒合制度馬上發揮實質功能，有一家護理之家 4 位洗腎病友確診，原來的洗腎診所不願意繼續提供服務，經過社會局、衛生局、認養診所和該護理之家溝通協調，將其中 2 位較為嚴重的腎友，協調轉介到聯合醫院住院，1 位轉介到聯合醫院和平院區專責洗腎病床，最後 1 位原洗腎診所終於願意繼續提供服

務，因為認養的診所、護理之家、社會局、衛生局密切的協調溝通，化解一場危機。

還有一家腦性麻痺安養的機構，發現院民有快篩陽性現象，認養診所請求醫師公會協助，安排 2 名醫師穿著三級防護裝備，進入現場 PCR 採檢，隔天結果出來，29 位院民中 26 位 PCR 陽性、工作同仁也有 4 位確診，認養主責診所啟動視訊診療，給予症狀治療藥物，進行法定傳染性疾病通報、指導機構內院民及工作人員就地分艙安置、環境清消、營養運動衛教等。加上後續以視訊方式，每天密集的健康關懷追蹤，1 個禮拜後，所有人員逐漸康復，沒有轉成重症，需要送醫治療，終於度過機構感染危機。

臺北市機構防疫成果

臺北市轄區內總共有 279 家住宿式機構，提供 13,667 床，實際收住床數 10,094 床，工作人員 6,225 人；截至 2022 年 5 月 18 日，通報 COVID-19 確診機構數為 169 家（60.6%），住民確診 1,134 人，占實際收住人數 11.2%，65 歲以上確診者 824 人，占住民確診達 74%，工作人員確診者 592 人 (9.5%)，總確診人數 1,726 人，死亡 9 人，都是住民，死亡率為 0.09%。

機構醫療防疫照護關鍵

從 這 兩 個 機 構 案 例，臺 北 市 的 照 機 構 COVID-19 照護模式和醫療防疫成果，我認

為是有非常重要的關鍵，包括：

1. 中央疫情指揮中心訂定的醫療照護機構感染管制相關指引，隨在疫情狀況而動態修正，大多落實在老人及相關住宿型安養機構。

2. 機構本身的防疫作為，從實聯制、清潔消毒、家屬探視的出入的管控、工作人員防疫作為、健康監測、防護裝備、定期快篩要求的落實；加上 2022 年在機構疫苗接種，發現部分安養機構有連鎖關聯，相關照顧人員會在同體系機構中流動，因此建議主管單位要進行管控，2023 年也因而減少這方面的風險。

3. 疫苗的打好打滿，臺北市及大多縣市政府會安排醫護團隊，積極進入機構疫苗接種，鼓勵拒絕疫苗的家屬同意老人家的接種，終於讓住民和照顧人員大多能接種完整的 3 劑疫苗，使得大家具備基本的免疫力，達到群體免疫的功能。即使在疫情較為緩和階段，開放探訪，要求探訪家屬一定要有疫苗接種證明，以保護機構內的院民。

4. 診所認養機制，平常大型安養機構大多與大型醫院建立巡迴醫療合作關係，小型安養機構可能就闕如，這一次 2022 年 4 月以後的嚴峻疫情，大家發現大型醫院醫療量能已經達到極限，還要分攤機構的照護，確實有其困難度。幸而臺北市政府和醫師公會未雨綢繆，預先規劃社區居家照護診所的認養機制，機構一發現風險，馬上和診所聯絡，找得到

醫師、找得到護理師，立即啟動視訊診療，進行健康評估、症狀治療、抗病毒藥物給藥，即使在行政程序稍微生疏，也都在市政府官員友善的協助指導中，一一克服，機構和診所同仁，相互諒解鼓勵，體現社區一家親、同島一命的真諦。

居家照護讓家是病房 機構也是病房

在大量確診個案的疫情中，中央疫情指揮中心推出確診個案的居家照護服務，如果確診者屬於輕症或無症狀，需要在家休養治療，那麼一定要有醫師、護理師團隊提供居家醫療防疫關懷照護，才能夠讓家庭變成病床，醫護團隊定期的追蹤，即使是使用視訊和電話，就好像每天的查房，會讓病家安心，即時提供適當的風險評估、治療、重症轉介的協助。唯有居家照護的介入，才不會讓確診者認為自己是醫療防疫體系中，被遺棄的孤兒。

一樣的道理，對於老人家和身心障礙者，安養機構就是另一個家，一定要預先周延規劃、媒合配對，官方和民間、安養機構和醫療院所的攜手合作、同心防疫，才能減少最高風險的老人家和身心障礙者的染疫風險，降低罹病率、住院率、重症率和死亡率。臺北市政府和台北市醫師公會合作的住宿型安養機構居家照護認養機制，值得臺灣各地政府借鏡，以維護院民和照顧人員的健康。

(原文發表於臺灣醫界雜誌，66(1)：50-52。2023 年。經修改)

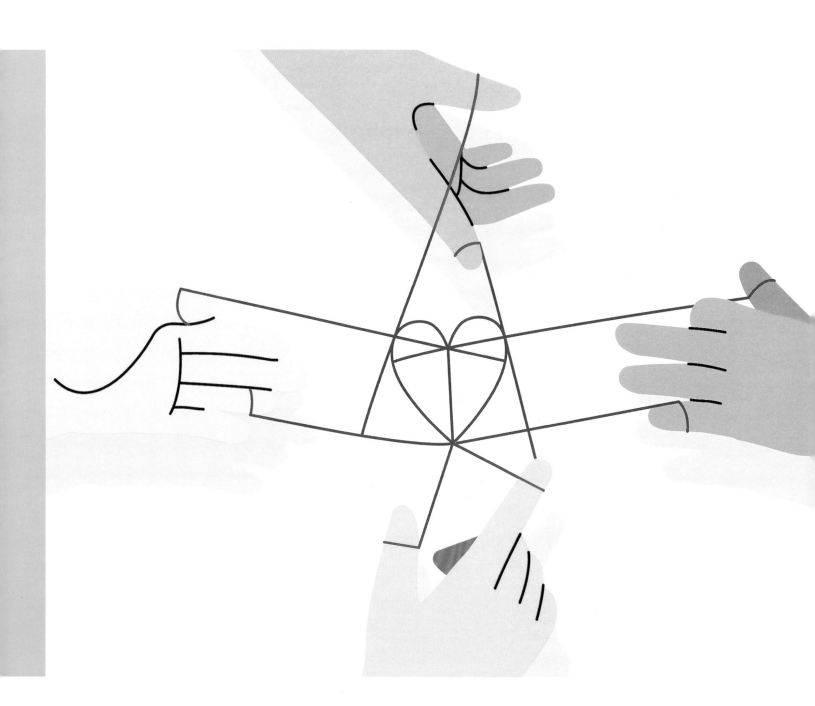

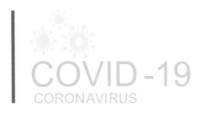

第 八 章

"媒體
教育推廣"

媒體教育推廣
——醫師的經驗

林應然 │ 台北市醫師公會 常務理事 ／ 中華民國基層醫療協會 理事長

有道是：「黑道怕警察、警察怕記者、記者怕黑道。」感覺上這幾句話應該是過去的事情了，現在誰怕誰已經是很難講了，君不見，臺北市某分局曾爆發黑道把警察追進派出所，還砸了分局，但警察還幫著滅證，事後握手言和寫悔過書的事。但比較可信的是，自從臺灣威權專制政權消失，開始改革開放，有了自由媒體，也有了選舉制度後，似乎政府與民代都怕媒體就變成鐵律了，因為媒體會監督政府與民代，形成一種第四權，可能會曝光報導政府與民代的黑暗面，讓民意轉變，讓官員下台，讓政府與民代無法連任，因此媒體的角色在現時就相形重要了。

政府官員也常要看媒體報導才能知道民意的趨向，才能做出契合民意的相關政策，而政府的政策推行也要靠媒體才能廣為宣傳並迅速推行，因此媒體的重要性不言可喻，許多政治人物與影歌星都想藉助媒體提高知名度，而知名度就是一種無形的資產，可以產生影響力。1997 年有一部 007 間諜片——明日帝國（Tomorrow Never Dies），劇情主要講述 007 詹姆士‧龐德試圖阻止一個傳媒大亨以假亂真，利用媒體試圖操縱世界局勢，操控中國、英國互打，並試圖發動第三次世界大戰，可以想見大眾傳媒可以發揮多大的力量去影響視聽。最近由於電腦合成技術十分精進，複製傳播文章也相當快速，許多國家都想立法嚴懲虛假的網路訊息與合成影片，就是怕惡人藉助媒體進行詐騙與認知作戰，塑造三人成虎、曾參殺人效應，由此可知媒體的重要性。

專家與媒體對話：傳達專業知識的挑戰

目前所謂的媒體有許多層面，最傳統的是書報，次之是廣播、電視，另外還有社群軟體，如臉書（Facebook）、推特（Twitter）、Line 等，這其中應該是以廣播、電視的影響力較大，因為收看的客群人數最多。疫情期間，陳時中部長每天下午兩點的疫情報導記者會就是最顯著的例子，這個每日一播的記者會不知安了多少民心，當然也憂了多少民心，特別是如果疫情轉壞，重症死亡人數增多時。

在疫情期間，記者很喜歡找醫師問疫情，因為醫學是一種專門的學問，醫學對記者而言往往是天書，但記者帶回去要報導的對象是民眾，因此，如何針對記者的提問說出簡單扼要一般民眾易懂的說詞，就顯得很重要，再說，儘管你滔滔不絕講了 10 多分鐘，記者往往也只能截出 5-10 秒鐘播放，因此簡潔扼要也是要遵守的原則。另外，由於記者通常很忙，時間也有限，因此邀約訪問時盡量不要讓記者等太久，也最好可以一氣呵成，不能 NG(no good 重來)，這些都必須靠平時的言詞歷練，也要跟進時事，注意最近媒體的新聞報導風向。

上電視談話性節目也是一樣，有些節目是現場直播節目，這時就更要台風穩健，出錯就無法重來了。一般而言，上節目前節目的工作人員會提供主題大綱，這時就要先行準備一下，甚至可以先列印紙卡，或提供圖檔請工作人員幫忙列印，如此更能佐助言談，也令人印象較深刻。

平面媒體投書常會有建議字數限制，也要掌握重點，通常要以公益性、時事性為主題。既然版面有限，又牽涉到編輯的主觀意識，往往投稿不一定能獲得青睞，不過若有刊出，可複製連結轉發各群組，也能發揮不少功效。

通常若要借助媒體報導，應該就是要針對不特定的廣大群眾進行宣傳推廣，或是想藉媒體力量對政府提出訴求，否則只需在封閉的特定社群傳播即可。而既然要對不特定的廣大群眾進行宣傳推廣，應該遣詞用字要通俗化，若有外國文字或縮寫，也宜加強翻譯，否則可能會變成難以閱讀的天書了。

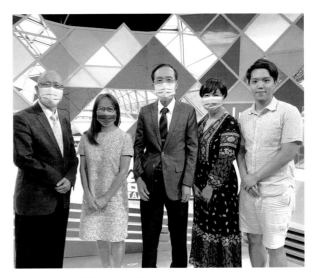

◉ 專家與媒體對話也要有技巧

媒體力量引發政策轉變

疫情初期，衛生當局將經常進行疫苗接種的診所完全排除在外，只有醫院提供新冠疫苗施打，這使民眾不得不長時間排隊，到僅有的幾家醫學中心或公立醫院接種。這違背了分散施打疫苗以避免群聚傳染的感控原則。再者，接種疫苗本身是簡單的行為，為何要耗費大量醫院人力執行，尤其是醫院的人力應該用於救治重症病患？這與分級醫療的精神背道而馳。在基層醫師呼籲並經過媒體報導後，基層診所終於被允許參與疫苗施打行列。

當時疫苗數量稀少，珍貴到類比黃金，是救命的藥物，人人爭搶，由於疫苗數量有限，規定只能打在優先類別的高風險族群且預約的民眾身上，但由於每瓶疫苗都是大包裝，一瓶可打約 10 人，再說院所也自費購買精密無殘留 1cc 空針，每瓶可以多抽取一、二劑，因此每每打到最後一瓶最後一人時還有剩餘，也就是所謂的殘劑。衛生局卻要醫療院所依規定繳回剩餘量，但疫苗已分裝離開冰箱已久，繳回等同報廢，筆者就曾對衛生當局的做法極端不滿，認為應該給醫療院所自由空間，充分利用剩餘殘劑打在未登記預約民眾身上，並聲明要抗命。此事經媒體大肆報導後，立即獲得衛生當局改弦易轍，讓醫療院所可以自由充分利用殘劑施打於未預約者身上，讓不少民眾即使未預約也可以因此施打到殘劑而獲得免疫，更可以充分利用到貴如黃金的救命疫苗。個人力量極小，常無法受到政府重視，但如果經過媒體報導，就可以形成一股很大的輿論力量，讓政府重視。

另外，疫情嚴重時，大量確診者產生，政府依舊死守從前只有少數確診者的確診政策，要求患者必須到醫院做 PCR 核酸檢測陽性才算確診，才能居家隔離獲得保險理賠。此政策不但讓患者相當不便，因為常要跨區移動到可以執行檢驗的醫院，時間的浪費不說，更可能在移動中沿途散播病毒，也讓醫院疲於奔命，幾乎癱瘓掉整個醫院的醫療量能，此事也在我們投書媒體報導後，才轉為經家用快篩診斷陽性後，就可直接做確診的診斷。

當然並不是每件有道理的事都能獲得衛生當局重視並改變，例如，確診者的視訊居家關懷照護診療，竟然嚴格限制必須屬於確診者之隔離地點所在縣市才能由醫療院所收案執行。既然只是一種視訊照護，網路已無國界，更不會有所謂的縣市界，醫療院所自行診斷確診的案件，應該容許跨縣市收案做後續居家關懷照護，直接一條龍由診斷確診 COVID-19 的醫療院所直接施做才對，不要關關節節、層層轉轉到確診者的所在隔離縣市才能執行，這樣才會有行政效率，才不會浪費行政與醫療量能，也才能有及時的關懷照護，可惜這個政策雖然經醫界積極呼籲與媒體報導，但直到疫情的最末期才獲得改變，為時已晚。總之，媒體是一種助力，如果能善用媒體，相信對理念與政策的推行會有早日達成的效果。

② 穩定民心激勵士氣，提振防疫作戰意志
——媒體防疫經驗

周賢章 | 台北市醫師公會 常務理事 ／ 周賢章耳鼻喉科診所 院長

▌前言

新冠肺炎疫情於 2020 年初突如其來，世界衛生組織宣告 COVID-19 全球公衛緊急狀態，病毒的高傳播力及未知性，帶給人們前所未有的恐慌與焦慮，面對隱形的敵人防不勝防致人心惶惶。疫情期間，臺灣基層醫療勇於承擔，在邱泰源理事長／立法委員的領導下，與各級醫院通力合作，協助政府防疫，照護民眾健康，貢獻卓著。疫情第一階段（2020 年 1 月 -2021 年 4 月）為境外移入為主及零星社區個案，基層醫師任務為照護社區民眾，分流就醫需求，防堵社區傳播，站在第一線，即使在防疫物資嚴重不足的情況下仍堅守崗位，冒著被病毒飛沫感染之風險，實施高風險之診療、檢查及通報，持續照護社區民眾健康，有效分流就醫需求，避免民眾集中到醫院致過度負擔造成醫療體系崩盤。第二階段（2021 年 5 月 -2022 年 3 月）為本土個案社區傳播，邱理事長動員萬名基層醫師分四大面向鞏固全國醫療量能，守住防疫動員策略（圖一）。

第三階段（2022 年 4 月 -2023 年 5 月 1 日指

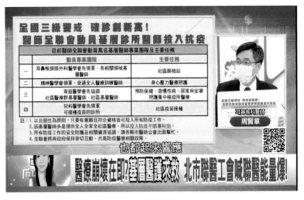

● 圖一 壹電視新聞台「年代向前看」2021 年 5 月 26 日

揮中心解散日止）本土個案大規模爆發，確診個案數不斷上升，醫院醫護人力吃緊，基層診所與醫院並肩共同堅守防疫，維護全民生命健康，除每日原有的醫療服務外，再承擔了六大防疫任務，包括：(1) 確診者居家照護 (2) 快篩陽性視訊判讀及為高風險確診者開立口服抗病毒藥物 (3) 建置通訊診療 (4) 提供 COVID-19 疫苗接種 (5) 診所 PCR 採檢 (6) 支援醫院社區篩檢站。然而在醫界戮力配合防疫之際，各種非主流及惡意干擾政府防疫工作的錯誤訊息亦利用各種管道廣為傳播，尤其是防疫決策者與醫療照護人員，不僅要疲於奔命地為防疫作戰，同時亦須安撫民眾情緒，值此紛擾之際，經由媒體傳遞正確資訊遂成防疫工作重要的一環（圖二）。

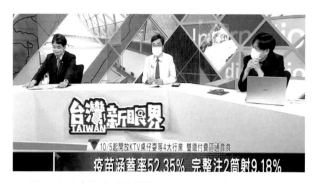

● 圖二 公視台語台「台灣新眼界」2021 年 9 月 27 日

媒體的防疫角色

臺灣是自由民主開放的社會，媒體競爭多元百花齊放，民眾能即時接觸各類訊息。在網際網路蓬勃發展的時代，資訊傳播速度十分驚人。然而，在疫情期間，卻充斥著具有誤導性的錯誤資訊，包括病毒起源、感染途徑、治療方法以及對疫苗功效的質疑，甚至有害人體等等，種種錯誤資訊令人不勝枚舉。這些資訊在社群媒體和人際網絡中大量迅速傳播，對民眾的態度和行為造成了不良的影響。分享虛假不實的資訊帶來了巨大的負面效應，使更多的民眾受到不實資訊的誤導，從而弱化了以科學為基礎的防疫成效。在面對民眾的質疑時，醫療照護者在工作上也產生了莫大的困擾。因此，知識分子有責任發聲，提供基於科學根據的資訊，闡述正確的觀點，以釐清問題之所在，協助民眾做出適當的判斷，專業背景的醫師在這方面扮演著重要的角色。

根據傳染病防治法的規定，政府成立了中央流行疫情指揮中心，統一協調進行防疫工作。為應對不斷變化的疫情，指揮中心每日召開記者會向人民報告，以確保防疫措施的資訊透明化。作為監督權力機制的第四權，媒體有責任審查政府資訊的正確性，並監察政府在防疫過程中是否有不足之處。透過監督檢視國家施政作為，提出不當和不足之處，可以使政策更加完善。指揮中心的防疫團隊由優秀的醫學專家和公共衛生學者組成，但政策無法達到盡善盡美。在臺灣，人才輩出，筆者常以醫師公會幹部和臨床醫師的身份，與指揮中心外的學者專家進行交流（圖三），這有助於釐清一些具有特定立場的人士及媒體企圖以錯誤的資訊來攻擊政府防疫政策、擾亂視聽以獲取政治利益的行為。透過科學實證的專業論述，可以澄清誤謬，並向指揮中心提供醫師公會團隊研議的前瞻性防疫政策建議。例如，疫苗混打政策就是在實施之前數個月由醫師公會提出，儘管當時未被指揮中心認可，最終仍證明是明智的決策，可惜已錯失先機。

然而，醫師公會並未因此而停下腳步，不斷研議和展望。尤其邱理事長不僅是臺大著名

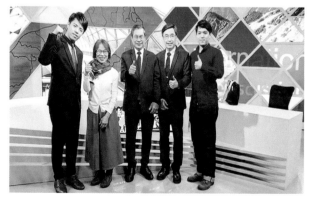

● 圖三 左起：公視台語台「台灣新眼界」主持人曾偉旻、中央研究院生物醫學科學研究所兼任研究員何美鄉、前衛生署長涂醒哲、筆者、節目企劃莊凱傑

學者，更是長期連結醫院和基層醫療的專家。他在立法委員的身份下，為醫界爭取照護民眾應有的資源，統合各層級醫療院所，建構完善的防疫體系。在疫情後期，本土病例大規模爆發，超過 98% 的確診民眾在基層接受了完善的居家照護，使醫院的醫療量能得以保存，順利度過了嚴峻的考驗，做出非凡的貢獻。

▌防疫期間與媒體互動之心得

因應瞬息萬變的疫情，防疫政策必須做滾動式的調整，為了滿足民眾知的權利，疫情期間無論是平面或電子媒體報導幾乎均以此為重心，熟稔醫療專業及防疫現況專業人士的論述廣泛被引用。筆者在基層第一線照護民眾，並參與公會協助政府防疫工作，能及時獲得資訊，亦能辨別其正確性，因此有機會跟媒體頻繁交流，尤其是受邀上電視談話性節目，更是前所未有的體驗（圖四），以下的心得跟讀者分享：

〔一〕接受採訪及上節目之前，先弄清楚媒體想要什麼

所謂知己知彼，百戰百勝，與媒體交流之前，必須先了解他們想要什麼，在提供媒體有興趣的素材時，要思考素材內容和討論主題的連結為何，以達到雙贏的目的。錄影或採訪前，通常主持人或記者會跟來賓短暫溝通，筆者常藉此提供醫師公會集思廣益的研討成果，將與防疫主題有關但此次原本未被製作單位列入的議題，要求在節目中呈現，

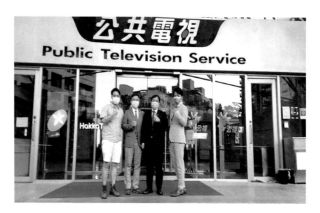

● 圖四 公共電視台 2021 年 10 月 4 日

除非時間非常緊迫，通常都能得到善意的回應。此外，參考同場受邀的來賓背景，亦能了解媒體對討論議題是否有特定立場。

〔二〕掌握應對進退，平時多做功課

除了事前準備要充足，更仰賴臨場的機動應變，才能在有限的時間內，有效傳遞出想傳達的訊息。但議題常具有即時性，以電視談話性節目為例，一般在中午會提供討論題綱，但指揮中心記者會後，錄影前多會臨時加入最新的議題，此時便凸顯平時積極參與公會事務的重要性，以公會集合醫界菁英超前部署研議的智慧結晶為藍本，多能從容不迫應答如流，即使是 LIVE 播出也不致怯場（圖五）。

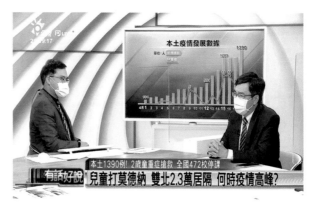

● 圖五 公共電視台「有話好說」LIVE 播出 2022 年 4 月 18 日

[三] 秉持專業論述，堅持中道立場

有些媒體本身帶就有政治色彩，有著鮮明的立場，主持人常會引導來賓或受訪者的發言方向，以提高節目收視率或達到特定目的，此時在回答假設性的問題時，需格外小心，以免被不當引用。筆者曾有幾次在錄影時的論述，不符合當日製作單位的需求，正式播出時部分被剪輯消失，甚至日後不再受邀，仍堅守核心價值，未淪為媒體攻擊特定對象的打手。同時在論述中適時呈現醫界全力投入防疫工作的實況及成果，安定民心鼓舞士氣，從而成為堅實穩定社會的力量。

[四] 建立良好關係，目標長久合作

熱門議題主動投書平面或電子媒體，並建立與媒體朋友的 LINE 群組，分享醫師公會及基層醫療協會發布的聲明稿或函文，對於媒體朋友的請求盡量給予協助。遇有採訪需求或電視通告，若行程衝突或議題不熟悉時勿直接婉拒，宜引薦適當人選，擴大參與並發掘人才，共同為醫界努力。

▌結語

新冠肺炎疫情的爆發傳播威脅著臺灣人民的生命和健康，對整個社會產生巨大衝擊，尤其醫療從業人員更是首當其衝。筆者擔任醫師公會的幹部，更是肩負醫療及防疫的雙重任務，也因此有機會跟媒體界產生有別以往的互動，除了投書及接受採訪外，接電視談話性節目通告累積達 49 次，實為人生的意外篇章。

感謝邱理事長高瞻遠矚的超前部署，成立了「台北市醫師公會新型冠狀病毒緊急應變小組」，密集召開了數十次緊急應變會議，召集本市各層級醫院和基層診所，以因應疫情的發展，研議防疫策略，各司其職並共同合作。此外，透過全聯會防疫應變會議的平台，將經驗分享給全國各縣市醫師公會，屢次對指揮中心及臺北市政府提出諍言，並配合國家政策，扮演關鍵地位並做出實質的貢獻。從最初接受電視通告時的忐忑不安，到後來的從容不迫，除了醫療專業外，作為醫師公會防疫團隊的一員，即時掌握正確知識並分享給社會大眾，對糾正誤導性的疫情虛假資訊，鼓舞民心士氣，避免民眾感到困惑、焦慮和無助，從而能夠採取適當的預防措施，達到全民防疫的目標。此外，不同於政治對立的惡意攻訐，也能就防疫提出中肯的建議，對中央及地方政府提供建設性的意見，自然成為製作單位常邀請的人選。

儘管指揮中心已解散，新冠肺炎病毒仍未消失，人類將與之共存的道路才剛開始，作為照護民眾健康的醫師，仍需保持警惕，隨時面對未知的挑戰。雖然這三年多充滿了困難，但得益於邱理事長的卓越領導和團隊夥伴的相互扶持，未曾感到孤單，心中充滿感激，在社會運作逐步恢復正常之際，這些與媒體互動的點滴，將成為筆者難以磨滅的珍貴回憶。

媒體教育推廣

羅源彰 | 台北市醫師公會 理事 ／ 羅源彰診所 院長

政論節目

2021 年 6 月，三立電視台邀請我參加政論節目，主要是討論一個看似微不足道卻在醫界引起爭議的議題：對於得來不易的疫苗，如何減少自瓶中抽取時造成的浪費，以增加每瓶疫苗可供施打的人數？

故事是這樣的：2021 年，臺灣雖未爆發大規模疫情，但零星的新冠確診個案卻讓全民陷入瘋狂搶打疫苗的浪潮。對醫師而言，疫苗既珍貴又難得，自然要想辦法最大化利用。以瓶裝多劑疫苗為例，一瓶 AZ 疫苗，若以 1cc 空針抽取，將比 3cc 空針多出一到兩劑。這是因為 3cc 空針的針頭殘留量較 1cc 空針多。有人實測發現，兩種抽取方式的差異竟可達平均每瓶 1.3 劑！當時日本贈台 124 萬劑疫苗（12.4 萬瓶），若皆以 1cc 空針抽，或許可多出 12.4 萬 *1.3=161,200 劑 AZ 疫苗。當時疫苗供不應求，此議題迅速引發熱烈討論，人人希望使用 1cc 空針。

然而，政府配發的施打器材較多浪費的 3cc 空針，許多診所在無法向民眾收取注射費及醫療費的情況下，自掏腰包使用價格較高的 1cc 空針，以減少浪費，同時緩解民眾瘋狂排隊搶打殘劑的現象。

電視台邀請我參加政論節目，探討這個有趣的議題：「同樣是疫苗，使用 1cc 空針和 3cc 空針有何差異？」，副標題為「省好大一針，3cc 改 1cc，醫師估算：124 萬劑多打 16 萬 1,200 人」（圖一），希望政府將 3cc 空針改成浪費較少的 1cc 空針。與此同時，許多醫師在電子及平面媒體接受訪問，也提出相同請求。在多家媒體的共同宣傳下，臺北市政府開始派發價格較高但浪費較少的 1cc 空針給醫療單位。這微小的差異使得瓶裝疫苗實際施打人數從每瓶 10 人增至 11 或 12 人，粗估增加 10% 以上。換發 1cc 空針的舉動最終達到四大效益：增加施打人數、節省疫苗費用、減少施打時的疼痛、緩解施打殘劑排隊人潮以及緩解民怨。在成功的媒體合作下，實現一舉四得。透過媒體宣傳後，醫界獲得正面效果，再次展現其重要性。尤其在收視率較高的媒體上，議題的滲透力更大。

由於效果良好，電視台隨後多次邀請我參加政論節目，分享基層醫師所遭遇的各種問

題，讓我在這三年的疫情中獲得難得的人生經驗。

專訪

「羅秘書長您好，這是我們電視台的特有咖啡，您稍坐慢用。我們架設好機器後開始進行專訪」，記者遞上印有台視 logo 杯子的咖啡，並忙著跟攝影師討論細節。在 2021 年 11 月，臺灣在當時是全世界新冠疫情控制最好的國家之一，雖然大多數的人都未被感染，但人民也都知道，這疫情總有一天會守不住。因此在疫情開始大爆發之前，把疫苗打好打滿，就顯得非常重要。然而，由於許多複雜因素，導致國產的高端蛋白質疫苗備受質疑。這款疫苗僅使用在尚未大規模染疫的臺灣，因此難以驗證真實世界的保護力。然而，從學理以及研究數據來說，這款疫苗的確是有效而且安全的。而國外進口的 mRNA 疫苗有眾多真實世界保護力的論文，然而，也因為較強烈的副作用而讓不少身體虛弱的人卻步。除了副作用以外，新型態的 mRNA 疫苗有著未知的風險，因此也有一派學者遲遲不敢為此種疫苗背書。因此，應該打什麼疫苗、打幾劑才好？便成了每個醫師在診間最常被問到的問題。

疫苗的選擇是高度專業的議題。不僅僅從保護力的角度來思考，還得考慮病患體質、未來可能出現的副作用等等。這對於大多數的醫師都是一項考驗，更遑論對於毫無醫療知識背景的一般民眾。因此，台視先後找我錄製了兩集的專訪，名為【專家講疫】，講解各種不同疫苗，引用數據並配合著學理，教導大家如何選擇對自己最適當的疫苗來施打（圖二）。這兩次的專訪，對我來說是珍貴的經驗。每集播放一個星期，曝光度很高。從事後的反饋得知，我成功地幫助一些對疫苗感到恐懼或陷入選擇迷惘的民眾，成功地選擇了他們可以施打的疫苗。

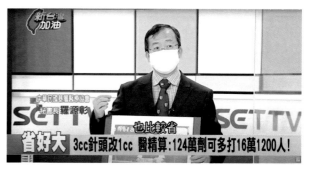

● 圖一 三立電視台政論節目暢談 3cc 空針改 1cc 空針將可增加 16 萬多疫苗施打人次。

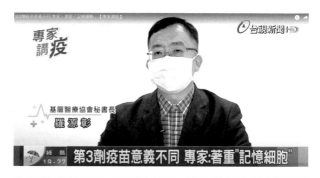

● 圖二 台視新聞專家講疫節目，兩次的專訪講述各種疫苗特性，以及不同劑次的意義

帶狀新聞

嚴守兩年半，臺灣終究還是抵擋不住變異株的高傳染性。自從 2022 年 4 月開始，臺灣進入本土第一波大規模新冠感染：Omicron 大流行。短短兩個月左右的時間，至 2022

年6月達到高峰，此時每日確診人數最高超過9萬人，最高死亡人數則是每日超過200人（圖三）。

4月初，媒體注意到疫情應該難以控制，因此找上我，希望我每周2到3次，在晨間新聞現場實況連線講述疫情相關問題，名稱叫做【抗疫醫點通】，這是個帶狀醫療新聞節目（圖四）。討論的事情都是民眾想要了解，但在疫情蔓延之下看似瑣碎卻又需要專業醫療人士來回答的問題：有症狀但沒陽性的快篩棒能不能丟在家中的垃圾桶？確診後要怎麼注意營養補充？醫院急診被99.5%的輕症病患弄得癱瘓，隔離政策是否應鬆綁或是調整？民眾快篩陽性應該輕症就去醫院嗎？還是去診所就好？鼻咽快篩和口水快篩到底怎麼做才會提高準確性？只是輕症的話，應該在家如何照護自己？哪些人可以優先打第三劑疫苗？政府規定的隔離政策到底怎麼算？哪一天叫做隔離第一天？......我在這檔

新聞節目錄影近一個月，某天早上竟然發現我的聲音沙啞，而且身體倦怠又發燒，快篩後發現原來我也不慎被病患傳染而確診了。那天早上我還是頂著沙啞的聲音在家進行連線錄節目。那集錄完之後，我通知節目組取消接下來所有預約的錄影日期，專心養病。

在這個錄影的月份裡，與主播對談的過程中，我最大的感受是政府制定政策和民眾接收政策訊息之間存在著很大的時間落差。以隔離政策為例，從14天變成10天，再變成7天、5天，到今年3月的不強制隔離。同一政策在不同時間點變動頻繁，民眾很難抓住不同時間點的正確訊息並適應。疫苗施打的政策也是如此。以年齡做區分的大框架下，卻有許多細分的變化：某種疾病類別能提前施打、不同職業身分有不同待遇。這些朝令夕改、過於繁瑣以及例外過多的政策，都會造成醫師和民眾在治療、隔離或施打疫苗時產生鴻溝，引發不少醫療紛爭。諷刺的是，承擔這些紛爭的第一線人員其實是醫療單位的醫護人員，而不是政府制定政策的人，簡而言之，醫療單位成了混亂政策下的替罪羊。

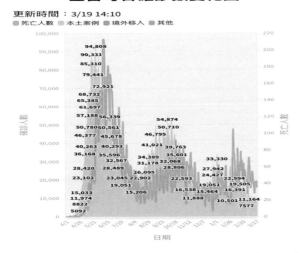

● 圖三 2022年4月臺灣開始大流行到2023年3月臺灣解封為止，其間共經歷了三波的大流行

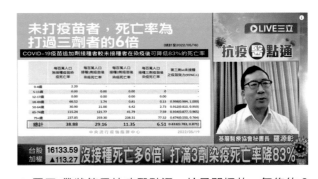

● 圖四 帶狀節目抗疫醫點通，於晨間播放，每集約8分鐘，內容多為與民生相關的疫情議題

作為醫師公會幹部的一份子，面對這種問題的解決之道是，當有媒體願意讓我們發表意見時，我們要把握機會呼籲政府應該和醫師公會一起研討執行細節，制定更符合人性、更可行的做法。

公聽會

到了 2022 年年底，此時臺灣已經經歷了兩波的新冠疫情威脅。按理來說，經過了半年，此時體系運作應該健全而且熟稔。然而事實並非如此。以政府發放給基層醫療院所的口服抗病毒藥物為例，存在著不合理的管制，導致診所無法及時開立藥物處方給民眾。特別是莫納皮拉韋這款藥物的情況更為嚴重。眾多前輩醫師利用各種管道不斷爭取，希望政府能夠簡化基層醫療院所藥物發放流程。例如中華民國基層醫療協會曾兩次發文懇請疫情指揮中心簡化藥物發放程序。然而結果依然未見相關單位改進，公文來回的內容就像在對牛彈琴，疫情指揮中心兩次回文都與問題不相關，讓人無所適從。

在 12 月 21 日，立法院召開了一個名為「嚴重特殊傳染性肺炎 (COVID-19) 防疫措施之回顧與檢討」的公聽會，地點在立法院群賢樓。身為中華民國基層醫療協會秘書長，我參與並發表了演說。當天，我連同台北市醫師公會的洪德仁常務理事和新北市醫師公會的顏鴻順理事長一同出席，共同針對此問題提出了建議。

或許是因為引起太多民眾不便的聲音漸漸響起，再加上現場有媒體朋友在場，這次面對面的建議，竟然奇蹟似的獲得衛生福利部長薛瑞元當場承諾「將檢討抗病毒藥物的配送方式，讓莫納皮拉韋更容易取得」（圖五）。經過長達半年的不公平程序抗議，此刻終於看到了改善的曙光。

事後，我與基層醫療協會理事長林應然醫師討論起這件事。我個人認為，當時指揮中心忙於防疫事務，可能無法詳細閱讀每份公文，而回文的人可能也未必向上級報告。即使在各種新聞報導中提到此事，電子新聞報導每則只有兩分鐘的篇幅，難以完整深入地報導這個決策荒謬性的情況。主事者自始至終很可能根本沒有意識到存在這個問題。所以公聽會加上平面媒體在場，可能成為促成這件事最終得以解決的最佳場所。

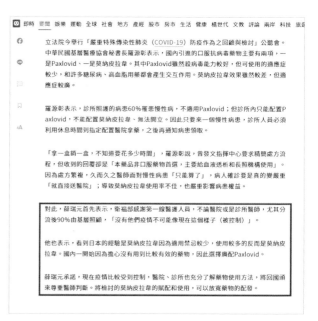

● 圖五 衛福部長薛瑞元於立法院公聽會當場允諾放寬莫納皮拉韋藥物的配發，抗爭半年終有結果

疫情的媒體及教育推廣
——醫師的經驗

劉漢宗 | 台北市醫師公會基層醫療委員會 副召委 ／ 漢宗小兒科診所 院長

COVID-19 疫情的媒體報導讓大眾能夠了解疫情的變化，包括全球和臺灣本島的感染情況。其中最重要的是確保所有資訊都透明公開。唯有讓全國的同胞都掌握當下實際的訊息，才能讓人民知道疫情的嚴重性，對於指揮中心所下達的指令，方能確確實實地配合，讓每一個國民落實防疫的工作。

防疫猶如作戰，任何一個薄弱點都可能導致整個防線的崩潰，使防疫工作付之一炬，造成不可彌補的損失。過去臺灣的媒體以其本位主義，已然是眾人皆知的狀況，但不論其立場、見解都改變不了我們同處一條船的生死與共，這是我們必須體認的事實。是以政治上的互相攻訐、扯後腿，均無濟於防疫事務的推動，反而互相掣肘影響防疫的推展，多方論述無妨，唯有拋棄本位主義及成見，互相幫忙截長補短，才能在這場世紀防疫大戰中全身而退贏得勝仗。

臺灣的人民認真負責非常合作，對於疫情的資訊非常關注，每天更新資訊、時時注意全球疫情的變化，每天按時收看指揮中心佈達的訊息及各地方政府對人民的囑咐。在日常生活中，人們認真遵循指揮中心的指導，外出時戴口罩，避免隨意進入公共場所，勤洗手或使用酒精消毒，避免前往人群聚集的地方，並減少前往醫療院所等。我們的國民在這些方面表現得非常出色。

臺灣的護國神山就是臺灣的人民，是身為國民的你

各個主要的電視台在疫情期間，除了新聞媒體的播報之外，在疫情新聞以外的時間，均製作疫情特別節目，邀請專業人員、醫師、專家來討論疫情，提供防疫的建議，從不同的面向檢討我們防疫措施的應對之策，也對指揮中心的策略做最好的檢討及建言，防疫不分藍綠需就事論事，這是我們在疫情期間展現出來的非常優質的面向。

以上提到的是一種好而有效的討論方式。專家學者固然具有專業知識，但他們較難清楚了解第一線的實際情況。他們所持有的是學術上的認知，然而在實務層面，最能了解狀況的是第一線面對病人、實際操作的基層醫師。

電視媒體除了邀約學者專家、醫師公會、醫師公會全聯會幹部及基層第一線的醫師上電視節目來討論疫情的點點滴滴，對於整個疫情的控制實有集思廣益，集涓成河的匯整作用，漢宗有幸多次受到電視台的邀約，而且可以侃侃而談疫情，就事論事無所避諱，對於人民的疫苗選擇提供最即時，有效的建議，也再三呼籲人民配合政府，做該做的事，對國家的政策全力配合，務實的完成各項的防疫工作。

提供建設性的意見：在這裡首先要提的是中華民國醫師公會全聯會、台北市醫師公會理事長邱泰源立委，在新冠疫情爆發之初即洞燭機先，以其靈敏的嗅覺、發覺事態的異端，首先備妥了 100 萬份的口罩，提供第一線防疫的基層醫師使用，須知基層是所有防疫的第一線， 70% 的歸國人民第一次拜訪的醫療院所都是基層，基層守住了，疫情才不至於迅速擴大，在完全沒有防疫物資的情

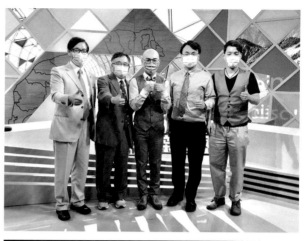

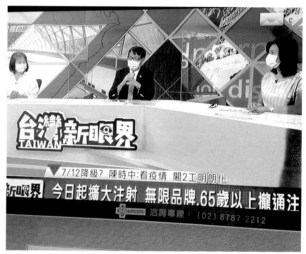

● 臺灣新眼界──疫情專訪

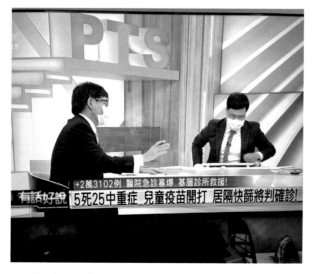

● 談兒童疫苗的選擇──「有話好說 - 主持人專訪」

況下 100 萬份的口罩，讓基層有了最基本的防護。

接著協調中央資源，讓防疫工作均衡於基層第一線及醫學中心的重症治療，同樣重視減少感染源及挽救重症患者，鋪陳了一個完備的防疫體系，邱理事長並在每一至兩週召開一次的新冠肺炎應變會議，召集全國各地醫師公會理事長、醫院主管基層醫師代表召開「新冠肺炎應變會議」會議中討論即時的疫情及如何應變，以供指揮中心參考，這前前

後後共開了五十多場的全國性應變會議，在期間也曾邀請副總統、院長等政府要員，參與會議提供指導並做交流……等，可以說是除了指揮中心以外台灣最重要的防疫輔助團體。

臺北市政府與台北市醫師公會：在疫情期間總共開了5、60場的應變會議，討論公會醫師跟臺北市政府如何合作、如何來詮釋法令及推展防疫的業務，這對整個臺北市的防疫工作扮演著非常重要的關鍵。因為雙方的溝通順暢，防疫事務得以同心協力推展，一切以市民的健康與福祉為出發點，才能夠立即展現市府的成效以及對人民的關懷。

社區的演講與未來建議

透過鄰里長、社區的安排，醫師及專家為當地所在的人民直接分析疫情及相關醫療概念，帶給人民最最即時、有效的資訊。

未來精進：

1. 除了電視新聞播放外，討論性節目在此次疫情中亦發揮穩定民心的作用，電視台宜繼續製作帶狀節目以做追蹤並提供人民相關資訊。

2. 建置「疫情專門電視台」，廣納建言並讓人民隨時獲得疫情任何資訊。

3. 舉辦社區面對面疫情講座，邀請專家、學者與社區民眾面對面直接座談。

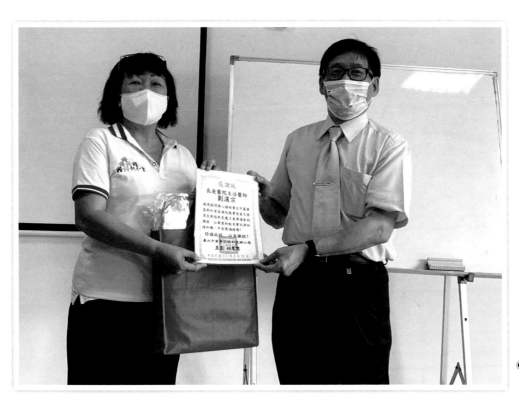

● 社區講座——
認識疫情及防疫措施

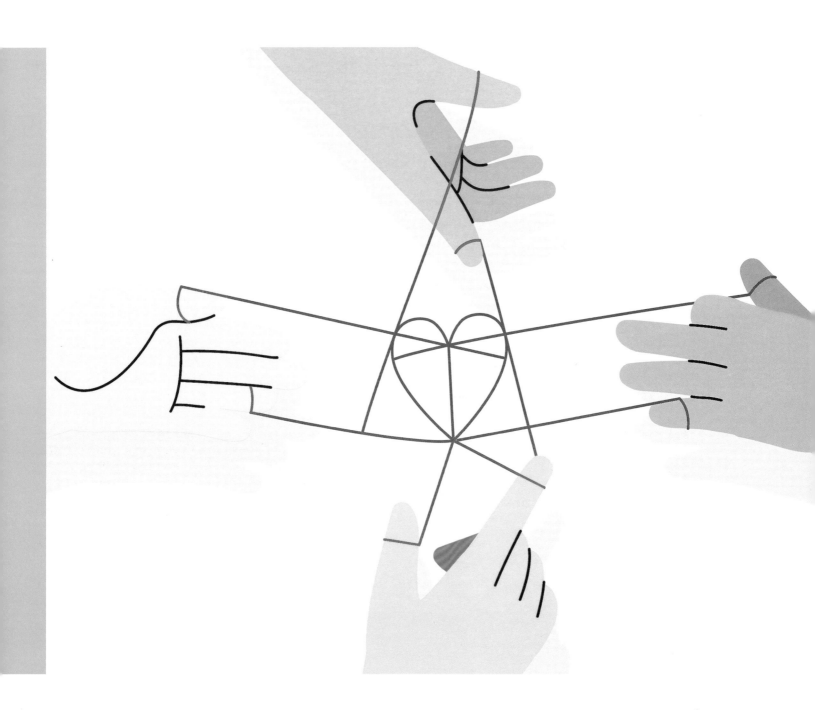

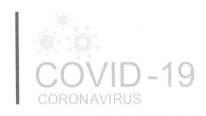

COVID-19
CORONAVIRUS

第 九 章

" 國際間的
交流互動 "

1 國際間的交流互動、臺北宣言與捐贈國外防疫物資

邱泰源 | 台北市醫師公會 理事長／醫師公會全國聯合會 榮譽理事長

臺灣醫療防疫體系與國際社會的接軌

臺灣在屢次疫情衝擊下，醫院與基層診所共同合作分流分級守住疫情。臺灣從 SARS 以後，即致力健康照護體系的改革 (reform of health care system)，希望未來可因應新的醫療與防疫挑戰，能夠以更好的醫療體系及更高的防疫品質來守護臺灣人民的健康，並分享國際社會。

為加強社區醫療的品質 (quality of community medical care)，臺灣的社區醫療從 1983 年以來，歷經三個階段的改革。第一個階段在缺乏醫療資源的鄉鎮成立 170 個群體醫療中心。第二階段是 1999 年後，在臺灣各地成立社區醫療防疫群 (Community Health Care Group)，並推動 PGY 訓練制度，加強全人醫療與社區醫療的訓練。第三階段是推動家庭責任醫師制度 (Family physician system)，因此醫學界推出「三全」，即全人、全家、全社區的健康照護模式。

2020 年 1 月 COVID-19 疫情爆發開始後，自中國武漢地區、港澳，地區回台人士有

75% 是到基層診所就醫，也顯現基層防疫網的重要性。由於臺灣 COVID-19 在這個階段疫情控制相當好，臺灣也有時間思考建立更好的分級、分流的防疫模式，更經過醫師公會的研議於國際上提出創新的模式。

2021 年 5 月疫情警戒升級，全國基層醫療資源四大面向總動員，齊心抗疫，鞏固全國醫療量能。第一面向，投入社區篩檢站工作。第二面向，由於疫情的發展造成民眾極大的身心壓力，由「精神醫學會」領軍受過全人醫療訓練的基層醫師提供照顧。第三面向，而在必要醫療的維繫特別針對預防保健、急慢性醫療照顧、居家與安寧照護等，社區醫療群醫師及自願基層醫師共同參與以維繫民眾的必要醫療需求。第四面向，在未來疫情的控制接種疫苗是非常重要的任務，帶領願意參與的基層院所全面進行施打疫苗。

2022 年 5 月，臺灣疫情延燒時，醫院承擔防疫工作非常辛苦，基層診所除平日原有社區醫療照護工作外，更承擔社區防疫，包括：輕症視訊居家全人照護計畫、快篩陽性視訊判定、確診者遠距診療及開藥、新冠疫苗持續接種、推動診所 PCR 採檢作業、支

持醫院社區篩檢站人力等六大任務。分擔了醫院的負擔，使急重症及癌症病人得以妥善治療。

臺灣擔任亞大區域國家醫師會（CMAAO）會長國，由總會長邱泰源教授協助領導亞大地區 19 國家醫療防疫。2021 年提出「臺北宣言」，作為全球新疫情防治與共同合作的建議準則。2022 年 8 月底臺灣醫師會邀集日本、韓國及印度等四國專家分享防疫經驗，並邀請 CMAAO 會員國參加，再次為維護亞大地區民眾生命安全努力。臺灣經由醫療體系分流、分級、分工維繫醫療量能，並透過輕重症分級醫療，以及社區照護網絡，從診斷、處方、居家個案管理，搭配數位程式和視訊診療，落實高品質全人全家照護模式，就是我們分享的臺灣模式。也藉著臺灣醫界與 CMAAO 及世界醫師會 (WMA) 的緊密互動，促進各國對世界健康的貢獻，成為未來因應疫情更堅實的堡壘。

亞洲暨大洋醫師會聯盟 臺北宣言：全球新疫情防治與共同合作的建議準則

邱泰源理事長於 2021 年 9 月接任亞洲暨大洋洲 19 國醫師會聯盟（CMAAO）總會長，該組織成立於 1956 年，秘書處即長期設立於日本。目前有 19 個會員國，包括臺灣、澳大利亞、日本、韓國、菲律賓、泰國、印尼等等，其中新南向國家就有 14 國。

近年來國際新冠疫情變化快速，為世界各國帶來各種挑戰。台北市醫師公會邱理事長也擔任醫師公會全聯會理事長（時任），依循著全國 5 萬 2000 名醫師、團隊及臺灣民眾的集體智慧，積極帶領 CMAAO 各會員國醫師會強化其國家級醫療防疫體系，260 萬位醫師的專業領域照顧其 26 億人口的健康安全，在「臺灣模式」的架構下，彼此學習觀摩，這是國際醫療交流最重要可貴的價值所在。

2021 年 9 月 3 日第 35 屆亞洲暨大洋洲醫師會聯盟大會上，也通過「臺北宣言」，將臺灣成功的醫療防疫經驗及建議與國際分享。期待透過國際間合作互助，持續發展及實踐臺北宣言內容，協助亞大區域各國政府及醫師會進行醫療防疫工作，以促進區域所有人民的健康，形成世界各國防疫之準則建議，讓首善之都臺北市與臺灣為全球公共衛生貢獻一份心力。

宣言宗旨：在過去的幾個世紀裡，人類克服貧窮、飢荒、戰爭，發展為現代社會。從 2003 年 SARS、2008 年 H1N1、2014 年 Ebola 病毒，乃至近年的 COVID-19 全球疫情，揭示全世界最大的威脅可能不再是核子武器，而是新興傳染病。

醫師作為民眾健康的首要守護者，在診斷、治療疾病之外，同時也扮演著防堵疫情擴散，維護社會健康的關鍵角色。基層醫療網絡的建置，讓傳染病例得以在社區分流，降低對健康照護體系的衝擊。而且，醫師公會

和政府各自有重要的功能和角色，在防疫上應該合作，才能做法一致更有效能。

本宣言籲請參與預防及處理新興傳染病的各方，就所有面向通力合作，期以遏止當今的大流行病。

宣言內容：談及基層醫師於平時及疫情擴散時該如何整備；分級醫療制度的建立，包含基層醫療、醫學中心指定醫院；醫學教育在疫情時如何落實繼續教育，以提供臨床醫師在照護病人上所需的重要醫學知識與臨床技能；醫師會如何發揮角色，並與國家衛生主管機關的通力合作；政府相關危機管理計畫的建置、強化訓練及危機監測，並且落實相關緊急應變計畫等。

台北市醫師公會
國外防疫物資捐贈

2020 年 5 月 26 日台北市醫師公會捐贈防疫物資至日本沖繩醫師會（圖一）。

2020 年 6 月 5 日台北市醫師公會購買全面罩捐贈給日本的姊妹會：川崎市醫師會、福岡縣醫師會。日本的醫師會發送給耳鼻喉科、小兒科、檢驗等醫師，可以得到更好的防護。

當日雙方以視訊的方式（圖二），日本和臺灣同步進行防護面罩捐贈儀式， 川崎市醫師會岡野敏明會長和福岡縣醫師會松田峻一良會長戴上臺灣捐贈的全面罩，和台北市醫師公會邱泰源理事長、蔡有成監事長一起合照，一起加油，期待走過疫情，兩國醫師會友誼長存，兩國國民健康平安。

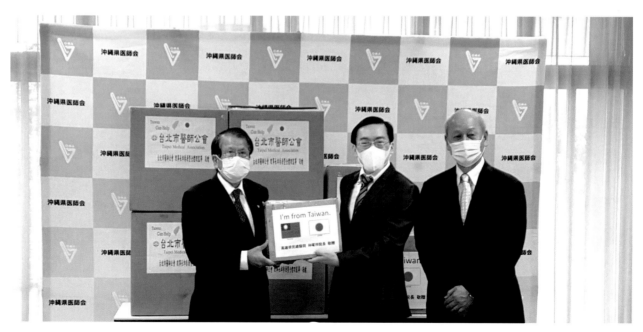

● 圖一 捐贈日本沖繩醫師會防疫物資

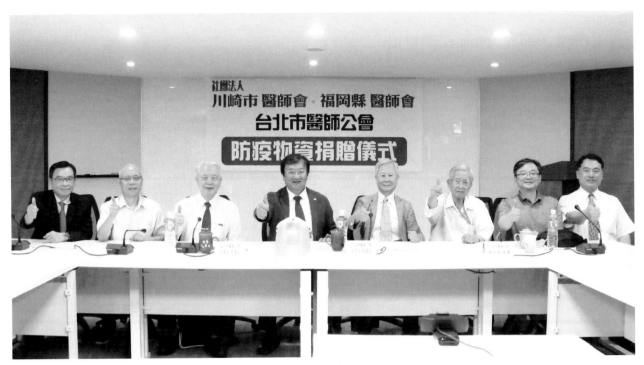

◉ 圖二 與川崎市、福岡縣醫師會以視訊方式召開防疫物資捐贈儀式

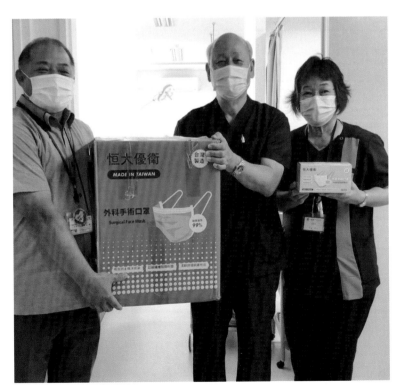

◉ 捐贈防疫物資：2020 年捐贈口罩 10000 個

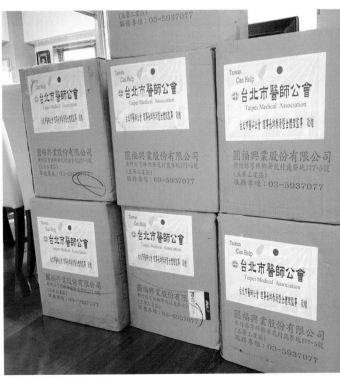

◉ 捐贈防疫物資：2021 年 8 月捐贈隔離衣 2000 件

② 中央與地方防疫資源、 獎金與賦稅減免

邱泰源 | 台北市醫師公會 理事長 ／ 醫師公會全國聯合會 榮譽理事長

COVID-19 疫情自 2019 年底席捲全球，我國在蔡英文總統的領導下，政府、醫界和全民共同攜手，全面投入防疫工作。行政院也在 2020 年立即編列「嚴重特殊傳染性肺炎防治及紓困振興特別條例」，衛福部也規劃「執行嚴重特殊傳染性肺炎醫療照護及防治發給補助津貼及獎勵要點」，期望全力支持醫事人員的防疫工作，穩定全國醫療院所醫療防疫量能以持續防疫。

全國醫療院所及醫事人員，也在醫師公會全聯會暨台北市醫師公會理事長邱泰源立委的帶領及整合下，積極動員人力，全力配合政府的各項防疫任務，守護臺灣人民的健康。

為彰顯防疫工作的重要並鼓勵醫事人員的防疫士氣，防疫特別條例也在邱泰源委員於立法院爭取及各黨派支持下，於 2020 年 4 月 21 日增訂第 9-1 條，明訂因嚴重特殊傳染性肺炎影響而依本條例、傳染病防治法第五十三條或其他法律規定，自政府領取之補貼、補助、津貼、獎勵及補償，免納所得稅。此規定不僅是肯定醫事人員對於防疫的投入及用心，更是穩定全國醫療院所的順暢

運作，更有量能守護臺灣人民的健康。

防疫期間，邱委員理事長也帶領醫師全聯會及各縣市公會幹部，由醫療事業輔導委員會顏鴻順召委負責協調，積極為醫事人員爭取的各項權益，成果包括：

1. 擴大發放醫院及基層院所的防疫津貼及風險加給。

2. 加強撥補醫院及基層院所的各種防疫物資，以提供第一線人員使用。

3. 基層診所提升暫付款方案持續執行，並事先詢問院所意願；醫院部分則依臺灣醫院協會與健保署之共識內容執行。

4. 防疫期間，醫療院所持續水電優惠、減免。

5. 2020~2022 年度執行業務者費用標準之費率提高。

6. 防疫期間，診所末八補八、醫院末九補九。(因疫情影響，健保申報費用與 2019 年同期比較，未滿八成者應與以補到八成，並以按月計算方式執行，按季結算。)

7. 補助 COVID-19 疫苗接種必要費用，包括處置費及行政費用。並積極爭取獎勵費。

8. 合約院所執行公費流感及常規疫苗之接種處置費免稅。

9. 醫療機構及醫事人員參與社區篩檢之收入免稅。

10. 醫療機構發放予員工之防疫獎金，其來源為中央或地方政府依 COVID-19 特別條例或傳染病防治法編列之經費取得之防疫獎勵金，醫療機構僅為代收，非屬醫療機構之收入及費用，核屬該等人員之免稅收入。

11. 醫院自疾管署取得 SARSCoV-2 核酸檢驗費、核酸池化檢驗費及抗原快篩試劑費等公費之收入免稅。

12. 醫療機構、醫事人員於 COVID-19 疫情間取得特別預算收入免稅。

13. 居家確診個案 C5 案件收入免稅。

各項獎勵、補助、津貼及稅務制度的爭取，其實都是為了穩定醫療院所防疫的力量，才能守護人民的健康安全，但其溝通過程皆相當辛苦，很感謝公會幹部們密切合作發揮智慧耐心。

特別感謝蔡英文總統、陳建仁副總統 (時任)、蘇貞昌院長 (時任)、陳其邁副院長 (時任)、賴清德副總統、陳建仁院長和鄭文燦副院長，柯建銘總召、羅致政、吳秉叡及蔡適應等諸多立法委員、相關行政部門，於防疫間全力支持全國醫事人員及醫療院所，讓台灣的防疫成果世界有目共睹，更領導台灣有能力協助世界各國，包括防疫經驗及物資的分享，實現 Taiwan can help!!

台北市醫師公會也要感謝臺北市柯文哲前市長及市政府各部門長官同仁，這幾年來的支持協助，使臺北市防疫工作更為順利。

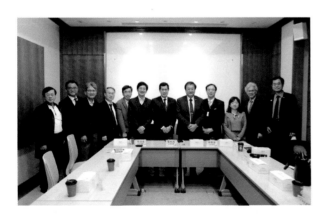

● 2023 年 2 月 22 日羅致政、蔡適應及邱泰源委員共同主持防疫獎勵、津貼及稅務相關事宜，協助鞏固全國醫療院所防疫量能，提升全國防疫品質。

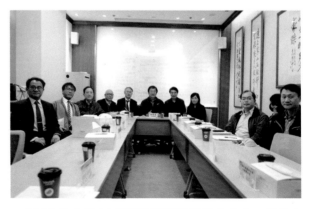

● 2023 年 3 月 14 日邱泰源委員接受台北市、新北市及基隆市醫師公會反映，邀請疾管署同仁研商申報流程的順暢及品質的提升，以利醫療院所順利持續防疫及醫療工作。

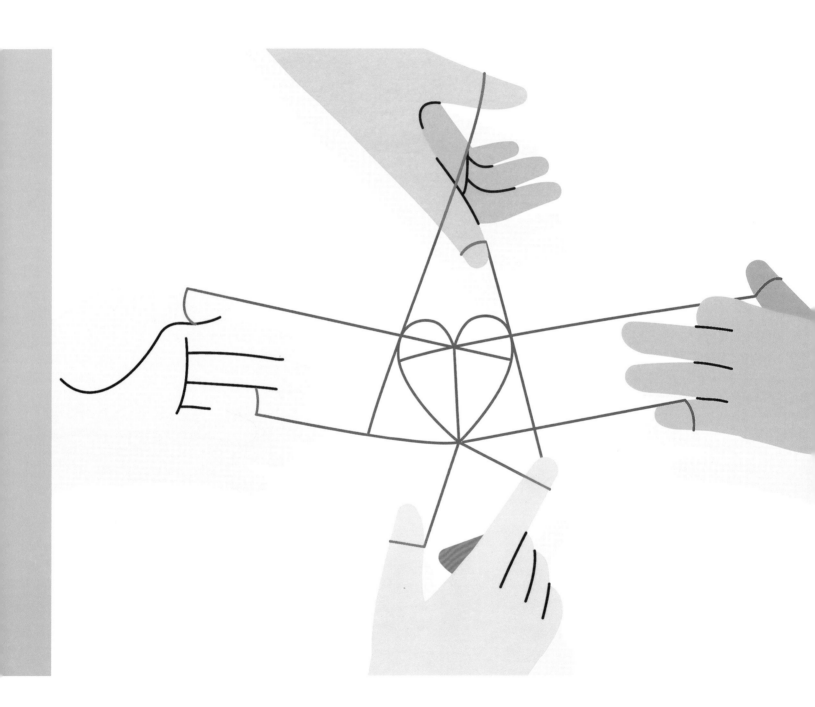

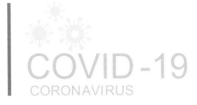

COVID-19
CORONAVIRUS

第 十 章

" 社會處方重建
社區生活互助網絡 "

社會處方重建社區生活互助網絡

洪德仁 | 台北市醫師公會常務理事暨 COVID-19 緊急醫療防疫應變小組 召集人／洪耳鼻喉科診所 院長

▌ 社會處方和基層醫療的關聯

在 COVID-19 疫情期間，是百年大疫，但是全球各地人類也以自娛娛人的方式紓壓，這些都是社會處方的行動。社會處方發源於英國 NIH（National Institutes of Health），是全人醫療重要的一環。社會處方是基層醫療機構將需求者轉介給社會資源聯結工作者（Link worker）的一種方式，社會資源聯結工作者會為需求者媒合社會資源，特別專注於「什麼對個案很重要」的以人為本概念，並以全人健康的視野，來促進需求者健康、福祉和心理支援。社會處方適用大部分人，包括：具有一種或多種慢性病患者、心理健康需要幫助的人、孤獨或被孤立的人、較複雜的社會福祉需求者等。

如果社會處方功能良好時，需求者將很容易從各種機構，包括：診所、藥局、醫院、出院準備小組、衛生專業人員、消防服務、員警、就業中心、社會護理服務、住房協會、志願、社區和社會企業組織，轉介到社會資源聯結工作者，當然，自我推薦也是被鼓勵的。

社會處方的關鍵要素（圖一）包括：

1. 便捷的轉介機制。
2. 發展社會支持力量。
3. 共同績效的考核機制。
4. 客製化的支持計畫。
5. 社區組織的支持和強化。
6. 夥伴關係的建立及承諾。

社會處方的介入可以達成下列的功能（圖二），包括：需求者更加活躍、心理愉悅、更健康、強化社會連結、生活更加自立自助、財務的支持等。

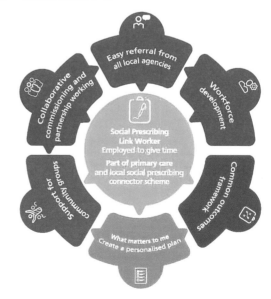

● 圖一 社會處方關鍵要素

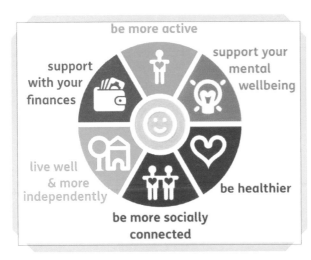

● 圖二 社會處方的功能

第一線基層診所的任務

在臺灣，我們沒有「社會資源聯結工作者」的職種，我相信只要有心，基層醫師、護理師、社工師、行政人員等，都可以扮演類似的功能，但是基層醫療一定要把社區資源的整合、社會處方的轉介和媒合，放在腦海裡，列為基層醫療團隊不可或缺的服務和功能。

簡而言之，聯結社區的正向社會資源，為有需要的人，提供或媒合有益健康福祉的轉介。社會處方服務大多由非營利組織、社區與宗教部門提供，以建立在「以人群為基礎」的途徑，透過集體責任，建立整合的身心靈健康系統。目前政府在推動的很多計畫，都有立足社區、連結社區資源的概念，有待基層醫療在這方面多多用心參與，大家最熟悉的社區醫療群，還有這幾年配合長期照護 2.0 政策所發展出來的諸多政策，例如：健保署居家醫療服務、衛生福利部居家失能個案家庭醫師照護方案、國民健康署

預防及延緩失能之長者功能評估服務計畫（ICOPE）、新陳代謝症候群防治等等，都已經從官方各部門推出，讓預防保健、健康促進、失能長期照護能夠和醫療服務結合，提供基層診所以全人健康模式，進行整合照護，值得我們重視，相信這也是英國 NIH 對於第一線基層診所（GP）的任務和期待。

社會處方可以應用多元、創意、有趣的模式，提供給有服務需求的民眾不同的參與方式，在疫情期間，不乏看到臺灣及國際社會採用多元的社會處方策略，相互心靈撫慰。包括：向親人道愛、集體關懷活動、繪畫藝術（圖三）、音樂治療、運動處方、園藝療法、森林療癒處方、閱讀說故事、寵物療癒（圖四）、志願服務（圖五）、心理諮商等等。

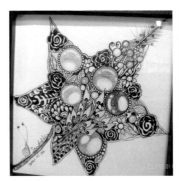

● 圖三 禪繞畫藝術療癒

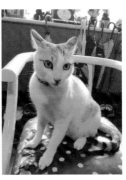

● 圖四 寵物治療

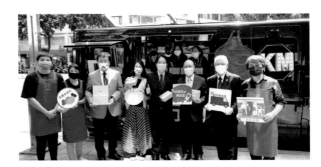

● 圖五 社會奉獻的志願服務

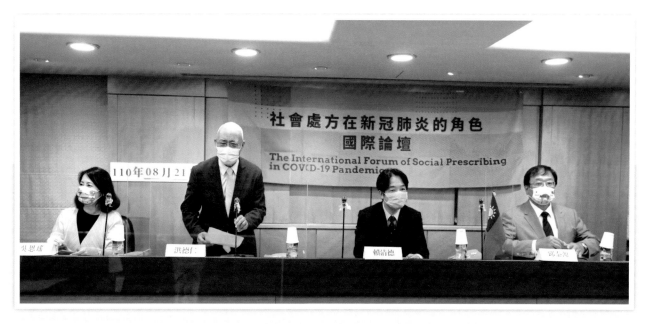

● 圖六 社會處方在新冠肺炎的角色國際論壇

社會處方在新冠肺炎的角色國際論壇

早在 2003 年發生 SARS 疫情，中華民國社區營造學會曾發起「知識對抗恐慌 協力營造健康」，推動社區防疫行動聯盟，以具體的力量，及在地的行動，凝聚社區的力量，做好社區防疫工作，重新找回社區中人與人的連結與互動。

該學會（現在已改名為臺灣社區營造學會）延續 2003 年的經驗，在 2021 年 8 月 21 日與中華民國醫師公會全國聯合會、台北市醫師公會、臺北市北區扶輪社共同舉辦「社會處方在新冠肺炎的角色」國際論壇（圖六），邀請日本尾張旭市森和實（Kazumi Mori）

市長、韓國延世大學南銀祐（Eun-Woo Nam）教授、金惠敬（Hae-Kyung Kim）音樂治療師、臺灣學者專家經驗分享各國社會處方實務經驗。賴清德副總統應邀致詞時，提到了社會處方的重要性（圖七）。

COVID-19 疫情持續延燒，對於人類會產生越來越大的壓力，即便使用非醫療手段，採取隔離或保持社交距離等方式防疫，對個人的衝擊也會越來越大。這種情況下，社會處方就非常重要，能提供社區、家庭、朋友之間，互相幫助、關懷的方式，並可以解決採取嚴謹公共衛生手段所造成的疏離，避免讓社會產生嚴重的副作用。賴副總統肯定臺灣社區營造學會洪德仁理事長率領的團隊，舉辦這麼有意義的活動，這是臺灣第一場研討

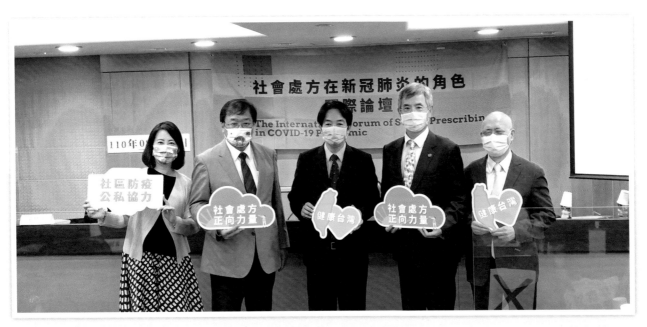

◉ 圖七 賴副總統重視社會處方的重要性

社會處方在 COVID-19 扮演角色的論壇，相信對未來有非常深遠的影響，特別是臺灣現在已經是高齡社會，到 2025 年將達到超高齡社會，社會處方更顯重要，臺灣醫界將持續更周全的守護人民生理、心理、社會層次的健康。

國際社會處方交流

社區關懷據點的學員多為長輩，懇請中央疫情指揮中心在疫苗較為充足條件下，針對社區關懷據點進行盤點造冊，專案給予社區關懷據點學員、老師、工作人員疫苗接種，讓老人家能夠返回社區關懷據點，緩解老人家內心的孤單、焦慮與疏離，重新找回生活的樂趣，重建社區中人與人的連結與互動，創造共好。

我也深切期待透過國際間「社會處方」的經驗交流，加強彼此合作，共同面對疫情挑戰。特別是論壇會後，韓國南教授、臺灣文化部、衛生福利部、國民健康署都積極和社區營造學會聯絡，希望持續關心社會處方在疫情及而後的重建工作，發揮正面能量的效果，進一步串連東亞常態性的經驗交流分享網絡，這是我們未來需要再努力的地方，懇請全國醫界及社會賢達持續協助和支持。

（原文發表於台北市醫師公會會刊，65（10）：60-63。2021 年。經修改）

社會處方重建人性

洪德仁 │ 台北市醫師公會常務理事暨 COVID-19 緊急醫療防疫應變小組 召集人 ／ 洪耳鼻喉科診所 院長

面對重大災難或 SARS、新型冠狀病毒 (COVID-19) 等新興傳染性疾病，人們在初期的時候，難免會有驚恐不安，要逐漸走過災難後的重建，是一番艱辛的歷程，由於新型冠狀病毒具有多數輕微症狀及高傳染性的特色，因此保持安全的社交距離 (social distance，又稱為社會距離) 是必要的措施，根據研究，距離在 2 公尺以內、時間超過 20 分鐘的親密接觸者，是最容易受到感染的對象，因此德國總理梅克爾說，當下保持距離，才是真正的關心。因此，各種活動聚會一定要注意到保持人與人的社交距離。

社交距離是指各社會存在體之間在空間、時間、心理上的距離，像候鳥飛行通常呈現「人」字縱隊，以減低空氣阻力，同時擴大防禦範圍，這是好的社會距離，新型冠狀病毒可以藉由飛沫、接觸等傳染，因此，人與人太過親近，容易造成群聚感染。社交距離可以通過評價體系來量化，中央流行疫情指揮中心定義為保持戶外 1 公尺、室內 1.5 公尺以上的社交距離，這是避免疫病傳染的安全距離。此外，加強人口聚集場域管理，包含：減少大型集會活動、社區預防與管理、大眾運輸工具、企業職場、社福機構、軍隊及矯正機關等人口密集機構，更要特別注意。

社會處方重建人性

然而，保持適當的社交距離，雖然是減少疫病蔓延的重要方法，往往也會造人們心理上的隔閡和壓力，讓恐慌和不安更加嚴重。2003 年，臺灣發生 SARS 疫情，造成人民的恐慌和不信任感，這都是由於認知不夠、資訊不足所導致，全民需要「知識對抗恐慌 協力營造健康」，因此，中華民國社區營造學會發起，全國有 800 多個社區組織一起推動社區防疫行動聯盟，以具體的力量，在地的行動，凝聚社區的力量，做好社區防疫工作，協助檢疫隔離工作，取得重大的成果。因此，在這次的疫情中，我們是不是一樣可以結合醫療防疫、公共衛生、學術研究及民間社區的力量，有一些正向的作為，導入積極的創新社會模式，舒緩當下的壓力，更儲存未來正向樂觀的希望？

當我們看到義大利封城，市民自發性的在晚上時刻，走上自家陽台，彈奏樂曲，鄰居不

約而同也打開自己家門，在陽台上合音起舞，甚至於雷射打光、DJ 音響，可說是樂團現場表演，全體居民就是最好自娛娛人的演員。警車開到社區，不是要逮捕趴趴走民眾，而是警官帶動民眾一起高歌。法國指揮家兼音樂家德根在家中陽台上，與一雙女兒拉起協奏曲，提振人心。醫院附近的社區，民眾發起連續鼓掌 3 分鐘，感謝第一線醫護團隊的付出，連醫院穿著白袍的醫師護理師和相關醫事同仁，也不約而同聞聲出來一起鼓掌，相互打氣加油。

以義大利的模式而言，這正是「社會處方」的實踐，也是社會集體療癒的最好方式。由於疫情，無法或必須減少進行社會活動，乃至於避免身體的擁抱和碰觸，但我們可以學習義大利自娛娛人的方式，都是有益心靈的舒壓。所謂社會處方，是指結合社區的正向社會資源，為有需要的人，提供或媒合有益社會健康的介入。社會處方服務大多由非營利組織、社區與宗教部門提供，以建立在「以人群為基礎的途徑」，透過集體責任，建立整合的身心靈健康系統。

社會處方可以應用多元、創意、有趣的模式，提供給有服務需求的民眾不同的參與方式，包括：

1. 向親人道愛：有一個美國阿嬤向醫師訴說她的煩惱，因為疫情的關係，需要與人保持一定的距離。要如何讓她年幼的孫子知道，阿嬤不抱他、不親他了，不是代表不愛他？醫師告訴這位阿嬤，可以跟小孩形容阿嬤現在在一個泡泡裡，所以暫時沒辦法太靠近。不過醫師也建議，表達愛有很多種方式，可以透過畫畫、寫字、玩遊戲、說故事的方式增加互動。

2. 集體關懷活動：在宜蘭羅東聖母醫院服務，奉獻臺灣逾半世紀的義大利籍神父呂若瑟，因家鄉疫情嚴重，缺醫療物資，向外求救。許多臺灣人深為感動捐款，短短 7 天，已募得 1.5 億元，讓呂若瑟神父感動向臺灣人道謝，各界盼購買醫療防疫物資，送給義大利。

3. 心理諮商及協助：為適時提供民眾居家隔離（檢疫）期間之心理諮商及協助，衛生福利部特別招募護理專業志工，已經有 542 人報名，並依指揮中心指派任務，於 2 月 4 日啟動疫情關懷電話諮詢，關懷的內容包括：居家隔離（檢疫）情形、目前的生理、心理健康狀況、防疫的核心衛生教育、就醫原則及提供可利用的社會資源等。有一群高關懷的青少年，接受餐飲訓練，在餐廳就職或打工、開設餐車，由於疫情的關係，老板放無薪假，造成心理的不安，感謝邱泰源理事長和李明濱教授媒合三軍總醫院北投分院精神科資源，給與團體諮商，並且請中華民國社區營造學會募集資源，讓這批青少年，以他們餐飲的專長，手作漢堡，親筆寫感謝卡，向第一線的醫護防疫團隊說聲謝謝。這是團體心理諮商，加上正向關懷行動的呈現。

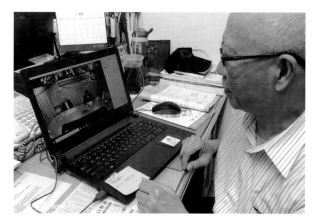

● 醫師公會全國聯合會召開防疫視訊會議

4. 資訊處方：應用現代的資訊工具，例如手機、FB、LINE、IG 等，提供文字、圖片、直播的連結，在這次疫情中，很多公司安排員工分批在家裡工作，除了可以減少感染之外，最重要的是達到分流、分工替代的準備。視訊會議也是大家常用的方式，醫師公會全國聯合會從 2020 年 2 月上旬開始，部分與會者出席實體的會議，大多數則應用視訊會議方式，能夠匯集 40 多位全臺灣各地醫師公會幹部共同討論，大家認為簡便可行。另外，因為在家工作，民眾更有彈性時間，相互問候關懷，傳遞居家生活樣態，彼此鼓勵。現在年輕人流行集體視訊聊天（virtual happy hours），把實體的喝酒、喝咖啡聊天的快樂時光，轉換成線上聊天，無遠弗至，友誼常在。

5. 社區網絡的建立：新港陳錦煌醫師認為與其被動等待政府下令，不如由社區開始付諸行動，地方社團與學校、社區網絡開始籌畫社區防疫行動，包括透過 60 個社區義工、照服員的防疫知識培訓開始，並積極測量體溫。以社區為單位，建立社區防疫網絡，讓基層醫師發揮社區防疫的效用。

6. 音樂及藝術處方：大家都知道音樂是撫慰心靈的最好方法，像義大利封城時刻，民眾還在陽台上演奏樂器，或是一起合唱，都是可以讓情緒紓緩、強化認知能力和增強社會情感。禪繞畫老師闕美麗在社區指導認知能力退化的老人家學習禪繞畫，老人家們一開始害羞的說「不會」、「不要」，在老師指導下一筆一筆的描繪，慢慢的靜下心，又一筆一筆的上了彩繪，最後作品完成，長輩們滿臉歡欣。特別是社區同仁幫長輩的作品逐一保存，半年後舉辦一次成果發表，老人家的後輩家屬前來參觀欣賞，年幼的小孫女驚喜喊著「阿嬤是畫

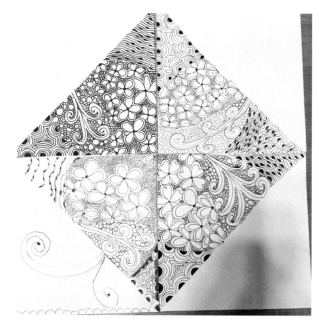

● 闕美麗老師指導失智症互助家庭禪繞畫作品

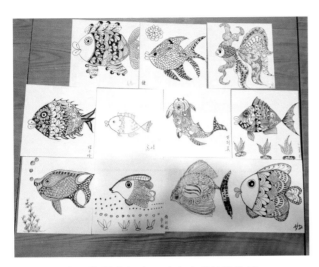

● 闕美麗老師指導失智症互助家庭禪繞畫作品

8. 綠色活動處方：連結人和大自然環境的綠色活動，森林療癒透過導覽的解說，以身體的五感去體驗森林和大自然，感受森林的生命力，得到心靈休閒的效果，日本的研究，即使森林步道一日遊，也可以得到調整自律神經、平衡內分泌、促進免疫力、減輕疼痛、增進心血管健康、提升肺及腸胃功能、增加腿力預防跌倒等效果，而且森林浴的正能量可以延續維持 30 天。當然，住家或書桌的小角落，能夠多一顆植栽，或一盆小小的綠色植物的園藝療法，一樣可以達到舒緩情緒的功能。

家」，老人家和家屬們的成就和喜悅，溫暖了照顧的壓力，也成為全家最美好的生活記憶。一樣的，很多博物館也在這個時間點，做好社交距離的管控，鼓勵民眾入館參觀，欣賞藝術品。有民眾在疫情期間前往故宮博物院參觀，意外發現觀眾人數稀少，可以在這樣的優雅、寧靜的環境中欣賞故宮的國寶，真是最好的心靈的享受。

7. 運動處方：大家都知道要活就要動，不管在室內，或者是大樓公寓陽台、屋頂，或是健身房，都是理想的運動地方，更可以找個空曠的地方，像公園、河濱綠地、山林、海邊等，曬曬太陽，吹吹風，加上運動，應該是最好的社會處方。媒體報導，英國有一位體育教練，封城無法在俱樂部授課，就用 Youtube 每天早上播放運動課程，得到大家很大的迴響。西班牙封城，市民可以出門遛狗，主人一天多次遛狗，讓狗累癱在地，遛狗兼顧寵物療癒和運動處方，是一項很好的紓壓方式。

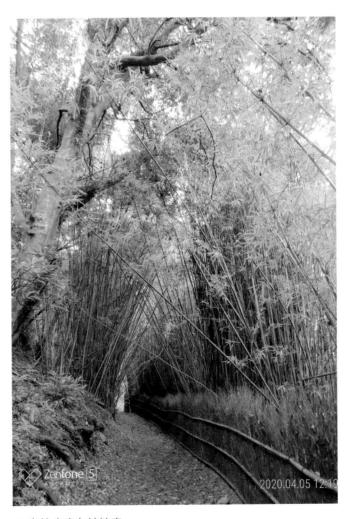

● 森林療癒有益健康

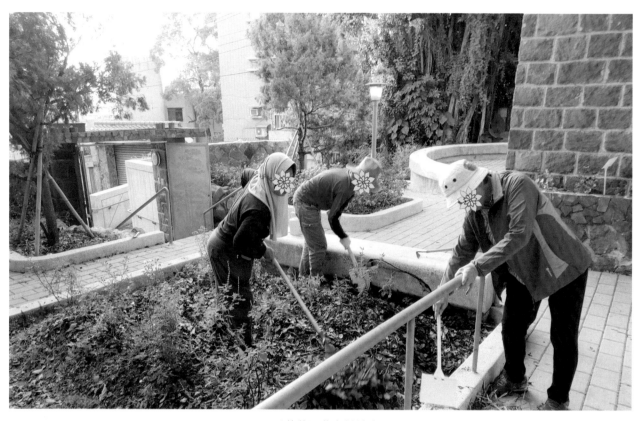

● 香草花園藝有益健康

9. 閱讀說故事處方：臺灣政府提供給居家隔離或檢疫的民眾「居家防疫關懷包」，裡面有 14 片口罩、漂白水、肥皂、療癒植栽、乾糧、衛教傳單、市長關懷信，最受大眾矚目的，包含 CATCHPLAY+、myVideo、LINETV 隨機一種影音平台的 14 天免費觀賞序號，最重要的還會有圖書館線上推薦書單，及實體的勵志或宗教書籍，這是心靈最好的撫慰方式。學習可以獲得生活及健康資訊，強化解決問題能力，提升自尊與自我效能、促進睡眠、增加體力等，對生理及心理健康具有正面的影響。

10. 志願服務處方：志願服務能提高心理健康、降低憂鬱與負面的心理症狀，鼓勵人們擔任志願工作有助於心理健康。志願服務可以和時間銀行、食物銀行結合，提供健康關懷和社會福祉照護。甚至於福島核能事件時，很多該電廠退休的員工，自發性的前來，組成義勇隊，進入核災後的電廠搶救。這次疫情中，最嚴重的歐洲西班牙、葡萄牙，很多退休的醫師、護理師返回醫療防疫崗位，這種犧牲奉獻的精神，令人敬佩。即使是退休的老人家，如果體力許可時，志願服務對於身心靈也是有正面的功能。

社區是實踐社會處方的基地

英國首相強生即使已經確診，3 月 26 日晚上仍參加「為醫護鼓掌（Clap for Carers）」活動，替努力救治武漢肺炎病患的英國國家醫療保健服務人員加油打氣。因此，中華民國社區營造學會和職學工作室推動「您好我好：向第一線防疫醫護團隊致敬」，媒合醫師公會、扶輪社等社會資源，希望邀請高關懷青少年，通過餐飲的職訓，以餐車進入醫療機構，在不妨害防疫工作下，提供給第一線的醫療團隊漢堡、簡餐、點心、咖啡、茶飲等，享受片刻的輕鬆，也藉由感恩感謝的卡片，表達對醫療防疫同仁的敬意和謝意。

社區是生活的基地，擁有不同跨領域的資源，面對這個疫情，正是實踐社會處方最理想的基地。我們是生命共同體，每一個生命都彌足珍貴，在社區、在社會角落，有無數的人在為這場疫病的戰役做出貢獻，讓人民的健康得到保障。

社區是最重要的社會防疫底蘊，我們可以從防疫的社交距離，藉由社會處方的介入，自助互助，讓我們以溫馨關懷的方式，向第一線醫護團隊，也向自己說聲謝謝，一起建構社區心理衛生促進網絡，累積人與人的信賴，成為未來重建的重要基礎，累積正向的社會資本 (social capital)。

感謝大韓民國原州市延世大學全球健康研究中心暨保健行政學系主任南銀祐教授（Eun Woo Nam, Head of Yonsei Global Health Center, Yonsei University, Wonju, Korea）多次討論本議題，提供專業意見。

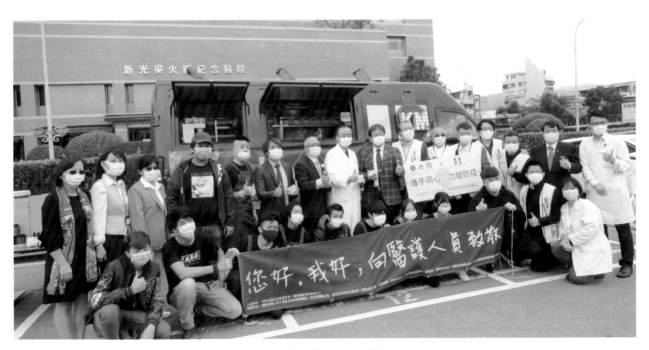

● 餐車開到新光醫院

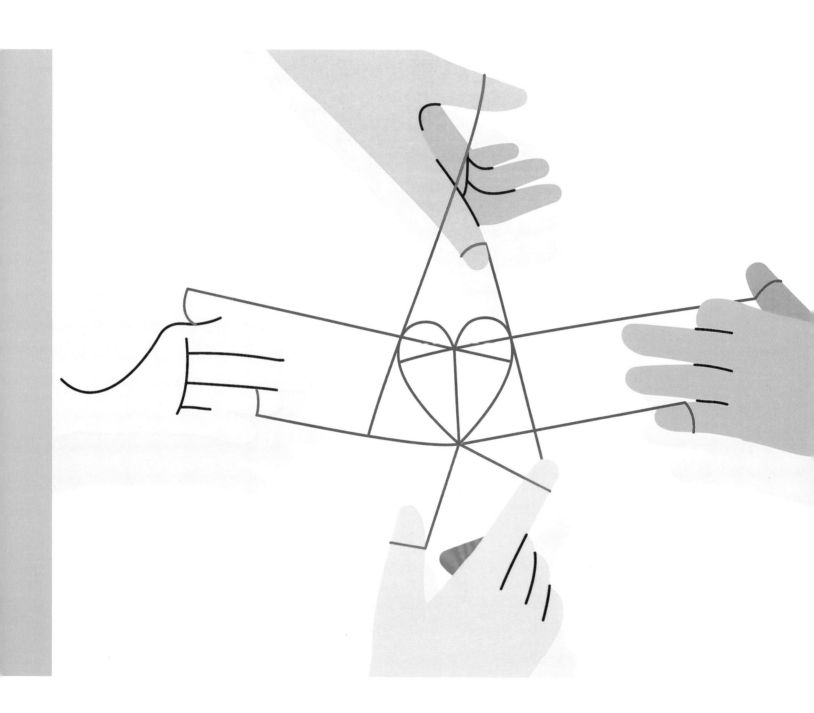

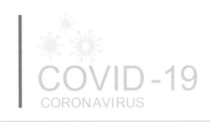

第十一章

" 韌性社會的
風險管理 "

韌性社會的風險治理

顧忠華 | 總統府國策顧問 ／ 開學文化出版社 發行人

人類社會無論是以何稱形態存在，從游牧、農耕、到目前的工商社會，總是會面臨到種種「不可測」的風險威脅。早期科技尚未發達的時候，各式各樣的天災曾經是最主要的風險來源，而進入到科技昌明的現代，有兩種仍然會帶來巨大恐懼的風險，不斷挑戰著人類的生命和財產安全：一是新的科技發明，如核子戰爭和核能發電，都具備著毀滅全人類的潛在威脅（如原子彈及車諾比爾、福島 311 的兩次核災）；另一項則是完全無形的病毒（如 SARS 及這次肆虐全球的新冠疫情）。可以說，即使文明再進步，但只要爆發了大規模的風險事件，所有人類皆陷入惶惶不可終日的恐慌情境，這也是臺灣社會過去三年真實的寫照。

當然，前事不忘、後事之師，我們都會自過往的慘痛經驗，儲存一定的知識進入「集體庫存」，以便再次感受風險時，啟動防範作為以及治理機制。譬如在 2003 年剛開始發現 SARS 病毒時，臺灣的醫療體系風險意識不足，以致產生破口，犧牲了好幾位第一線醫療人員，亦因此，當 2020 年初，新冠病毒蠢蠢欲動時，臺灣的政府及民間機構立刻緊急動員，在各項預防措施及後備支援上完成了部署，就世界的評比來看，臺灣不僅扮演了「吹哨者」的重要角色，在防疫的表現上也十分亮眼，甚至還因為組成了「口罩國家隊」，遂有餘裕贈送防疫物資予友好國家，創造了「Taiwan Can Help」的美名。

這意味著，在「風險認知」、「風險辨識」及「風險評估」等方面，臺灣的醫療及公共衛生專業發揮了非常大的正向功能。不過，當疫情擴大，相關聯的政治、經濟、社會、文化等因素日益摻入並複雜化，接踵而來的「風險溝通」、「風險治理」層面便愈形關鍵。就如本冊專輯紀錄台北市醫師公會參與的防疫事蹟所顯示，每一個細節，包括醫事團體跨領域的合作 (SOP 的建置)、防疫物資調撥與分配、疫苗接種服務 基層與醫院間相互合作、PCR 採檢（篩檢站）建置、防疫旅館建置與管理、醫院總動員、居家照護及通訊診療服務、媒體教育推廣、國際間的交流互動、乃至以社會處方重建社區生活互助網絡及人性，莫不需要投入大量的心血及行

動，來因應疫情階段的變化，殫思竭慮地維護集體安全、並減少寶貴生命的消逝，完成醫療志業的神聖使命。

其實「風險」這個概念本身隱含了高度的「不確定性」，在討論風險的專業領域，學者們對於「什麼是真正的『安全』？」常有許多爭論，譬如疫苗的種類及其「效力」，就有眾多觀點；包括各種防疫手段，也免不了眾說紛紜——西方的公衛專家及民眾甚至會對「戴口罩」的防疫效果有所懷疑——這便造成不少溝通障礙，也形成衝突的來源。具體的例子，是當疫苗仍處於稀缺的時期，即容易出現「特權施打」的爭議，而中央防疫部門對不同縣市的疫苗分配政策，亦發生過地方政府不滿的抗議事件，不啻突顯了現代的「風險社會」並非純粹的自然或生物科學現象，在風險場域中的各個「利害關係人」，以及不同權責機構的得失權衡，在在都像是漩渦般，互相牽扯著大大小小的決策，有時難免產生失誤、拖延、或是遺憾的後果。

換言之，「風險」看起來是一種機率，就像新冠病毒不見得會感染到每一個人，但是經驗告訴我們，惟有儘早發明疫苗，並儘量普遍施打，才能達到「集體免疫」的階段，並隨著病毒本身的演化、減少重症及死亡威脅，社會才能重回到正常的生活，不用處處受到防疫優先的干擾。所以，「風險」加上了「社會」，反而點出人類面臨諸如無形病毒的侵襲，等於是觸及到「社會」的深層結構及行為規則，絕不只是表面上的「感染機率」問題。德國社會學家貝克(Ulrich Beck) 在 1986 年出版《風險社會》(Risikogesellschaft) 一書，馬上洛陽紙貴，因為當年正好發生蘇聯的車諾比核災，全歐洲有如面對世界末日般，驚恐不已。我當時仍在德國留學，小孩不滿 2 歲，連喝牛奶都擔心遭到放射線污染，可見得任何風險事件都會無限放大民眾的恐慌情緒。

因為有了車諾比核災的教訓，德國在日本發生福島的 311 事件後，毅然決然放棄核能電廠，宣稱要以再生能源取代，即使在烏俄戰

爭爆發後，受到不少壓力，仍堅持執行非核政策。由此可知，「風險社會」中的公共政策，亟需要社會各界充份討論，並在公民社會達成共識，作為政策能夠落實的依據。我自己曾經引介貝克的「風險社會」理論，也主編了《第二現代：風險社會的出路？》專書，在書中有不同的臺灣學者詮釋貝克的主張，亦即以「風險理性」超越「傳統理性」，用「反省的現代化」態度來改善個人及集體的風險決策品質，方能對症下藥，有效對治各種層出不窮的新興風險。我們提出的呼籲是：過去在官僚體制中的「危機處理」思維模式，過度由上而下發佈指令，缺少「雙向」的「風險溝通」，以致於往往事倍功半。更有效的「風險治理」機制，應該強調公、私部門與社區、非營利組織形構成有機的網絡關係，透過緊密的互動建立互信，在資訊流通、資源共享、機動互補的分工平台上，共同負起治理風險的責任。惟有建構一個具有足夠「韌性」的現代公民社會，才能夠保障人民的生命財產安全。

回顧過去的三年，所有臺灣人共同渡過了新冠疫情的夢魘，這場劫難不似 SARS，雖然致死率高，卻也不待疫苗開發即迅速平息。新冠疫情的考驗，隨著國門封鎖、經濟蕭條、人際關係萎縮等種種效應，確實令整個臺灣社會瀰漫著焦慮的氣氛，不少人天天下午兩點盯著電視，專注於中央疫情指揮中心的記者會，以便知道確診數量的消息，以及是否又公佈了最新的防疫措施。而在對抗新冠病毒的戰役中，臺灣的醫師組織是最關鍵的戰鬥隊伍，他們自從接獲戰鬥任務開始，即不眠不休地進入高度動員狀態：一方面必須聽從決策單位指揮，隨時堅守崗位、使命必達；另一方面又因為在基層收集到第一手資訊，於是自動自發地創新防疫手段，以解決最為棘手的實際問題。在本冊專輯的主題中，在台北市醫師公會理事長邱泰源的領導下，洪德仁醫師及公會團隊便建置了好幾項社區防疫的重要措施，包括組成防疫小組、建立公私協力的防疫機制；對於無法出門接受疫苗接種的社區居民，如何提供居家接種的服務；同時運用通訊診察在居家照護的經驗，建構完整的疫情通報與診療系統。這類醫療服務不一定是中央疫情指揮中心能事先預見並規劃的，然而讓我們見證了臺灣基層醫師們以無比的熱情與智慧，將專業知識和行動能力發揮到極致，幫助臺灣社會提升了對抗風險的「韌性」。我們閱讀本冊專輯的紀錄，如同親身體驗臺灣的醫師社群如何任勞任怨、為集體的健康福祉貢獻心力，這批「抗疫英雄」值得作為醫療奉獻的表率，永遠銘記在人們心中。

前面指出的「風險社會」理論，正是想提

倡一種「新合作治理模式」，強調應該深入社區，以信任關係建構起公私協力的治理平台，期能充分擴展公共參與帶來的共同責任感，一起互助「培力」(empower)、分擔風險。這樣的倡議相當符合在臺灣推動近三十年的「社區營造」精神，洪德仁醫師原本即積極參與了「社區營造」及「社區大學」運動，因此在臺灣社會面臨重大疫情肆虐時，他特別融會貫通了長期「蹲點」社區的豐富經驗，實踐出代表著臺灣公民社會「韌性」的亮麗成果。這種種結合了台北市醫師公會、社區協力機構及政府各級部門建立的組織力量，等同一張龐大的立體防疫網，為人民的健康照顧盡到了最大的守護任務。

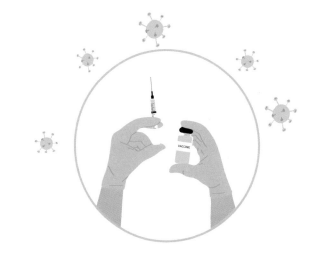

總之，「風險社會」的來臨已是無可逃避的事實，我們由甫結束不久的疫情生活中應當體認到：對於公共風險的治理，不能夠認為是「他家」、或只是「政府」的事，每一位公民都有不可迴避的共同義務，應主動積極擔負起責任。而這種發揚民主參與精神的治理模式，正好和威權體制下，完全不顧民意和專業，蠻橫下令「動態清零」的失敗經驗，形成強烈的對比。個人相信，臺灣的防疫即使未做到毫無缺失，但也豐富了許多寶貴的「風險知識庫」，作為臺灣更有「韌性」來應對未來風險的資產。

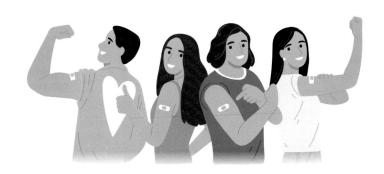

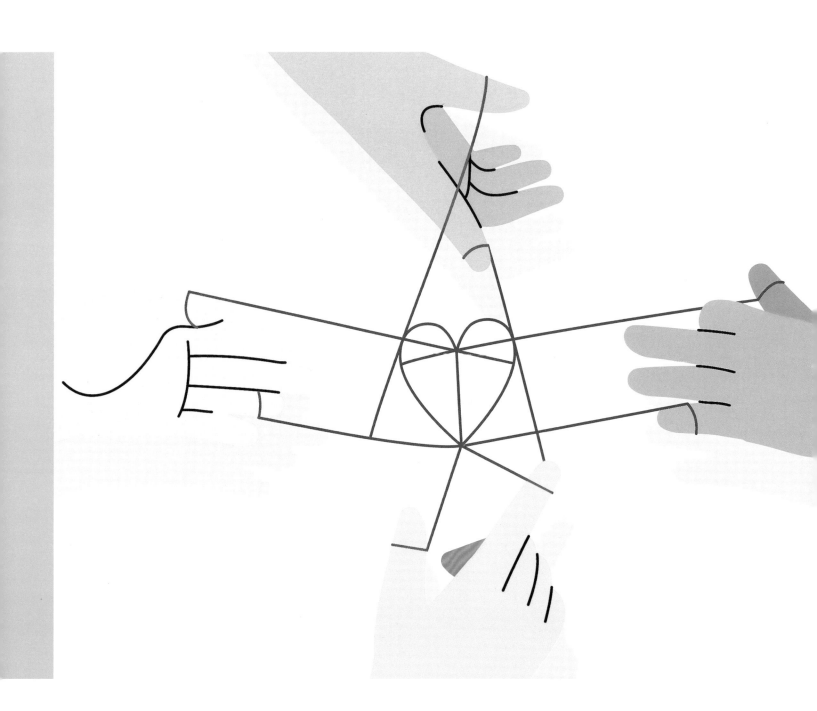

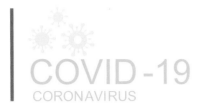

COVID-19
CORONAVIRUS

結 語

" 向 COVID-19
防疫英雄致敬 "

編後語
——打贏這場防疫聖戰，我們做到了

洪德仁 | 台北市醫師公會常務理事暨 COVID-19 緊急醫療防疫應變小組 召集人 ／ 洪耳鼻喉科診所 院長

2019 年 12 月，來自於中國武漢不明肺炎，蔓延全中國，也擴展到全世界，臺灣是中國近鄰，當時又是農曆過年期間，統計 2 月 20 日至 3 月 5 日半個月當中，有 123 萬國人返台，64 % 在診所就醫，這是臺灣疫情的大警訊。

中央疫情指揮中心雖然口口聲聲說，超前部署。但是第一線醫療防疫人員感受的是，要外科口罩、隔離衣等防疫裝備，通通是國家徵收，市面上買不到。診所和醫院之間高風險個案的轉介 SOP 不明確，1922 防疫專線永遠是打不通，防疫裝備又不足，因此，不管確診者路過、經過、走過、碰過的診所，都要隔離 14 天，如果是單人診所，就是關門 14 天，不只造成醫界人心惶惶，對於醫療量能的保存、分流醫療照護造成很大衝擊。這些困境，都需要和地方衛生防疫行政單位溝通，並且向中央反應。

到了 COVID-19 疫苗接種時，決策官員堅持只有大型醫院或大型疫苗接種站，才能有冷藏設備，提供接種，各縣市第一波接種對象大多數是高齡長輩，舟車勞累，全家折騰，民怨四起。加上臺北市爆發好 0 肝診所深夜疫苗接種事件，才開始啟動分佈在臺北市及全國各地的社區診所，提供疫苗接種機制。

蔡總統好意宣布，免收掛號費，但是中央疫情指揮中心仍然不願配合，防疫如作戰，三軍未動，糧草要先行，後勤補給沒做好，防疫戰爭怎麼打。2022 年，大量的疫情，全臺灣有超過 1,000 萬人確診，醫師公會全國聯合會積極和指揮中心溝通，一定要讓診所醫師分攤醫院的急重症服務量能，終於守住臺灣。

這整個過程，第一線的醫療防疫人員，是提著頭顱，流血流汗，守護人民健康；另一方面，第一線實務上面臨的困難，都要經過很辛苦的溝通、乃至於抗議，才能得到勉強可以接受的行政支援和後勤補給。

2020 年 1 月，台北市醫師公會成立醫療應變緊急小組時，我們宣誓，一定要做好醫療防疫人員的裝備和動線，不能像 2003 年 SARS 疫情，醫護罹病犧牲，這一波 3 年多的疫情，更加嚴峻，雖然有一些護理同仁不

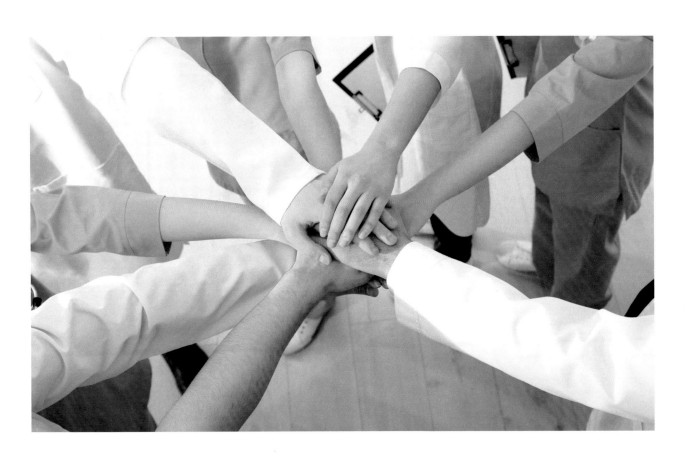

幸染疫成仁，令我們不捨；但是沒有一位醫師罹病而身故。

這本專輯就是記錄這一些血汗的防疫過程，我們可以說：戰勝疫情、我們做到了。文章高達 71 篇，20 多萬字，近 3 百頁，都是臺北市各級醫院診所防疫的經驗。每一位夥伴，心中有一份防疫經典之作的榮耀。我們更發行電子書，請開學文化出版社加值免費轉檔，張貼在台北市醫師公會及開學文化網站，提供給醫療防疫、社會各界免費下載。

回首來時路，心中讚嘆醫師公會和所有的防疫英雄大無畏、無私的奉獻和知識傳承。面對未來新興傳染性疾病，我們期許戒慎而不恐懼，大家記取這一段公私協力、合作無間的防疫經驗，更不要忘記艱苦、血淚的行政溝通過程，檢討、優化臺灣的防疫政策，才能讓我們面對極端氣候、多變的世界、新興傳染疾病，建構醫療防疫、韌性社會、永續發展，打造臺灣成為健康、安全、幸福的大國。

臺北市防疫實錄電子書下載

臺北市防疫英雄勳章
——感謝有您！向防疫英雄致敬

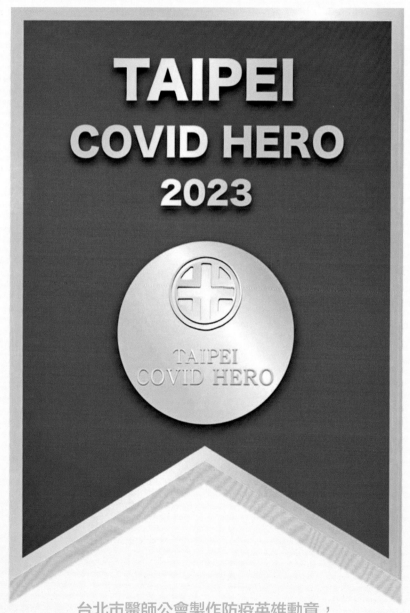

台北市醫師公會製作防疫英雄勳章，
致贈全市 12,000 位醫師，表達感恩及敬意。

理監事名錄
──第十九屆理監事（2020 年 ~ 2023 年）

理事長	邱泰源
常務理事	洪德仁　劉建良　林應然　簡志誠　璩大成　周賢章　張孟源　侯明志
理事	高尚志　陳威明　周裕清　王亭貴　陳守誠（卸任）王三郎　陳建同 何奕倫　常傳訓　廖昶斌　詹前俊　黃國欽　陳作孝　馬大勳　盧異光 孫建偉　李龍騰　羅源彰　洪佑承
監事會召集人	蔡有成
常務監事	劉秀雯　王智弘（卸任）蕭勝煌
監事	楊境森　周迺寬　石賢彥　陳啟明　陳美齡　周昇平
執行長	陳彥元
顧問	李明濱　彭瑞鵬

理監事名錄
——第十八屆理監事（2017 年～2020 年）

理事長	邱泰源
常務理事	劉建良　洪德仁　李發耀　張孟源　劉榮森　劉家正 黃勝堅　林石化
理事	盧異光　周賢章　蔡清標　黃榮堯　蕭瑞麟　余忠仁（卸任） 蔡勝國　黃信彰　楊境森　詹前俊　陳適安　陳守誠 周迺寬　劉秀雯　林應然　許淳森（卸任）　王建人 陳啟明　陳美齡　周昇平
監事會召集人	蔡有成
常務監事	高尚志　王三郎
監事	璩大成　潘如瑜　王亭貴　石賢彥　孫建偉　馬大勳
執行長	陳彥元
顧問	李明濱　彭瑞鵬

第十八、十九屆新型冠狀病毒（COVID-19）緊急應變小組（2020 年 ~2023 年）

總召集人（理事長）	邱泰源
召集人	洪德仁
防疫專家	黃立民　顏慕庸　林應然
委員	王建人　王智弘　田知學　周裕清 周賢章　林石化　侯明志　洪佑承 孫建偉　張孟源　陳守誠　陳作孝 陳治平　陳彥元　黃國欽　楊境森 詹前俊　劉建良　劉榮森　劉漢宗 蔡有成　蔣世中　璩大成　簡志誠 羅源彰　（按筆劃排列）

防疫物資捐贈芳名錄 1

捐贈單位	捐贈物品名稱
吳思瑤立委熱心媒合 英業達股份有限公司	• 百萬元防疫物資一批
詹前俊理事媒合 張榮發基金會	• 臺安、新光、馬偕及國泰等醫院建置採檢亭、 快篩組合屋 • 市聯忠孝院區受贈負壓病房 • 低殘留 1cc. 針具 271 萬 • 口罩一批 • 防護衣一批
陳美齡監事媒合 國際扶輪 3523 地區 共 16 個扶輪社	• 十萬元 • N95 口罩一批
陳美齡監事媒合 國際蘭馨交流協會	• 防護面罩 1,800 個 • 頭套 20,000 頂
豪昇纖維科技公司	• 可洗式防護衣 3,000 件

防疫物資捐贈芳名錄 2

捐贈單位	捐贈物品名稱
黃美月醫師媒合瑪旺細胞生技公司	● 殺菌洗手液 1,500 瓶
中華藝術文化交流推廣協會	● N95 口罩一批
高嘉瑜立委	● 防疫物資一批
劉耀仁議員熱心媒合「禮天宮」	● 隔離衣一批
蘆洲淨因佛寺	● 防護衣一批
許茹芸小姐	● 防疫物資一批
陳登修慈善基金會	● 隔離帽 14,000 個　● 針具 5,000 支
法鼓山慈善基金會	● 醫護平安包一批
新北市國際傑人會	● 隔離衣及防護衣一批

第十八及十九屆秘書處名錄

執行長	陳彥元
總幹事	施玉琴
組長	范石琴　陳怡璇
會務人員	陳玫娟　王惠怡　陳海華　蔡蕙芳 林芝馨　李胤均　蔡佩君
清潔同仁	吳金鳳

新光人壽慈善基金會防疫志工隊名錄

| 志工督導 | 唐志豪 |

| 志工組長 | 陳麗真 |

| 志工組長 | 陳慧如 |

志工

王錦鳳	古玉蓮	白彩霞	吳玉華	吳淑貞	呂玉琴	呂妙香	呂曉芳
李良月	李昺昱	李貞璉	李麗珍	辛佳璊	周秋香	林依樺	林恩如
林素杏	林素霞	林壁珠	林澤正	林寶乖	邱淑琬	邱碧霞	施美玲
洪美玲	洪淑鳳	洪碧蓮	胡美蓮	胡桂香	唐謹秀	高渶蕾	張福田
曹祥志	莊宜婕	許素蠻	陳文棟	陳妙芬	陳宏瑋	陳俊龍	陳美如
陳彩絹	彭紹芳	湯思明	黃秀珍	黃貞娟	黃麗曄	楊芷蘭	楊素娥
葉奕辰	葉雪茵	廖桂黎	劉可安	劉桂娥	劉富美	劉麗玲	蔡孟君
蔡玲美	鄭秀香	鄭淑月	賴淑貞	賴淑華	賴寶卿	謝碧珠	鍾麗萍
簡麗花	羅祖穗	鐘梅玉	高鄭詩鶯	郭簡美絨	陳謝紅玉		
黃李和江	盧李美智						

國家圖書館出版品預行編目 (CIP) 資料

臺北市防疫實錄：公私協力戰勝 COVID-19 疫情 / 洪德仁總編輯 . —— 初版 .
—— 臺北市：社團法人台北市醫師公會 , 2023.09
　面；　公分 . —— (醫療行腳；2)
ISBN 978-986-99292-1-9 （精裝）

1.CST: 醫療服務 2.CST: 傳染性疾病防制 3.CST: 臺北市

　　　412.471　112015749

醫療行腳 002

臺北市防疫實錄：公私協力戰勝 COVID-19 疫情

出版發行	社團法人台北市醫師公會
發 行 人	邱泰源
總 編 輯	洪德仁

編 輯 顧 問　王素琴　田知學　何叔芳　李承勳　李明哲　車參薇　周裕清　周賢章　林應然
　　　　　　侯明志　施鴻鳴　洪佑承　高志嘉　張文靜　張孟源　張淑儀　張皓翔　張暐弘
　　　　　　郭明娟　陳立羣　陳建業　陳彥元　陳献明　陳瓊汝　曾文斌　彭家勛　程劭儀
　　　　　　黃立民　黃佳雯　黃國欽　黃鈺茹　楊境森　詹前俊　詹益祥　劉昌邦　劉漢宗
　　　　　　蔣子鈞　蕭淑代　簡志誠　顏慕庸　羅源彰　嚴敏心　顧忠華
　　　　　　臺北市政府觀光傳播局
　　　　　　三軍總醫院附設民眾診療服務處　馬偕醫療財團法人馬偕紀念醫院
　　　　　　長庚醫療財團法人台北長庚紀念醫院　國立臺灣大學醫學院附設醫院
　　　　　　國泰醫療財團法人國泰綜合醫院　新光醫療財團法人新光吳火獅紀念醫院
　　　　　　臺北榮民總醫院　臺北市立萬芳醫院　臺北市立聯合醫院

地　　　址	臺北市大安區信義路二段 74 號 6 樓
電　　　話	02-23510756
網　　　址	http://www.tma.org.tw/
封面設計	職日設計 Day & Days Design
內文排版	劉秋筑
編輯出版	開學文化事業股份有限公司
負 責 人	顧忠華
執行總監	顧家祈
責任編輯	陳韶君
地　　　址	臺北市中正區泉州街 9 號 3 樓
電　　　話	(02) 2301-6364
讀者信箱	openlearningtw@gmail.com
排版印製	龍虎電腦排版股份有限公司
出版日期	2023 年 9 月 初版一刷
定　　　價	1500 元
書　　　號	OI002
I S B N	978-986-99292-1-9 (精裝)

臺北市防疫實錄電子書下載

◎本著作物係著作人授權發行，若有重製、仿製或對內容之其他侵害，本公司將依法追究，絕不寬貸！
◎書籍若有倒裝、缺頁、破損，請逕寄回本公司更換。